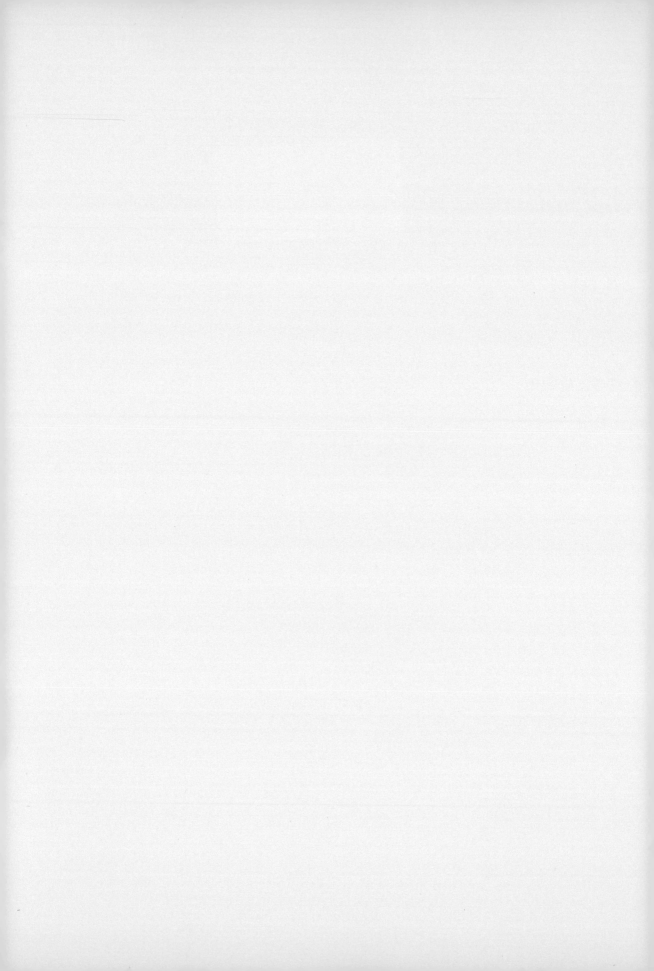

인공지능:
보건의료
전문가를 위한
길라잡이

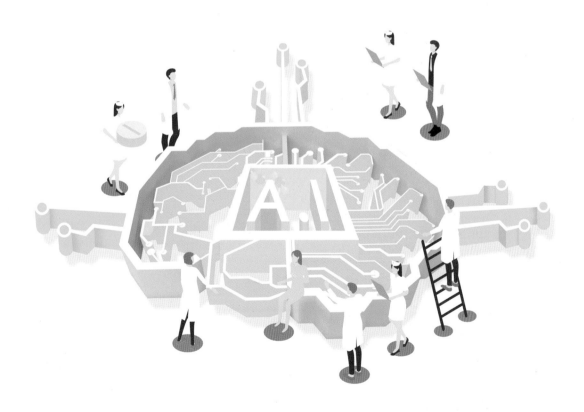

인공지능:
보건의료전문가를 위한 길라잡이

첫째판 1쇄 인쇄 | 2020년 4월 23일
첫째판 1쇄 발행 | 2020년 4월 29일
첫째판 2쇄 발행 | 2020년 11월 18일

지 은 이 박성호, 임태환 외 12인
발 행 인 장주연
출 판 기 획 조형석
책 임 편 집 안경희
편집디자인 양은정
표지디자인 김재욱
일 러 스 트 유학영
발 행 처 군자출판사(주)
　　　　　등록 제4-139호(1991. 6. 24)
　　　　　본사 (10881) 파주출판단지 경기도 파주시 회동길 338(서패동 474-1)
　　　　　전화 (031) 943-1888　　　팩스 (031) 955-9545
　　　　　홈페이지 | www.koonja.co.kr

ISBN 979-11-5955-565-7
정가 30,000원

Editors

박성호, MD, PhD

現 울산대학교 의과대학 서울아산병원 영상의학과 교수
現 국제학술지 **Radiology**의 Artificial Intelligence and Radiomics 분야 Associate Editor

임태환, MD, PhD, FAHA

現 울산대학교 의과대학 서울아산병원 영상의학과 명예교수
現 대한민국의학한림원 회장
現 (재)한국방사선의학재단 이사장
前 한국보건의료연구원 원장

후원

(재)한국방사선의학재단

저자(가나다 순)

김광기, PhD
가천대학교 의과대학 길병원 의공학교실/의용생체공학과 교수

김도훈, MD, MS
서울아산병원 정보의학과 임상강사

김휘영, PhD
연세대학교 의과대학 영상의학과 방사선의과학연구소 연구조교수

박성호, MD, PhD
울산대학교 의과대학 서울아산병원 영상의학과 교수

서준범, MD, PhD
울산대학교 의과대학 서울아산병원 영상의학과 교수

선우준, MD, PhD
분당서울대학교병원 영상의학과 부교수

오지선, MD, PhD
서울아산병원 류마티스내과/정보의학과 임상부교수

유소영, PhD
서울아산병원 헬스이노베이션 빅데이터센터 연구조교수

이가은, MS
울산대학교 의과대학 서울아산병원 융합의학과 연구원

이유라, MD, PhD
서울아산병원 정보의학과 연구부교수

이준구, PhD
울산대학교 의과대학 서울아산병원 융합의학과 연구부교수

이지민, PhD 과정
서울대학교 융합과학기술대학원 방사선의학물리연구실

임태환, MD, PhD, FAHA
울산대학교 의과대학 서울아산병원 영상의학과 명예교수, 휴먼영상의학센터 명예원장

차유진, MD, PhD 과정
한국과학기술원(KAIST) 뇌기계지능연구실

감수위원(가나다 순)

김남국, PhD
울산대학교 의과대학 서울아산병원 융합의학과 부교수

김성원, MD, PhD
연세대학교 의과대학 세브란스병원 영상의학과 임상조교수

김영학, MD, PhD
울산대학교 의과대학 서울아산병원 심장내과/정보의학과 교수

김호성, MD, PhD
울산대학교 의과대학 서울아산병원 영상의학과 교수

남윤호, PhD
한국외국어대학교 바이오메디컬공학부 조교수

도경현, MD, PhD
울산대학교 의과대학 서울아산병원 영상의학과 교수

이영한, MD, PhD
연세대학교 의과대학 세브란스병원 영상의학과 부교수

이재호, MD, PhD
울산대학교 의과대학 서울아산병원 응급의학과/정보의학과 부교수

이현나, PhD
서울아산병원 헬스이노베이션빅데이터센터 특수전문학자

최병욱, MD, PhD
연세대학교 의과대학 세브란스병원 영상의학과 교수

머리말

인공지능의 의료 이용에 관하여 지난 수년간 많은 기대와 우려가 의료계를 강타하고 있습니다. 그러나, 회자되는 이야기의 대부분은 확실한 근거에 기반을 두지 않고 떠도는 수준의 이야기들입니다. 이러한 상황에서 우리가 만날 수 있는 인공지능 관련 책들도 인공지능 자체에 대한 지식/정보의 제공 혹은 교육을 위한 내용은 별로 다루지 않고 인공지능을 의료의 미래, 사회적 관점, 또는 의료산업적 시각에서 다루고 있는 것이 대부분입니다. 그에 따라 전공의들의 전문 임상과 선택 인기도에 변화가 생기기도 하는 웃지 못할 일이 벌어지고 있는 것이 현실입니다.

'**인공지능: 보건의료전문가를 위한 길라잡이**'는 이러한 틀에서 벗어나 보건의료인들이 인공지능을 이해하고 올바르게 활용하는데 필요한 의료데이터 관련 지식, 공학/기술적 기본 지식, 임상검증의 실제적 방법, 관련 법과 제도 등에 대한 구체적이고 가능한 최신의 지식과 정보를 전달하고자 합니다. 의료인공지능에 대한 지식과 경험이 풍부한, 의학과 공학을 포함한 관련 여러 분야 전문가들로 집필진을 구성하였으며, 다음의 두 가지 목적을 가지고 책이 기획되었습니다. 첫째로, 이 책을 통하여 인공지능을 잘 모르는 보건의료 분야 학생 및 전문종사자들이 인공지능의 기본 개념을 쉽게 습득할 수 있도록 하자는 것이고, 둘째로, 이미 인공지능에 대해서 어느 정도의 지식과 경험이 있는 분들에게는 인공지능에 대해 약간 더 깊이가 있는 지식/정보를 제공하고자 하는 뜻에서 핵심이 되는 여러 수식들을 포함하여 다소 깊이 있는 내용도 일부 포함하여 집필하였습니다. 물론 수식을 이해하지 못하더라도 책을 읽는 데는 큰 어려움이 없도록 최대한의 노력을 기울였습니다.

주지하시는 바와 같이 인공지능에 관련된 학문은 매우 **빠른** 속도로 발전하고 있으며, 이 책 또한 발간되고 나서 바로 낡은 지식서가 될 수 있다는 우려를 하실 분도 있을 것 같습니다만, 이 책의 기본 취지는 빠르게 변하는 최신의 지식을 제공한다는 것보다는 이미 비교적 잘 정립된 기본 지식과 정보를 제공하는 데 있기 때문에, 인공지능 기술이 계속 발전 변화해 나가더라도 많은 부분 퇴색되지 않고 중요한 기본 정보를 제공할 수 있도록 구성되었습니다.

따라서 독자들은 이 책의 내용을 기본으로 하여 계속 빠르게 변화하는 최신 지식을 스스로 습득해 갈 수 있을 것으로 기대하고 있습니다. 그럼에도 불구하고 향후 인공지능 관련 최신 지견에 중요한 추가나 변화가 지속해서 있을 것이라는 점은 충분히 예측되므로, 적절한 시기에 이 책의 내용을 계속 증보, 개정해 나갈 것이라는 점을 약속드립니다.

한가지 첨언하고자 하는 것은 인공지능이 워낙 새로운 학문 분야이다 보니 많은 경우 한글 용어가 정립되지 않은 상태라는 점을 고려해 전문용어의 기술에 한글과 영어를 모두 사용하였고 필요한 곳에는 한글과 영어를 병기하였습니다. 한글과 영어 병기는 처음 한 번이 아니라 필요한 곳에는 모두 적용하여 가능한 한 읽기 쉽게 하였습니다.

이와 더불어 약어 및 영어 대소문자 사용에서도 아직 규칙이 정립되지 않은 경우들이 있습니다. 따라서, 전체적으로 용어의 사용에 있어 통일성이 부족한 점이 없지 않으나 그래도 자연스레 읽힐 수 있도록 노력을 하였습니다. 향후 개정판에서는 좀 더 통일된 용어 사용이 이루어지기를 바랍니다.

끝으로 이 지면을 통하여 이 책의 집필에 심혈을 기울여 주신 집필진 여러분께 깊은 감사의 뜻을 표하고자 합니다. 특히 저와 함께 공동 편집인을 맡아 이 책이 적시에 발간될 수 있도록 힘써 주신 박성호 교수의 헌신적 노력과 탁월한 리더십을 높이 치하해 드리는 바입니다.

2020년 2월
임태환

추천의 글

사람의 지능과 유사한 능력을 갖춘 기계를 지칭하는 '인공지능'이란 단어가 생명현상과 질병의 원리를 연구하고 환자를 진료하는 보건의료인들에게 오늘날처럼 이렇게 중요한 키워드가 될 것을 예측한 사람은 그리 많지 않을 것입니다. 연구자로서 초년병 시절 인공심장을 이식받은 환자에서 인공심음을 측정하여 고장 여부를 예측할 수 있다는 내용의 논문을 발표할 때, 인공신경망artificial neural network을 직접 코딩해서 연구를 수행했던 저 자신도 25년이 지난 지금 딥러닝deep learning 알고리즘이 바꿔 놓은 세상이 신기롭기만 할 따름입니다. 바야흐로 도래한 인공지능의 시대에 우리 보건의료인들이 인공지능에 대한 학습과 전공 분야에 적용, 그리고 그에 따른 전문가로서의 생각과 행동 변화를 실천해야 할 때라는 사실에 많은 분이 공감하고 있습니다.

이러한 상황에 보건의료인을 위한 최초의 인공지능 입문서인 '**인공지능: 보건의료전문가를 위한 길라잡이**'가 출간된 것은 매우 뜻깊은 일이라고 생각합니다. 추천사 부탁을 승낙하고 원고를 전달받아 며칠에 걸쳐 책에 담긴 내용과 그림들을 꼼꼼히 살폈습니다. 의료인들이 집필한 장들에서는 오늘날 의료시스템이 안고 있는 문제점들과 인공지능을 통한 해결의 실마리, 그리고 이를 대비한 의료인들의 대비책들이 명쾌하게 정리되어 있을 뿐 아니라 인공지능 기반의 제품들이 의료시스템에 적용되기 위한 전제 조건으로서 임상검증 과정과 여러 가지 법적 제도적 절차에 대해서 확실한 방향을 제시하고 있습니다. 보건의료인 뿐 아니라 인공지능을 보건의료 분야에 적용하고자 하는 기술개발자들에게도 매우 훌륭한 지침서가 될 것으로 확신합니다.

인공지능 기술을 설명한 장에서는 이전의 인공지능 기법에서부터 현재 광범위하게 사용되고 있는 딥러닝 기법들과 미래를 위해 연구개발이 진행 중인 새로운 기술들에 대한 내용이 포함되어 있는데 특별히 컴퓨터과학이나 공학적인 기반이 없는 보건의료인들을 위해서 가능한 쉬운 비유로 설명을 하려는 집필진의 의도와 수고를 엿볼 수 있습니다. 혹시 사용된 일부 수식들이 지속적인 책 읽기에 방해가 된다면 포기하지 말고 과감히 책장을 넘겨도 좋습니다. 인공지능의 숲을 먼저 개관(槪觀)하고 그 후에 수식의 나무를 살펴볼 것을 권해드립니다.

결론적으로 말씀드리자면, 믿을 수 있는 전문가들이 각자의 분야에서 고심하며 집필한 책으로 보건의료 분야에서 인공지능에 대한 통찰력이 필요한 독자라면 아주 유익하고 재미있게 독파할 것이라고 자신 있게 권합니다. 편집자의 약속대로 빠른 변화가 예상되는 분야에 대한 기술서인 만큼 앞으로 지속적인 증보와 개정도 미리 기대됩니다.

"아는 것만으로는 부족하다. 적용해야 한다. 생각하는 것만으로는 부족하다. 행동해야 한다." – 레오나르도 다빈치

이 책 읽기를 통해 인공지능이 가져다줄 신 보건의료 시대의 형상과 이를 가능케 할 기술적 원리에 대한 깨달음과 깨우침의 행복한 경험에 동참하기를 기대합니다.

2020년 2월
대한의용생체공학회 명예회장
서울대학교 의과대학 의공학교실 교수
김희찬

추천의 글

이제 우리가 모두 깊숙이 발을 담그고 있는 제4차 산업혁명의 소용돌이는 아직도 공포와 기대가 병존하고 있는 상태입니다. 이러한 상황의 중심에는 Computer 딥러닝deep learning 을 통해 태어난 인공지능artificial intelligence (AI)이 자리 잡고 있습니다. 인공지능이 창의력 이 있느냐, 감성이 있느냐 하는 논쟁은 아직 결말이 나지 않고 있지만 무한한 가능성이 있 다는 것을 항상 인식하는 것이 중요하다고 생각 합니다.

금세기의 대현(大賢)이라고 할 수 있는 Stephen Hawking 박사는 생물학적 진화에 지배 받는 인간은 컴퓨터의 경쟁 상대가 될 수 없다. 그러므로 인공지능 기술개발에 대하여 면 밀한 감시가 필요하다고 말함으로써 인공지능의 가능성과 문제점을 동시에 경고하였습니 다. 한편 2018년 9월 Massachusetts Institute of Technology (MIT)가 1조 2천억 원을 들여 인공지능 대학인 Stephen Schwarzman Computing College의 설립을 선언하였습니 다. 기념식에서 총장은 "앞으로 100년은 인공지능을 지배하는 나라가 전 세계를 지배한 다."고 천명하였습니다. 우연인지 모르겠습니다만 2018년은 역사상 MIT가 인공지능이라 는 말을 처음 사용하여 공표한 지 50주년이 되는 해였습니다.

인간의 삶은 어차피 알고리즘algorithm의 세계로 변하여 가고 있습니다. 인공지능의 활용 여부가 모든 학문의 성패를 결정하는 시대가 다가오고 있기 때문에 대학교육은 인공지능 의 깃발 아래 모든 것을 바꾸어야 한다는 것이 현장 교육을 책임지고 있는 학자들의 주장 입니다. 의료의 현장은 첨단과학의 집합체로서 인공지능의 실용화가 이루어질 수 있는 최 적의 장소이고 의료분야에서 성공적으로 정착한 인공지능은 그 가치를 즉시 인정받게 되 어 있습니다. 앞으로 의사는 '사람-기계의 일심동체 의사'로서 살아가게 될 것입니다.

의료뿐 아니라 현대 사회의 전 분야에 걸쳐서 인간이 인공지능 로봇의 주인이 될 것이냐, 아니면 인공지능 로봇의 노예가 될 것이냐의 하는 기로에 놓여 있습니다. 그렇기 때문에 의료분야의 인공지능 개발에 있어서 의사는 인공지능 알고리즘algorithm 개발의 초기 단계부터 깊숙이 관여하여야 합니다. 그러기 위해서는 의과대학의 교육과정 속에서부터 인공지능이라는 환경과 실체에 아주 친숙해져야만 합니다. 이러한 때에 울산대학교 의과대학의 박성호 교수와 임태환 교수께서 노력하시고, 한국방사선의학재단이 후원하여 '**인공지능: 보건의료전문가를 위한 길라잡이**(Artificial Intelligence: Guide for Healthcare Personnel)'라는 귀중한 책을 발간한다는 말을 책의 감수위원을 맡은 도경현 교수로부터 전해 듣고 귀가 번쩍 띄었습니다. 역시 한 발짝 먼저 가시는 분들의 자세는 분명 다르구나 하고 느꼈습니다. 이 책은 한 마디로 의료와 인공지능의 현장성을 제시하는 교과서적 성격을 띠고 있습니다. 인공지능 기술의 의학적 관점에서의 이해와 인공지능 의료기기의 검증에 관한 실체 그리고 인공지능 관련법과 제도까지 언급하고 있습니다. 인공지능에 법적 인격을 부여할 것이냐 하는 문제는 앞으로 인공지능의 발전과 연관하여 큰 화두가 되리라 생각합니다.

아주 기쁜 마음으로 축하드리며, 이 책이 인공지능과 의료, 의학의 입문서로서 향후 의학 분야 인공지능의 이해와 발전에 든든한 초석이 될 것을 확신합니다.

2020년 2월
대한의학회 회장
장성구

추천의 글

전 세계가 인공지능의 롤러코스터를 타고 있는 것과 같은 시점입니다. 알파고가 바둑 천재를 이기고, 운전자 없는 차가 배달을 다니고, 인공지능이 의사들이 하지 못하는 환자의 경과를 예측해 내며 특수한 조건에서는 의학 영상을 의사들보다 더 정확히 판독한다는 논문도 발표되고 있는 상황입니다. 갑자기 인공지능에 대한 "전문가"들도 순식간에 엄청난 수로 늘어났습니다. 잘 알지 못하는 내용을 이해하기 위해서 자기가 이제까지 이해하는 것들을 가지고 끼워 맞추기도 하고, 전해 들은 것을 다시 전하면서 변형시키기도 하고, 놀라운 새로운 내용들을 끼워 넣어서 사람들의 귀를 솔깃하게 하기도 합니다. 홍수에 마실 물을 찾기가 더 어렵다는 말을 들은 적이 있습니다. 다른 한편으로는, 미국 등을 중심으로 인공지능 도구들을 가지고 새로운 것들을 만들어 가는 사람들은 기본적인 지식을 바탕으로 차곡차곡 기존의 개념을 재정의하고, 문제점들을 고민하고, 이를 통해 새로운 해결책들을 찾아가며 활용 범위를 넓혀 가고 있습니다.

특히 헬스케어 분야의 인공지능 적용과 활용의 속도와 범위는 놀랄만하며, 현재 대한민국에도 스타트업 업체들을 중심으로 활발하게 진행되고 있는 것으로 보입니다. 관련하여 어려운 점은 인공지능이 본질적으로 수학, 하드웨어 공학, 소프트웨어 과학, 법률/규제 등 엄청나게 광범위한 분야들에 종합적으로 뿌리를 두고 있다는 것입니다. 미국에서는 선두권의 회사들, 학교들, 연구팀들이 전속력으로 앞으로 달려 나가고 있는 동시에, 인접 학문의 전문가들과 적극적으로 협력을 하고, 부족한 부분들은 빨리 보완하며, 자신들이 개발한 새로운 도구들을 공유하며 질주하고 있는 것을 목격하고 있습니다.

이 책의 집필진을 보면 알 수 있듯이, 새로운 변화에 해박한 지식을 가지고 있는 의사 선생님들, 국제적인 연구역량을 갖춘 의공학 교수님들과 연구자들이 함께 모여, 기본 개념의 이해에서 출발해서 새로운 논문과 기술들을 스스로 학습할 수 있는 수준으로 인도하는 안내서를 집필하였습니다. 방대한 내용 중에서 가장 중요한 것들을 담기 위한 고민을 엿볼 수 있는 흥미진진한 책입니다. 한 장 한 장 읽어가면서 놀라운 것은, 장들마다 저자들이 자신의 전문분야들을 이해하기 쉽게 설명하지만, 지속해서 첨단 인공지능 의료로 나아가는 디딤돌들을 빼곡하게 채워 나가는 점이 저자분들을 존경하는 마음으로 다시 보게 합니다.

인공지능의 이해와 사용은 앞으로 보건의료 전문가에게는 필수적인 자질이 될 것입니다. 인공지능이 담겨있는 의료장비가 도입될 것이고, 현재 사용되고 있는 기능들에 인공지능 기능들이 보강되고 추가될 것이며, 새로운 인공지능의 개념과 활용이 더욱더 활발해질 것이기 때문입니다. 적절한 시점에, 경험과 지식이 풍부한 전문가들이 실무를 고려하면서도, 이해하기 쉽고, 효과적으로 지식을 전달하는 형식으로 이 책을 집필/편찬하게 되었습니다. 이 책을 중심으로 집필진들께서 온라인 강의, 학술 연구 및 학회 활동 등, 지속적인 선구자적 역할을 하시기를 기대합니다. 인공 지능이 도래한 사회의 보건의료 전문가들이 가장 먼저 읽어야 할 책으로, 꼭 읽어야 할 책으로, 언제나 다시 돌아와 참고할 책으로 추천합니다. 새로운 시대를 선도하는 많은 인재가 이 책을 통하여 양성되기를 기대하고, 국제사회에서 훌륭한 오피니언 리더들로 우뚝 서시기를 기원합니다.

February 12, 2020
Synho Do, MS, PhD
Director, Laboratory of Medical Imaging and Computation
Assistant Medical Director, Advanced Health Technology Engineering, Research, and Development
MGPO, Massachusetts General Hospital and Harvard Medical School

감사의 글

책의 구석구석까지 오류를 점검하느라 많은 수고를 하신 서울아산병원 영상의학과 이종석 교수님, 삼성서울병원 영상의학과 송경두 교수님, 을지대학교 의과대학 김기덕 학생, 그리고 그래프 작성에 도움을 주신 서울아산병원 영상의학과 박지은 교수님, 마지막으로 책 출간 과정의 모든 행정적 업무를 맡아 주신 (재)한국방사선의학재단의 조대선 부장님께 깊은 감사를 드립니다.

목차

3부. 인공지능 기술

목차

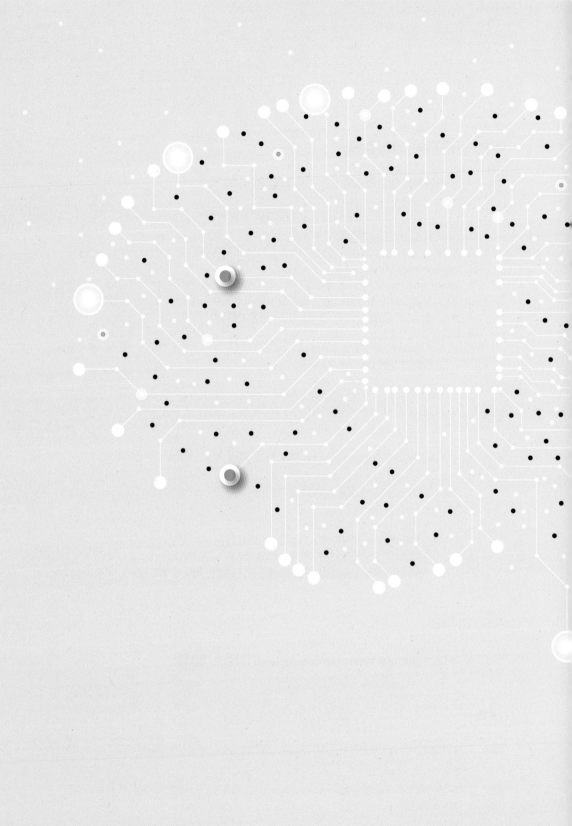

01

의료와 인공지능

서준범 MD, PhD
Capsule: **선우준** MD, PhD

최근 인공지능artificial intelligence (AI), 로봇, 3D프린팅, 가상 및 증강현실, 나노기술 등 유래없이 많은 기술들이 의료분야에 도입되고 있다. 그 중에서도 인공지능 기술은 인간의 물리적 한계에 도전하는 다른 기술들과는 달리 전문가의 경험, 지능, 판단이라는 정신적인 영역에 도전한다는 점에서 많은 반향을 불러일으키고 있다. 인공지능 기술을 이용한 수많은 연구들이 출간되고 있으며 그 중 몇몇 기술은 이미 현장에 도입되고 있다. 이를 바라보는 의료인의 반응도 거부감, 공포에서부터 맹신에 이르기까지 다양하다. 한가지 확실한 것은 가까운 미래에 의료현장에 많은 인공지능기술들이 활용되고 있을 것이며 특히 현대의료가 직면한 여러 문제를 고려할 때 이는 피할 수 없다는 것이다.

1. 현대의료가 직면한 문제

현대의료가 직면한 가장 큰 문제는 어찌 보면 역설적으로 의료지식, 기술이 너무 발달하였다는 점이다. 수많은 신약, 검사, 치료기술의 발전으로 의료는 나날이 복잡해지고 있으며 의료진이 획득해야 할 지식은 넘쳐난다. 또한 이러한 기술의 발전으로 인하여 평균 수명과 환자들의 기대 수명이 증가하여 개별 환자에 대해 최적의 진단과 치료를 제공하기 위해 검토해야 할 자료는 증가 일로에 있다. 이러한 넘치는 정보를 의료진이 적절하게 획득하고 제한된 시간 내에 분석하는 것은 어려운 일이다. 넘치는 정보와 늘어나는 환자로 인해 의료진의 피로도는 증가하고 실수할 여지는 늘어가고 있다. 또한 경제수준이 높아가고 건강 정보에 대한 접근이 쉬워짐에 따라 의료의 영역은 병이 발생한 후 진단과 치료를 넘어서 발병 전의 건강 관리와 완치 후의 관리까지로 확장되고 있으며 각종 스마트센서와 원격기술의 발전으로 공간적으로도 의료의 공간이 의료시설이 아닌 전 사회의 영역으로 확장되고 있다. 디지털기술의 발전으로 의료의 공간적인 제약이 상당부분 극복됨에 따라 국가 간, 지역 간, 계층 간 의료서비스의 불평등 해소 요구도 높아지고 있다. 마지막으로 이러한 현대의료의 요구를 사회가 감당할 만한 비용으로 해결하는 것이 중요하다. 인공지능과 의료빅데이터 기술은 이러한 현대의료가 당면한 문제를 해결하는데 있어 핵심 기술이라고 할 수 있다.

2. 의료인공지능기술의 현재

인공지능이라는 개념은 인간처럼 사고하고 행동하는 기술이라는 다소 추상적인 개념이며 1950년 이래 꾸준히 진행된 공학연구 분야이다. 그러나 최근 기술적인 혁신으로 주목을 받는 기술은 기계학습machine learning이라는 기술이며 그 중에서도 가장 최신 버전인 딥러닝deep learning 기술이라고 할 수 있다. 특히 딥러닝deep learning 기술은 디지털혁명에 따른 활용 가능한 데이터의 급증과 graphics processing unit (GPU) 등 컴퓨터 하드웨어의 성능 증가와 맞물려 현대 인공지능기술의 핵심이 되었다. 기계학습machine learning의 가장 기본적인 특징은 기존의 기술처럼 전문가가 가진 이해와 통찰에 의해서 동작 원리를 정하고 설계하여 기술이 구현되는 것이 아니라 데이터로부터 학습한다는 것이다. 현재 놀라운 성능을 보이는 기술은 특히 지도학습supervised learning이라는 기술로 정답이 있는 데이터를 학습기능을 가진 알고리즘에 반복적으로 노출시킴으로써 알고리즘 내부의 수많은 변수들이 스스로 최적화되도록 하여 특정 업무에 대한 기술을 구현한다. 반면에 컴퓨터가 저절로 모든 것을 학습하는 비지도학습unsupervised learning 기반 인공지능기술은 의료에 활용되기에는 아직 초기단계이다. 많은 연구들이 영상분석, 음성인식 분야의 제한된 특정 업무에 대해서는 지도학습supervised learning을 이용한 인공지능이 전문가에 필적하는 성능을 보인다는 것을 보여주고 있다. 따라서 수 년전만 해도 인공지능 기술의 의료분야 활용 가능성을 의심하던 전문가들이 이제는 잘 학습된 인공지능 기술이 의료 분야에서 유용하게 쓰일 수 있을 것이라는 점에 동의하고 있다. 실제로 의료 현장에 적용 가능한 수준의 기술들이 속속 소개되고 있다. 국내의 경우 2019년 11월 기준으로 이미 13개의 인공지능 기술이 적용된 의료기기가 식품의약품안전처의 허가를 받았다. 그러나 이러한 기기들이 실제 의료 현장에 전면적으로 도입되기 위해서는 앞으로 충분히 임상검증이 되어야 한다. 제도적인 측면에서도 인공지능 의료기기의 허가, 의료보험 적용, 수가 책정, 사후 관리를 위한 다양한 제도들에 대한 보완과 수립이 필요하다.

그렇다면 어떠한 의료분야에 인공지능 기술이 적용될 것인가? 가장 두각을 나타내는 분야는 영상의학, 병리학 분야 등의 영상 인식 기술이다. 이를 통하여 영상의 질을 개선하고, 병소를 찾아서 측정하고 분류하는 등 다양한 분야에 적용할 수 있다. 음성인식, 자연어처리 natural language processing 분야 역시 그 성능이 매우 개선되어 한글과 영어를 혼용하는 한국의 현실에서도 의무기록의 자동화, 비정형언어기록의 데이터화, 의무기록 오류감소 등에 활용이 시작되고 있다. 또 다른 잘 알려진 분야는 의료 빅데이터와의 결합을 통한 임상의사결정 보조시스템clinical decision support system (CDSS)이다. 이는 특히 암 환자의 치료 방침을 결정하는 분야에서 활발히 연구되고 있다. 또한 다양한 생체 신호 및 검사 데이터를 지속적으로 감시하여 중환자의 주요 부작용 발생을 미리 예측하는 등의 기술들도 활발히 소개되고 있다. 이

외에도 영상기술을 접목하여 수술로봇을 자동화하는 분야, 챗봇chatbot을 이용하여 정신과 상담을 대신하는 분야, 모바일 및 센서 기술과 접목하여 당뇨, 부정맥 등 다양한 만성질환자의 병원 외 관리, 모바일 기능과 챗봇chatbot기능을 가진 가상 간호사를 활용한 퇴원 후 재활 및 투약 관리, 다량의 생화학 데이터와의 접목을 통한 신약 후보 물질 발굴, 효과적 임상시험 관리를 위한 환자군 발굴 및 관리, 환자 예약 및 물류 관리를 통한 효율 개선 등 거의 모든 의료 분야에서 도입이 시도되고 있다.

한편 현재의 지도학습supervised learning을 이용한 인공지능 기술들은 몇 가지 원천적인 한계를 가지고 있다. 첫 번째는 원칙적으로 특정 업무를 자동으로 하는 인공지능을 부여하려면 그 때마다 기술지도에 필요한 다량의 훈련데이터가 필요하며 이를 이용하여 개별적으로 개발해야 한다는 것이다. 또한 학습데이터에 과도하게 적응하는 과적합overfitting이라는 현상이 발생하여 인공지능을 실제 진료 현장에 적용하였을 때는 그 성능이 떨어지는 경우가 대부분이어서 개발 단계의 성능을 실제 여러 진료 현장으로 일반화하기 어렵다는 문제점이 있다. 또 다른 중요한 제한점은 내부에 수천, 수만의 변수들을 포함하는 인공지능 알고리즘은 인간이 이해할 수 없는 블랙박스black box와 같아서 특정 성능을 달성하더라도 그 동작원리를 완전히 이해할 수 없다는 것이다. 많은 공학자들이 이 문제를 개선하기 위해서 노력하고 있고 부분적으로 성과를 내고 있으나 이러한 본질적인 문제는 해결되기 어렵다. 따라서 인간의 생명 및 삶의 질과 직결되는 의료 분야에 적용하기 위해서는 철저한 검증과 세심한 관리가 필수적이다. 의학적인 면에서 볼 때 꼭 언급되어야 하는 또 다른 사실은 지도학습supervised learning이라는 기술이 정답에 의존하게 되므로 일반적으로 구현되는 성능은 정답을 뛰어넘기 어렵다는 점이다. 의료영역에서 많은 경우 정답이라는 것이 명확하지 않고 전문가의 결정에 기반하게 된다는 점을 고려하면 일부의 예외가 있으나 인공지능 기술은 현재의 의료를 반영하여 이를 더 효율적으로 적용하는 기술일 뿐 새로운 의료 비법을 내어 놓는 마법의 지팡이는 아니라는 점을 이해해야 한다. 마지막으로 언급되어야 할 점은 인공지능의 성능은 알고리즘 기술뿐 아니라 얼마나 많은 양질의 데이터를 이용하여 학습하느냐에 달려있다는 점이다. 따라서 양질의 데이터를 이용하여 환자의 안전성을 확보하고 기본적인 성능을 달성한 후, 현장에 적용하면서 현장의 데이터를 이용하여 다시 학습하여 성능을 개선할 수 있다면 훨씬 좋은 기술을 개발할 수 있다.

3. 의료인공지능시대를 위한 준비

기존 의료기술과는 다른 여러가지 특징을 가지는 의료 인공지능 기술 도입을 위해서는 현장에서 일하는 전문가들의 역할이 더욱 중요하다고 하겠다. 인공지능 기술을 어떤 영역에 적용하는 것이 실제로 도움이 될 것인지 분야를 정하는 단계, 학습을 위한 데이터를 마련하는 단계, 개발 단계에서 중간 성능점검을 통하여 알고리즘을 수정하는 단계, 개발된 기술의 안전성, 유효성을 검증하여 의료현장에 사용을 승인하는 단계, 사용된 기술의 가치를 평가하는 단계, 현장에서의 성능을 지속적으로 감시하고 개선하는 단계 등 많은 과정에서 의료전문가들이 핵심 역할을 담당하여야 한다. 이 외에도 의료데이터를 인공지능 기술 개발에 사용하는 것에 있어 환자 개인정보의 보호 및 환자 동의 문제, 의료데이터의 2차사용에 의한 인공지능 기술이 산업적으로 성공하였을 때 이익의 공유의 문제, 인공지능기술이 적용된 행위에서 의료사고 발생 시의 책임 문제 등 다양한 사회, 철학적인 문제들 또한 해결하여야 한다.

4. 요약

의료 인공지능 기술은 궁극적으로 현대의료가 직면한 여러 문제를 해결하는 핵심 기술로서 건강관리와 질병치료 과정의 개선을 통해서 인류의 행복에 기여하게 될 것이다. 의료인공지능기술의 개발 및 적용은 의학, 공학, 정책, 산업, 사회철학 등 다양한 분야의 융합과 협력을 통해서만 가능하다. 의료전문가들이 인공지능 기술의 모든 세부사항을 인공지능 기술 전문 공학자들 수준으로 이해하고 알 필요는 없다. 그러나 인공지능 기술의 핵심적인 특징과 기술적인 개요를 이해하고 개발된 기술의 성능과 특징을 평가하기 위해 다양한 지식을 획득하는 것은 매우 중요하다.

⊙ **Capsule**

환자들은 인공지능에 대해서 어떤 생각을 가지고 있을까?

의료 인공지능 기술의 소비자는 의료인과 환자이다. 환자들이 인공지능 기술에 대해서 어떤 생각을 가지고 있는지에 대한 자료는 아직 많지 않다. 최근 관련된 연구논문이 있어 소개한다.

Tran VT, Riveros C, Ravaud P. Patients' views of wearable devices and AI in healthcare: findings from the ComPaRe e-cohort. NPJ Digit Med. 2019 Jun 14;2:53.

프랑스에서 당뇨병, 천식, 류마티스, 신경계 질환, 암과 같은 만성질환을 가지고 있는 1176명을 대상으로 "만일 AI가 특정 상황에 대하여 현재 표준진료 방법과 동일하거나 더 우월하다는 탄탄한 과학적 근거가 있다면, 당신은 본인의 진료에 AI를 사용하는 것에 동의하겠습니까?"(원문: "If there were solid scientific evidence that AI would be equivalent or better than the current standard of care in the given situation, would you agree to use AI in your own care?")라는 질문을 하고 응답을 분석하였다. 피부 사진을 가지고 피부암을 선별하는 AI에 대해서는 73%의 응답자가 AI의 결과를 의료인이 확인/관리하는 방식으로 이용하는 경우에만 AI를 사용하겠다고 답하였고, 단지 10%의 응답자만이 다양한 정도의 소신으로 의료인의 관여 없이 AI를 단독으로 사용할 의향이 있다고 답하였다. 이에 반하여, 건강 상의 문제가 의심될 때 얼마나 급한 상태인지 의학적 상담을 해주는 AI에 대해서는 앞의 피부암을 선별하는 AI의 경우보다는 높은 36% 응답자가 다양한 정도의 소신으로 의료인의 관여 없이 AI를 단독으로 사용할 의향이 있다고 답하였다.

암 진단과 같이 보다 신중한 의학적 판단이 필요한 상황이라면 환자들은 가능한 최상의 판단과 진료를 받기를 원한다는 점이 반영된 결과라 생각된다. 실제로, 의료인(사람)이 잘 할 수 있는 것과 AI(컴퓨터)가 잘 할 수 있는 것에는 약간 차이가 있다. AI는 대량의 유사한/동일한 반복적 과제를 사람보다 훨씬 빠른 속도로, 더 정확하게, 지치지 않고 할 수 있다. 사람은 예외적인 상황에 대한 대처나 어떤 이론과 지식을 다양한 상황으로 적용/일반화하는 것을 잘하지만, AI는 그렇지 못하다. 의료는 예외적인 상황이 많고 다양성이 매우 높은 분야이다. 가령, 오랜 기간 특정 질환을 가진 수많은 환자를 진료했던 의사들일지라도 같은 질환을 가지고 있지만 과거에 본 적이 없는 예외적인 독특한 임상상을 보이는 환자들을 가끔 경험한다. 또한, 같은 질환을 가진/의심되는 환자들을 진료한다고 하더라도 병원에 따라 심지어는 같은 병원 내에서도 의사에 따라 실제 진료하는 환자들의 분포와 특성이 다른 경우가 드물지 않다. 의료인의 장점과 AI의 장점을 합쳤을 때, 즉, 의료인이 AI를 적절히 이용하여 사람의 약점을 보완할 때 환자에게 더 양질의 진료를 제공할 수 있을 것이다.

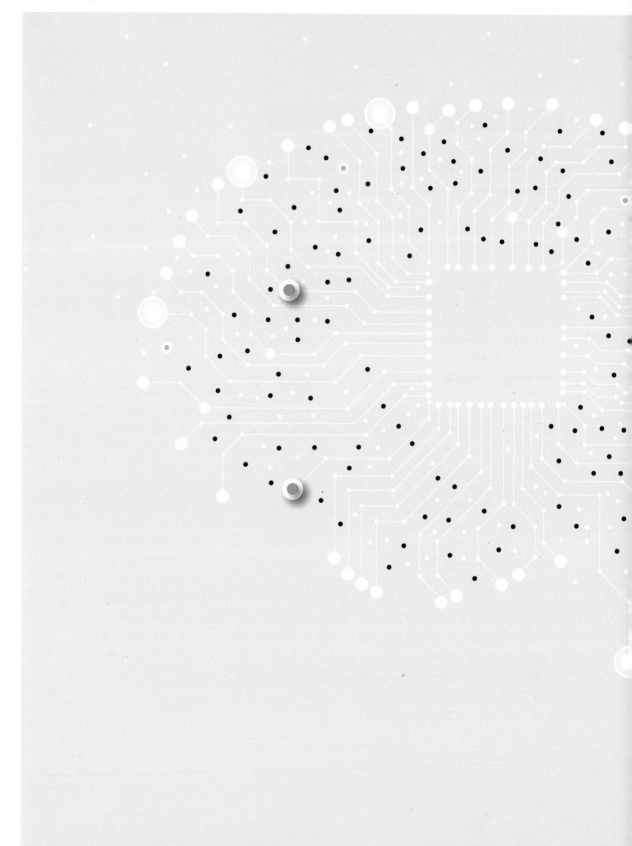

02

다양한 종류의
의료데이터

오지선 MD, PhD
이유라 MD, PhD
김도훈 MD, MS

이 장에서는 헬스케어 데이터의 종류와 특징에 대하여 설명한다. 전자의무기록의 임상데이터, 보건의료 청구 데이터, 유전체 데이터, 환자생성 건강 데이터에 대해 소개 하고 공통 데이터 모델과 Health Level 7 (HL7) 표준에 대하여 간단히 기술한다. 의료영상 데이터는 다음 장에서 별도로 추가 설명한다.

1. 헬스케어 데이터healthcare data의 종류

헬스케어 데이터는 개인의 건강과 관련된 모든 데이터이다.[1] 헬스케어 데이터는 병원을 포함하여 다양한 곳에서 생산된다. 최근에는 웨어러블wearable, Internet of things (IoT) 기기의 발달로 일상 생활 중에서도 헬스케어 데이터가 생산되고 있다. 다양한 연구기관에서 생산되는 유전체 데이터의 양은 점점 더 늘어나고 있다. 건강에 영향을 미칠 수 있는 다양한 주변 환경과 사회−경제적 상태도 헬스케어 데이터라고 할 수 있다. 최근에는 SNS나 검색엔진이 제공하는 헬스케어 관련 용어들을 중심으로 헬스케어 연구가 진행되는 경우도 흔한데, 이런 데이터도 헬스케어 데이터라고 할 수 있다.

　　앞서 언급한 바와 같이 헬스케어 데이터는 여러 가지로 구성되어 있다.[2] 그림 2-1은 가로축을 구조화된 데이터structured data와 비구조화된 데이터unstructured data로 구분하고, 세로축을 투약 정보medication부터 환경environment에 이르기까지 상세화하면서 데이터 획득의 편의성 등 헬스케어 데이터를 다양한 각도에서 보여주고 있다.[3] 이 그림을 좀 더 큰 항목으로 분류한다면 표 2-1과 같이 임상 데이터, 청구 데이터, 연구 데이터, 유전체 데이터, 환자생성 건강 데이터, 건강의 사회적 결정 요인 데이터로 나눌 수 있다.

　　다양하게 생성되는 헬스케어 데이터에 대한 간단한 예로 폐암이 의심되는 환자를 들어보자. 임상 데이터는 환자가 의료기관에서 진료를 볼 때 만들어지는 진단, 치료, 처방, 실험실 결과 등의 모든 데이터이다. 우리나라의 경우, 의료기관이 환자로부터 발생한 비용을 건강보험심사평가원에 청구하는데 이 때 발생하는 데이터가 청구 데이터이다. 이 환자가 폐암의 치료와 관련된 임상 시험에 속하게 될 경우에 연구 데이터가 만들어진다. 그리고 이 환자가 표적 치료를 위해 유전체 검사를 해야 할 경우에 발생하는 데이터가 유전체 데이터이다. 이 환자가 만일 스마트폰과 웨어러블wearable 기기를 이용하여 혈압, 걸음 수, 호흡 등을 기록한다면 이와 같은 데이터가 환자생성 건강 데이터이다. 미세먼지 등의 기후 또는 스트레스 등의 건강과 관련한 데이터가 건강의 사회적 결정 요인 데이터에 속한다.

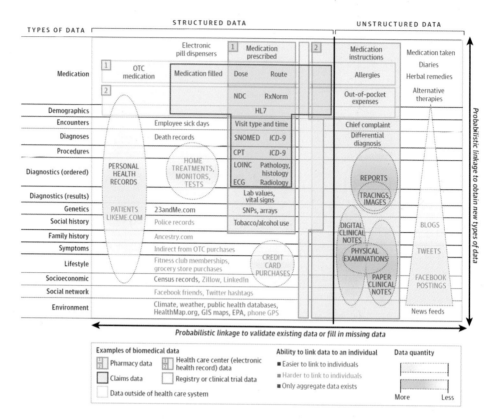

그림 2-1. 헬스케어 데이터의 다양한 구성

CPT indicates current procedural terminology; ECG, electrocardiography; EPA, US Environmental Protection Agency; GIS, geographic information systems; GPS, global positioning system; HL7, Health Level 7 coding standard; ICD-9, International Classification of Diseases, Ninth Revision; LOINC, Logical Observation Identifiers Names and Codes; NDC, National Drug Code; OTC, over-the-counter; SNOMED, Systematized Nomenclature of Medicine; SNP, single-nucleotide polymorphism.
출처: Weber GM et al. Finding the Missing Link for Big Biomedical Data. JAMA 2014;311:2479-2480.
Copyright: ⓒ 2014, American Medical Association.

표 2-1. 헬스케어 데이터healthcare data**의 종류와 예**

헬스케어 데이터 종류	헬스케어 데이터 예
임상 데이터clinical data	인구 통계학적 정보, 진단, 치료, 처방, 실험실 검사, 생체 모니터링, 입원 기록, 간호기록 및 영상, 진료비 등
청구 데이터claim data	(국내) 국민건강보험공단, 건강보험심사평가원 (미국) Medicare, Medicaid, 보험사 단위 등
연구 데이터research data	임상 시험 데이터, 연구실 실험 데이터
유전체 데이터genomic data	개인의뢰 유전자 검사, 암 패널을 이용한 유전자 검사
환자생성 건강데이터 patient- or person-generated health data (PGHD)	혈압, 걸음 수, 맥박 수, 호흡 수 등의 생체신호 및 개인이 입력하는 건강 관련 데이터
건강의 사회적 결정 요인 social determinants of health (SDOH)	기후, 직업, 가족 구성, 식품, 스트레스 등

2. 전자의무기록electronic medical record 데이터

전자의무기록electronic medical record (EMR) 데이터란 의료기관이 환자를 진료하면서 생성하는 모든 데이터이다. 이는 의료진의 기억과 의사소통을 보조하기 위한 정보 저장소이며, 의학적 의사결정의 직접적 도구이고, 임상 경험과 의학 지식 축적의 도구이다. 그리고 역학 및 임상의학 연구 수행의 핵심적 기반이며, 병원, 임상의사, 보험회사들 사이의 정보교환을 위한 중요한 매개체이다.[4] 헬스케어 데이터 중에서 가장 상세하면서도 제일 중요한 데이터라고 할 수 있다.[5]

환자의 치료 과정 중 발생하는 보건의료정보에는 인구학적 정보, 주증상, 문제 목록, 병력, 사회력, 검사 결과, 마취 및 회복 기록, 수술 기록, 처방 및 투약 정보, 경과 기록, 퇴원요약, 환자 요약, 협의 진단, 간호 기록, 임신 및 분만 기록, 신생아 기록 등이 포함되어 있다.[6] 이러한 데이터의 생성 및 관리를 도와주는 시스템에는 다양한 보건의료정보시스템 health information system (HIS)이 있다.[6] 전자의무기록EMR시스템은 병원에서 환자에 관한 기록을 전자적으로 작성하고 보존하기 위한 프로그램이다. 처방전달시스템order communication system (OCS)은 의사가 진료실에서 환자 치료를 위해 필요한 각종 검사, 상담, 약품 처방 내역 등을 입력해서 진료지원부서로 전달하는 응용프로그램이다. 검사정보시스템laboratory information system (LIS)은 혈액학, 화학, 면역학 및 미생물학을 포함한 검사 업무의 효율화를 지원하는 소프트웨어 시스템이다. 의료영상저장전송시스템picture archiving and communication system (PACS)은 단순방사선검사, 초음파, CT, MRI, PET과 같은 영상 데이터를 저장, 전송, 검토 및 판독하기 위한 장치다. PACS 정보의 저장 및 전송을 위한 영상데이터 표준은 DICOM 3.0을 국제표준으로 사용하고 있으며 꾸준히 수정되고 있다.[4]

병원은 진료라는 고유한 영역에서 파생되는 경영, 물류, 서비스 등이 공존하는 공간이다.[7] 따라서 생산되는 데이터의 종류도 많고 구조도 복잡하다. 병원의 진료과들마다 진료를 통해 얻고자 하는 목적이 달라서 진료과에 따라 별도의 고유 서식을 요구하기도 한다. 그리고 시간에 따라 과거 사용하던 서식이 더 이상 필요 없어진 경우도 있다. 또한 의료진이 데이터를 입력할 때 사용하는 서식과 용어가 의료 기관별로 모두 달라 이를 통합하여 연구하는 것은 쉽지 않다. 따라서 기관별 임상 빅데이터 연구를 위한 의료정보의 표준화에 대해 본격적인 논의가 진행 중이다.[7]

우리나라 의료기관의 병원정보시스템 도입은 처방전달시스템OCS의 도입이 먼저 이루어지고 다른 의무기록 정보화는 그 뒤를 따라 진행되었다. 이것은 의료보험이 도입되면서 보험청구의 행정적 목적이 전체를 이끌었기 때문이다.[4] 초기에 원활한 도입을 위해서 전자의무기록EMR시스템은 자유도가 높게 설계되었다. 따라서, 대부분이 자유로운 텍스트 형태로 되어 있고 기술된 내용에는 수없이 많은 약어가 사용되고 있다. 이를 해결하기 위해 관련된 분야의 사람들이 모여 필요한 항목을 정의하고 각 항목에 어떤 값을 넣는지 약속하는, 의무기록 구조화를 통한 표준화가 필요하다.[5]

3. 보건의료 청구 데이터 healthcare claim data

우리나라는 전 국민 의료보험을 시행하고 있다. 국민건강보험공단이 요양 기관에 요양급여비용 지급을 담당하고 건강보험심사평가원은 청구된 요양급여비용의 적정성을 심사하고 평가한다. 그림 2-2와 같이[8], 환자가 요양기관에 가서 진료를 보면 요양기관은 환자로부터 환자 본인부담금을 직접 받고, 나머지 진료비는 건강보험심사평가원에 청구를 한다. 건강보험심사평가원이 해당 보험 청구 내용을 심사한 이후, 심사를 통과하면 국민건강보험공단에서 해당 비용을 의료기관에 지급한다.[9]

보건의료 청구데이터란 이러한 과정에서 요양기관에서 진료비를 건강보험심사평가원에 청구하면서 발생하는 데이터를 말한다. 우리나라는 전 세계에서 몇 안 되는 국가 건강 보험 체계를 가지고 있는 나라 중 하나로서 전 국민의 건강보험 청구데이터가 있다는 큰 장점이 있다.[9] 의료 수요가 발생한 전 국민의 검사나 투약 처방 정보, 처방 상병 등의 임상 정보가 수집된다. 또한 사회, 경제적 자격 변수(장애 및 사망), 의료이용(진료 및 건강검진) 현황, 요양기관 현황 등도 포함된다.[9] 따라서 적어도 보험급여가 책정된 항목의 질병에 대해서는 청구데이터로부터 시간 순서에 따라 처치, 시술, 검사 등의 진료 내역, 진단명, 보험자 지급 비용, 환자부담금, 환자 인구학적 특성, 요양기관 정보 등 다양한 정보를 얻을 수 있다.[7] 하지만 이 데이터는 몇 가지 단점이 있다. 깊이 있는 정보인 임상 경과, 실험실 검사, 영상 판독 결과 등을 알 수 없으며, 비보험 항목에 해당하는 진료행위에 대한 데이터는 획득할 수 없다.[7] 또한 International Classification of Diseases (ICD) 기반으로 개발된 Korean Standard Classification of Diseases (KCD)를 쓰고 있는 진단명을 제외한 검사 코드 등은 국제 표준 용어와의 호환이 어려워 데이터 활용에 효율이 떨어진다.[9]

국민건강보험공단은 국가 차원의 대규모 데이터를 연구 등에 활용하기 위해 표본연구 데이터베이스 database (DB)를 구축하고 연구자들에게 공개하고 있다. 그림 2-3에 국민건강보험공단이 제공하는 표본코호트DB, 건강검진코호트DB, 노인코호트DB, 영유아검진코호트DB, 직장여성코호트DB의 개요가 설명되어 있다.[10] 이들은 모두 사회경제적 자격 변수(장애 및 사망), 의료이용(진료 및 건강검진) 현황, 요양기관 현황 등을 포함하고 있다.[9] 또한 국민건강보험공단이 수집, 보유, 관리하는 건강정보 자료를 정책 및 학술연구 목적으로 이용할 수 있도록 수요맞춤형 자료로 가공하여 제공하는 맞춤형연구DB도 제공하고 있다.

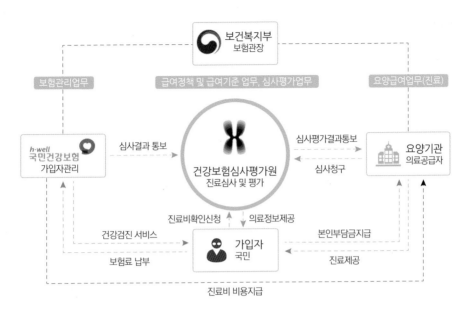

그림 2-2. 우리나라 건강보험제도에서 건강보험 진료비의 흐름
원 그림 출처: http://insu.wmit.or.kr/institution/history.php#tab4

 표본연구DB란?
표본 연구 DB는 전국민 건강보험 빅데이터를 기반으로 수요도가 높은 데이터를 표본 추출하여 정보주체를 알아볼 수 없도록 비식별 조치한 후 정책 및 학술연구용으로 제공하기 위해 규격화한 데이터셋을 말하며, 현재 표본 코호트 DB, 건강검진 코호트 DB, 노인 코호트 DB, 영유아검진 코호트DB, 직장여성 코호트 DB 등 5종의 데이터셋이 있음.

구분	표본수(천명)	구축기간	자료건수(천건)	내용
표본코호트DB	1,025	2002~15(14개년)	2,619,397	전 국민을 대표하는 약 100만 명의 표본연구DB(전국민의 2%)
건강검진코호트DB	515	상동	2,087,629	만 40~79세의 건강 검진 수검자 중심으로 의료이용, 검진결과 등을 분석할 수 있는 표본연구DB(모집단의 10%)
노인코호트DB	558	상동	2,749,045	2002년 기준 만 60세 이상 노령층을 중심으로 구축한 표본연구DB(모집단의 10%)
영유아검진코호트DB	84	2008~15(8개년)	233,688	2008~2012년(5년) 출생자 중 영유아건강검진 1~2차를 한 번 이상 수검한 영유아를 모집단으로 하여 각 연도별 5% 단순 무작위추출
직장여성코호트DB	185	2007~15(9개년)	368,226	'07.12월 말 기준 건강보험 자격 유지자 중 만 15~64세의 여성 직장 가입자 약 360만 명의 5% 무작위 추출

맞춤형연구DB란?

 맞춤형연구DB는
공단이 수집, 보유, 관리하는 건강보험 및 장기요양보험 자료를 정책 및 학술 연구 목적으로 이용할 수 있도록 신청자의 연구목적에 따라 추출, 요약, 가공하여 정보주체를 알아볼 수 없도록 조치한 데이터셋을 말하며, 맞춤형 연구 DB를 열람 및 연구 분석할 수 있는 PC가 설치된 공단 내의 장소인 빅데이터 분석센터에 통계분석 틀을 이용·제공합니다.

그림 2-3. 국민건강보험자료 공유서비스
원 그림 출처: https://nhiss.nhis.or.kr/bd/ab/bdaba016lv.do

4. 유전체 데이터genomic data

유전체 분석이란 30억 개의 인간 DNA를 염기서열분석기sequencer라는 장비를 통해 염기서열분석sequencing을 하고 장비에서 나온 원천데이터raw data를 각종 프로그램을 통해 분석해서 최종적으로 수백 개의 유전 변이를 찾는 과정이다.[11] 유전체 데이터는 예진부터 연구용으로 많이 생성되고 활용되긴 했으나 전통적으로 병원에서 진료용으로 사용되지는 않았고 최근 개인 맞춤형 의료의 필요성으로 급격히 부각되기 시작한 데이터이다. 한국에서는 2017년 부터 유전자 패널 검사에 보험 수가가 인정되기 시작하면서 병원에서도 관심을 가지게 되었다.

유전체 데이터의 분석 과정은 그림 2-4와 같다.[12] 처음에는 염기서열분석기sequencer라는 장비를 이용하여 환자의 혈액이나 조직으로부터 수백만 개의 짧은 서열로 이루어진 데이터를 생성한다. 그 다음은 참조 게놈reference genome에 대한 정렬alignment 및 이상 유전자 검출 알고리즘을 적용한다. 데이터의 품질을 향상시키기 위해 필터링, 수동 검토 및 검증 방법을 진행한다. 유전자에 대한 주석annotation을 달고 기능적 예측 알고리즘을 적용한다. 다음으로 숙련된 분석가에 의해 해석되고 보고서로 작성되어 수십에서 수천 개의 질병과 관련된 잠재적인 유전자를 발견한다. 마지막으로 의료 전문가의 임상 평가 및 적용에 대한 보고서를 담당 의료진에게 전달한다. 유전체를 분석하는 기술 중 유전자의 발현을 분석하는 기술로는 마이크로어레이microarray나 RNA-sequencing이 있고, 유전체 변이를 분석하는 기술로는 DNA-sequencing이 있다. 최근에는 염기서열 분석 기술의 발달로 반나절이면 한 사람의 전장 유전체whole genome의 서열을 완벽히 파악할 수 있고, 그 비용도 100만 원 이하로 낮아지고 있다. 한 사람의 전장 유전체는 보통 수백 GB에 이른다.

인간의 유전체인 DNA는 대부분의 영역이 공통의 서열을 갖고 있지만 일부의 영역이 서로 다른 서열을 갖는다. 이 다른 서열의 특징들로 인해 특정 질병에 대한 이환율이 달라지거나 같은 약물에 대해 사람들 간에 서로 다른 효과를 나타낼 수도 있다. 따라서 한 개인의 유전체 서열을 명확히 파악하면 개인별로 특정 질병에 이환될 확률과 약물의 효과 등을 예측하는데 도움이 될 수 있다. 이를 정밀의학precision medicine에 이용할 수 있다. 최근에는 의료기관을 거치지 않고 개인이 직접 검사회사에 검사를 의뢰하는 direct-to-consumer (DTC) 유전자 검사가 상용화되고 의료기관에서 암 패널을 중심으로 유전체 검사가 공식적으로 허용되면서 본격적으로 임상 영역에서 유전체 데이터가 활용되고 있다.

이 분야에도 많은 문제점이 있다. 한 사람에서 발생하는 수백 GB의 유전체 분석 원천데이터raw data의 저장 공간이 필요하다. 그리고 계속 연구 발전되는 참조 서열reference sequence과 분석 도구를 이용한 유전체 데이터의 추가적인 분석과 정도 평가가 이루어져야 한다. 또한 임상 데이터와 통합해 유전체 데이터를 효과적으로 활용할 필요가 있다.[11]

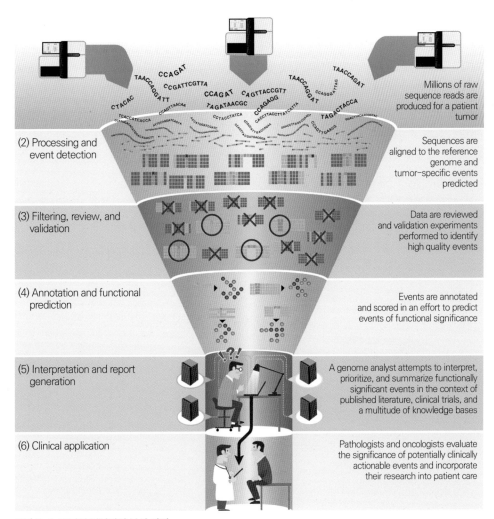

(1) Data production

Millions of raw sequence reads are produced for a patient tumor

(2) Processing and event detection

Sequences are aligned to the reference genome and tumor-specific events predicted

(3) Filtering, review, and validation

Data are reviewed and validation experiments performed to identify high quality events

(4) Annotation and functional prediction

Events are annotated and scored in an effort to predict events of functional significance

(5) Interpretation and report generation

A genome analyst attempts to interpret, prioritize, and summarize functionally significant events in the context of published literature, clinical trials, and a multitude of knowledge bases

(6) Clinical application

Pathologists and oncologists evaluate the significance of potentially clinically actionable events and incorporate their research into patient care

그림 2-4. 유전체 데이터의 분석 과정

원 그림 출처: Good BM et al. Organizing knowledge to enable personalization of medicine in cancer. Genome Biol 2014;15:438. Copyright: ⓒ 2014, Good et al.

5. 환자생성 건강 데이터patient-generated health data

환자생성 건강 데이터patient-generated health data (PGHD)는 비교적 최근에 등장한 헬스케어 데이터의 개념으로 환자의 주도적 참여로 생산되고 기록되어 수집되는 건강 데이터를 말한다. 환자가 자신의 건강을 위해 약을 잘 복용했는지, 운동은 규칙적으로 했는지, 혹은 어떤 음식을 섭취했는지와 같은 데이터뿐만 아니라 혈압, 걸음 수, 맥박 수, 호흡 수 등과 같은 다양한 생체신호를 포함한다. 병원에서 진료과정 동안 수집되는 일시적인 데이터가 아니라 일상 생활 중에 지속적으로 수집되는 헬스케어 데이터이다. 이러한 데이터는 환자 스스로 기록 및 수집하며 향후 주치의나 제3자에게 제공할지 여부도 환자가 결정한다.

지금까지의 의료기기는 한 시점에서 어떤 사람의 건강 상태를 단편적인 보여줄 수밖에 없었다. 그래서 의료기기는 최대한 정밀해야 했고, 검사 결과를 보강하기 위해서 많은 문진을 해야만 했다. 만성질환자들은 일상 생활에서 관리하는 것이 중요하지만 현재의 의료 시

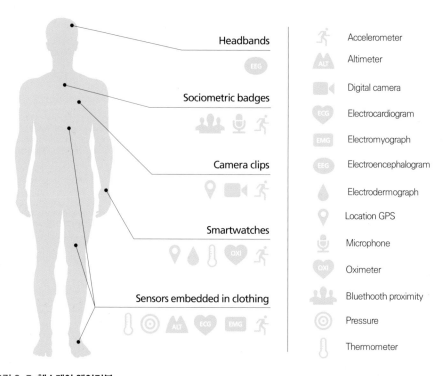

그림 2-5. 헬스케어 웨어러블wearable
원 그림 출처: Piwek L et al. The Rise of Consumer Health Wearables: Promises and Barriers. PLoS Med 2016;13: e1001953. Copyright: © 2016, Piwek et al.

스템과 기술의 한계로 인해 일상 생활 중의 데이터 수집에 한계가 있었다. 이를 해결해 주는 대안이 웨어러블wearable 기기와 IoT 기기라고 할 수 있다.[13] 다양한 분야에서 일상 생활 속의 데이터를 수집하고 활용하려는 상황으로 지속적인 모니터링continuous monitoring이 가능한 웨어러블wearable 기기의 필요성은 헬스케어 분야에서 점점 강조되고 있다.

스마트폰과 웨어러블wearable 기술의 눈부신 발전으로 헬스케어 분야에서 환자나 그 가족들이 직접 데이터를 생산하는 주체로서 주도적으로 참여할 수 있게 되었다. 그림 2-5를 보면 머리 끝부터 발 끝까지 다양한 웨어러블wearable 기기들이 다양한 생체신호를 측정하고 있다.[14] 조만간 병원에서 측정하는 대부분의 생체 신호들을 웨어러블wearable 기기로 측정할 수 있게 될 것으로 기대된다.[13]

웨어러블wearable 데이터에도 여러 가지 해결해야 할 문제점들이 있다. 정확도가 현재 웨어러블wearable 데이터의 가장 큰 문제이며 약점이다. 또 다른 문제는 호환성interoperability이다. 많은 업체가 웨어러블wearable 기기를 팔고 어플리케이션을 제공하지만 다른 회사 기기와 호환되는 것은 일부에 불과하여 호환성 문제를 해결할 표준이 필요하다.[13]

6. 공통 데이터 모델Common Data Model

오랜 기간 축적된 대규모 임상 데이터는 의학 연구를 비롯한 근거 창출을 위한 자원으로서 가치가 매우 크다. 하지만 이러한 임상 데이터는 진료를 목적으로 설계되어 생성되고 저장된 것이므로, 연구와 분석에 바로 활용하기에는 제한이 많아 연구에 적절한 형태로 변환이 필요하다. 전자의무기록EMR 시스템은 의료기관별로 제각기 운영 및 관리되고 있기 때문에 이러한 데이터의 표현방식(용어 및 코딩체계 등)이나 데이터베이스에 저장되는 형태도 기관마다 다를 수밖에 없다. 뿐만 아니라, 정보보안 측면에서도 의료기관 내 임상 데이터의 접근과 사용에는 제약이 많이 따르게 되며, 여러 의료기관의 데이터를 함께 분석하기 위해 한 곳에 취합하여 연구를 수행하기는 더더욱 어렵다. 이러한 현실로 인해 대규모 임상 데이터를 활용한 관찰 연구를 수행하고자 할 때 상당한 노력이 필요할 뿐 아니라 비효율성과 정확성, 신뢰성, 재현성 등의 문제가 발생할 수 있다. 특히 국가적인 약물 감시 등을 위해 여러 의료기관들의 데이터를 함께 분석하고자 하는 경우에는 접근성 문제 및 표준화의 부재가 매우 큰 장애요소가 된다.

공통 데이터 모델Common Data Model (CDM)은 이러한 현실을 극복하기 위해 고안된 방법으로서 각 기관별로 서로 다른 임상 데이터의 구조와 포맷(데이터 모델) 및 표현방식(용어, 어휘, 코딩체계)을 공통적인 형태로 맞추기 위해 변환하는 것을 의미한다.[15] 공통 데이터 모델CDM을 활용하면 이를 기반으로 하는 표준적인 연구 방법론과 분석 도구를 개발할 수 있고, 그림 2-6과 같이 이러한 분석 도구를 여러 기관이 함께 사용할 수 있어 효율적이고 신뢰할 만한 방법으로 대규모 관찰 연구를 수행할 수 있게 된다. 예를 들어 Observational Health Data Sciences and Informatics (OHDSI)에서 제공하는 ATLAS는 Observational Medical Outcomes Partnership (OMOP) CDM형태의 자료에 쓸 수 있는 대표적인 웹 기반의 자료분석 도구로 코호트를 정의하고 발생률, 생존분석 등의 통계 분석, 환자 수준의 예측 모델 개발 등을 쉽게 할 수 있도록 지원한다.[16] 따라서, 각 의료기관에서는 임상데이터를 공통데이터모델CDM의 형태로 변환해 둠으로써, 민감한 의료데이터가 외부에 노출될 우려 없이도 공개된 분석 도구와 분석 코드를 이용하여 기관 내 데이터로부터 분석 결과를 도출해낼 수 있게 되며, 이렇게 얻어진 기관별 분석결과들을 취합하여 여러 기관에 걸쳐 동일한 분석 방법이 적용된 대규모의 공동연구를 수행하게 된다.

대표적인 공통데이터모델CDM로는 현재 국내외에서 도입이 활발하게 이루어지고 있는 OMOP CDM, 약물 감시 목적으로 개발된 Sentinel CDM[17], PCORnet (the National Patient-Centered Clinical Research Network) CDM[18] 등이 있다.[19]

국내에서는 OHDSI의 OMOP CDM을 기반으로 하는 분산형 바이오헬스 데이터 플랫폼 구축이 진행되고 있다. OHDSI는 전세계 여러 기관의 연구자들이 함께 참여하는 국제 협력 네트워크로서 공동체 협력을 통한 근거 생성을 강화하여 더 나은 의사결정과 건강 증진에 이바지하는 것을 목표로 하고 있다. OHDSI에서 관심을 가지는 주된 영역은 데이터 표준화data standardization, 비교 효과 연구comparative effectiveness research, 개인 위험 예측personalized risk prediction, 데이터 특성data characterization, 품질 향상quality improvement 등이다.[20] OHDSI는 다양한 소프트웨어와 분석 패키지들을 개발하여 오픈소스open source로 공개하고 있다.[16,21]

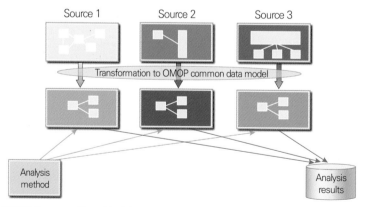

그림 2-6. **OMOP Common Data Model**
원 그림 출처: https://ohdsi.org/data-standardization/

7. Health Level 7

표준standard은 합의에 의해 정해지고 공인된 기구에 의해 승인된 문서로서 공통적이고 반복적인 사용을 목적으로, 주어진 상황에서 최적수준에 도달하고자 하는 활동과 그 결과에 대한 규칙, 지침 또는 특성을 제공하는 것이다. 그리고 표준화standardization는 실제하거나 잠재적인 문제들에 대해서 최적 수준의 질서 확립을 목적으로 공통적이고 반복적인 사용을 위한 규정을 만드는 활동, 즉 표준을 설정하고 이것을 활용하는 조직적 행위이다.[22]

그림 2-7은 표준의 분류를 보여준다. 국제표준은 국제기구에 의해서 제정되어 국제적으로 적용되는 것으로 대표적인 기관으로는 산업에 필요한 표준 개발에 주력하는 국제표준화기구International Organization for Standardization (ISO), 전기전자 분야에 대한 표준 개발에 집중하는 국제전기기술위원회International Electrotechnical Commission (IEC), 방송 및 유무선 통신 부문 표준 개발을 담당하는 국제전기통신연합International Telecommunication Union (ITU) 등이 있다. 지역표준은 유럽연합 등의 지역 단위 표준이고, 국가표준은 해당 국가(한국은 KS)에서 만드는 표준이다. 그리고 명망 있는 업계, 단체, 학회 등의 특정 단체에서 제정하여 사용하는 표준으로 Health Level 7 (HL7) 인터내셔널, 전기 전자 기술자 협회Institute of Electrical and Electronics Engineers (IEEE) 표준이 대표적이다.[22]

의료 분야에서 가장 주목을 받는 표준 개발 기구인 HL7에 대해 알아보면, HL7 인터내셔널은 미국표준협회에서 인정한 표준개발기구로 55개국 이상에서 참석한 표준 전문가들의 참여와 합의에 기초해 보건의료정보 분야의 표준을 개발하는 비영리기관이다. 그림 2-8를 보면[23] 'Level 7'은 ISO가 정의한 Open Systems Interconnection (OSI)의 커뮤니케이션

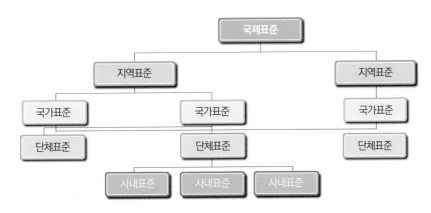

그림 2-7. **표준의 분류**
원 그림 출처: https://sooyongshin.wordpress.com/2018/02/11/healthcare-data-standard-1-what-is-standard/

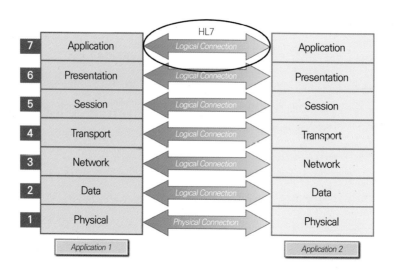

그림 2-8. HL7의 표준 개발 영역
원 그림 출처: https://www.hl7.org/permalink/?HL7OrgAndProcessPresentation

모델 중 최상위 레벨인 어플리케이션을 뜻한다.[6] HL7 인터내셔널은 의료서비스의 전달과 평가, 임상진료 관리를 지원하기 위한 전자의료정보의 교환, 통합, 공유와 검색을 위한 표준들과 포괄적인 프레임워크를 개발해왔다. HL7 인터내셔널의 대표적인 표준으로는 메시징messaging 표준인 Version 2, Version 3, Fast Healthcare Interoperability Resources (FHIR), 정보모델표준인 참조정보모델, Clinical Document Architecture (CDA), Detailed Clinical Model (DCM), 임상지식의 공유를 촉진하고 임상의사결정시스템의 개발을 지원하는 논리 모듈 기반의 아덴 신택스Arden Syntax 등이 있다.[6]

메시징messaging 표준 중 version 2는 현재 한국에서도 의료장비에서 많이 사용되고 있는 표준이지만 더 이상 개발되지 않고 있다. Version 3 항목들은 모든 걸 다 정의한 후에 쓸 수 있고 너무 복잡하여 실제로 쓰는 곳이 거의 없다. 그래서 나온 것이 HL7 FHIR로 활발히 표준 개발이 이루어 지고 있다.[22, 24] 최근 미국의료정보학회American Medical Informatics Association 는 HL7 FHIR가 임상 연구에 활용되는데 한계가 있음을 지적하고 FHIR의 개발을 위한 국가 차원의 적극적인 투자를 권고했다.[25]

■■■■■■ **참고문헌**

1.   Shin S-Y. 건강정보란 무엇인가? [Internet]. 2017 [cited 2019 Dec 09]. Available from: https://sooyongshin.wordpress.com/2017/12/04/healthcare-data-%ec%9d%b5%eb%aa%85%ed%99%94-5-%eb%b2%95%ec%a0%81-%eb%aa%a8%ed%98%b8%ec%84%b1%ea%b3%bc-%ec%83%9d%eb%aa%85-%ec%9c%a4%eb%a6%ac-%eb%b0%8f-

%ec%95%88%ec%a0%84%ec%97%90-%ea%b4%80%ed%95%9c/.

2.   Weber GM, Mandl KD, Kohane IS. Finding the missing link for big biomedical data. JAMA 2014;311:2479-80.

3.   Shin S-Y. Healthcare Data의 종류 [Internet]. 2017 [cited 2019 Dec 09]. Available from: https://sooyongshin.word-press.com/2017/05/09/healthcare-data-data-data-1-healthcare-data%EC%9D%98-%EC%A2%85%EB%A5%98/.

4.   대한의료정보학회. 보건의료정보학. 3rd ed. 서울: 현문사; 2014.

5.   Shin S-Y. Clinical Data: Data in EMR [Internet]. 2017 [cited 2019 Dec 09]. Available from: https://sooyongshin.wordpress.com/2017/05/14/healthcare-data-data-data-2-clinical-data-data-in-emr/.

6.   안선주. 인공지능 시대의 보건의료와 표준. 서울: 청년의사; 2019.

7.   한현욱. 4차 산업혁명 시대 이것이 헬스케어 빅데이터이다. 서울: 클라우드나인; 2019.

8.   건강보험심사평가원. 건강보험제도 소개: 건강보험 주체 [Internet]. 2014 Available from: http://insu.wmit.or.kr/in-stitution/history.php#tab4.

9.   Shin S-Y. Claim data [Internet]. 2017 [cited 2019 Dec 09]. Available from: https://sooyongshin.wordpress.com/2017/05/21/healthcare-data-data-data-3-claim-data/.

10.   국민건강보험. 용어소개 [Internet]. 2019 [cited 2019 Dec 25]. Available from: https://nhiss.nhis.or.kr/bd/ab/bda-ba016lv.do.

11.   Shin S-Y. Genomic Data [Internet]. 2017 [cited 2019 Dec 09]. Available from: https://sooyongshin.wordpress.com/2017/05/28/healthcare-data-data-data-4-genomic-data/.

12.   Good BM, Ainscough BJ, McMichael JF, Su AI, Griffith OL. Organizing knowledge to enable personalization of medicine in cancer. Genome Biol 2014;15(8):438.

13.   Shin S-Y. Person Generated Health Data [Internet]. 2017 [cited 2019 Dec 09]. Available from: https://sooyongshin.wordpress.com/2017/06/04/healthcare-data-data-data-5-person-generated-health-data/.

14.   Piwek L, Ellis DA, Andrews S, Joinson A. The Rise of Consumer Health Wearables: Promises and Barriers. PLoS Med 2016;13(2):e1001953.

15.   OHDSI. Data Standardization [Internet]. [cited 2019 Dec 09]. Available from: https://ohdsi.org/data-standardiza-tion/.

16.   OHDSI. Software [Internet]. [cited 2019 Dec 23]. Available from: https://ohdsi.org/analytic-tools/.

17.   Sentinel. Sentinel Common Data Model [Internet]. [cited 2019 Dec 23]. Available from: https://www.sentinelinitia-tive.org/sentinel/data/distributed-database-common-data-model.

18.   PCORnet. Data-Driven [Internet]. [cited 2019 Dec 23]. Available from: https://pcornet.org/data-driven-common-model/.

19.   Garza M, Del Fiol G, Tenenbaum J, Walden A, Zozus MN. Evaluating common data models for use with a longitu-dinal community registry. J Biomed Inform 2016;64:333-41.

20.   OHDSI. Areas of Focus [Internet]. [cited 2019 Dec 09]. Available from: https://ohdsi.org/who-we-are/areas-of-fo-cus/.

21.   OHDSI GitHub [Internet]. [cited 2019 Dec 23]. Available from: https://github.com/OHDSI/.

22.   Shin S-Y. What is Standard? [Internet]. 2018 [cited 2019 Dec 09]. Available from: https://sooyongshin.wordpress.com/2018/02/11/healthcare-data-standard-1-what-is-standard/.

23.   Quinn J. Introduction to Health Level Seven International (HL7) Organization & Process [Internet]. HL7 Interna-tional; 2014 [cited 2019 Dec 25]. Available from: https://www.hl7.org/permalink/?HL7OrgAndProcessPresentation.

24.   Welcome to the HL7 FHIR Foundation [Internet]. [cited 2019 Dec 09]. Available from: https://www.fhir.org/.

25.   Slabodkin G. AMIA: FHIR is not suitable for research, needs NIH R&D funding 2019 [Internet]. HealthData Man-agement; 2019; [cited 2019 Dec 09]. Available from: https://www.healthdatamanagement.com/news/amia-fhir-is-not-suitable-for-research-needs-nih-r-d-funding.

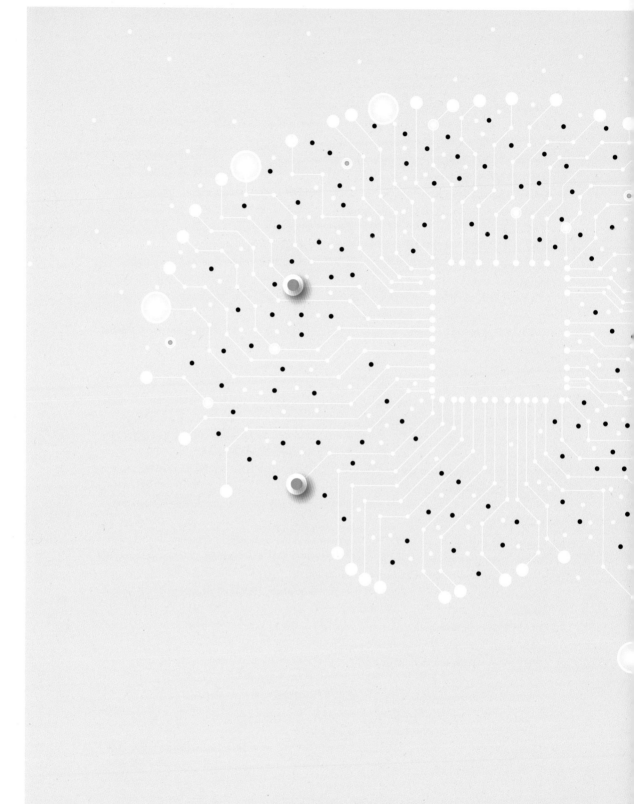

03

디지털
의료영상

김광기 PhD

Capsule: **선우준** MD, PhD

이 장에서는 의료영상의 표준형식인 DICOM (Digital Imaging and COmmunications in Medicine)에 대해서 설명한다.

1. DICOM 이란?

의료영상 기술의 발전에 따라 다양한 디지털 의료영상장비가 등장하게 되었다. 여러 제조사의 디지털 의료영상장비들이 제공하는 디지털 영상들을 제조사들 간에 호환이 되도록 하고 통합적으로 관리하여 출력, 저장, 전송 및 공유하기 위하여 의료영상 포맷format의 표준인 DICOM 영상 포맷format이(확장자는 .dcm으로 되어 있다) 의료분야에 도입되게 되었다. DICOM 이란 말을 우리말로 직역한다면 "의료용 디지털 영상 및 통신에 관한 표준"이라 할 수 있는데, 디지털 영상 자체뿐 아니라 영상의 전송 및 공유에 사용되는 여러 가지 프로토콜protocol에 대한 표준을 포함한다. 환자들의 다양한 의료영상들을 저장하고 찾아보기 위해 병원에서 널리 사용되는 picture archiving and communication system (PACS)는 의료영상장비를 이용하여 획득한 디지털 영상정보를 바로 이러한 DICOM 표준에 맞추어 획득·저장하고, 전송·검색하는 시스템이다.

DICOM의 개발 과정을 살펴보면, 1983년 American College of Radiology (ACR)와 National Electrical Manufacturers Association (NEMA)에 의하여 시작되었다. 1985년 ACR-NEMA 300-1985(ACR-NEMA 1.0), 1988년 ACR-NEMA 300-1988(ACR-NEMA 2.0)이 발표되었고, 1991년에 네트워크 개념이 추가되면서 DICOM 3.0으로 명명되었다. 처음 8개 부분에 해당하는 표준안이 발표된 후 꾸준히 수정·보완되면서 현재는 70여 개의 supplement와 300개 이상의 Correction Proposal이 있으며, 2019년 10월에 2019 version이 발표되었다. 이와 같이 DICOM은 지속적으로 발전하는 의료 영상의 표준이며 크게 영상 정보의 저장방식과 전송방식에 관한 표준안으로 구성되어 있다.[1,2]

DICOM은 영상의학radiology 분야 영상의 표준으로 자리잡아 왔고, 핵의학, 내시경, 안과 영상들에 대해서도 DICOM 표준이 제시되고 있다. 향후, 의학 분야의 모든 영상 장비들이 DICOM의 표준을 따르게 될 것으로 예상된다. 또한, 전통적 의료영상 외에도 심전도와 같은 데이터의 표시 등 다른 영역까지 확대되어 발전되고 있다.[1]

2. DICOM 파일의 구조

우리가 친숙하게 접하는 디지털 카메라를 통해 획득되는 디지털 영상의 포맷format으로는 BMP, TIFF, JPEG, PNG 등이 있다. 이러한 포맷format의 파일들은 디지털화된 각 화소pixel의 밝기 값 외에 가로, 세로 화소의 개수 및 각 화소의 비트bit의 수 등의 영상에 대한 메타정보를 가지고 있다. DICOM 파일은 이러한 영상 자체에 대한 정보뿐만 아니라 영상 획득 정보(촬영 날짜, 시간, 장소, 영상 장비 관련 여러 구체적 정보 등), 환자 정보(이름, 성별, 나이 등)등을 포함한 다양한 메타정보들을 가지고 있다.

또한, DICOM 파일은 단지 영상자체에 대한 정보뿐 아니라 영상을 다루기 위해 필요한 여러 정보들을 포함하여야 한다. 영상정보를 입력하는 형식을 Information Object Definition (IOD)이라 하고 이 형식에 실제 데이터가 입력되면 Information Object Instance라 한다(표 3-1). IOD는 영상정보 교환을 위한 정보의 내용과 형식을 표준화하는 데에 사용된다. IOD에 포함되는 대표적인 정보는 환자의 이름, 검사종류, 날짜, 조영제를 사용했는지 등의 Text 데이터와 실제 영상 데이터 정도가 있다. 예를 들면, 서로 다른 제조사의 CT 장비가 CT 영상을 교환하기 위해서는 환자번호, 이름, 성별과 같은 환자정보가 들어있어야 하고, 검사일자와 검사내용, 검사장비, 검사부위와 같은 검사정보가 필요하고, 영상 자체의 정보들, 즉, 영상의 가로 크기, 세로 크기, 몇 비트bit 영상인지, 컬러인지 흑백인지와 같은 것들이 공통적으로 정의되어 있어야 한다. 또, 영상을 다루기 위해서는 서비스 명령어Service Class가 필요한데 이를 DICOM Message Service Element (DIMSE)라고 한다. DIMSE는 저장하기(C-Store) 검색하기(C-Find) 이동하기(C-Move) 결정하기(N-Set) 자료얻기(N-Get) 등의 기능으로 분류되어 사용된다. 즉, DICOM은 기본적으로 IOD와 DIMSE에 대한 규정이며, 이에 더하여 DICOM 3.0부터는 네트워크를 지원하게 되었다. DICOM 네트워크에는 통신하는 기능이 있다. 그림 3-1은 네트워크 환경에서 DICOM 통신에 사용되는 여러 가지 구성요소들을 보여주고 있다. "무엇"에 해당하는 IOD와 "어떻게"에 해당하는 DIMSE가 결합

표 3-1. Information Object Definition (IOD)와 Information Object Instance의 예

Information Object Definition		Information Object Instance	
환자이름		환자이름	홍길동
생년월일		생년월일	771212
성별		성별	남자
영상종류		영상종류	MR
영상 데이터		영상 데이터	

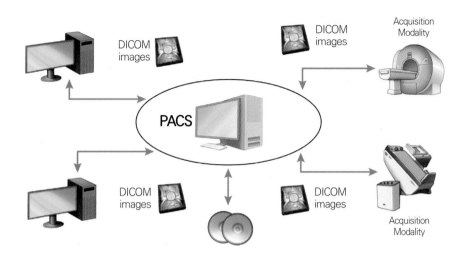

그림 3-1. DICOM 네트워크 연결

된 것을 Service-Object Pair (SOP) Class라고 한다. 즉, 여러 가지 정의되어 있는 IOD와 DIMSE 중에 실제로 의미가 있는 것들만 짝을 지워 놓은 SOP는 IOD와 DIMSE가 조합된 하나의 완전한 행위를 정의한다.

DICOM에는 Unique Identification (UID)라는 고유한 번호가 부여되는데, DICOM 3.0의 가장 큰 특징 중의 하나이다. 환자의 검사study, 시리즈series, 영상image은 물론이고 각각의 Abstract Syntax, Transfer Syntax 마다 전세계적으로 고유한 번호를 부여하는 방식인데, 이것은 국제표준기구 ISO의 방식을 따르고 있다. 예를 들어, MR Image SOP Class UID 1.2.840.10008.5.1.4.1.1.4의 형태로 사용되는데, 이 전체 길이는 64를 넘을 수 없고 처음 4자리는 UID Root이며 업체마다 정해진 고유 번호를 할당받는다.

3. DICOM 의료영상을 인공지능에 사용할 때 알아두면 유용한 정보들

DICOM 파일 형식으로 되어있는 영상의 헤더header에는 환자에 대한 정보 및 촬영 환경 등과 같은 다양한 정보가 저장되어 있다. 표 3-2는 DICOM 영상의 헤더header에서 파악할 수 있는 주요 정보들의 예시를 보여준다. 이 정보들은 의료영상 분석에 자주 활용되는 요소들이어서 기억해 두면 좋다. 또한, 영상자료의 가명화/익명화 처리와 관련해서도 알고 있어야 하는 부분이다.

DICOM 파일의 각 화소pixel의 밝기 값은 일반 디지털 영상과는 다른 특성을 가진다. 우리가 친숙하게 접하는 일반 디지털 영상은 대개 컬러color 영상으로 개별 화소의 밝기 값은 RGB (red, green, blue) 3개 색상의 조합으로 표현되며, 디지털 형식으로는 R, G, B 3개의 채널마다 8 비트bit를 할당하여 0~255 범위의 (2^8 = 256) 정수 값을 가지도록 되어 있다. 하지만 DICOM에 지정되는 화소의 밝기 값은, 영상의학과radiology 검사 영상들과 같은 회색조grey 단일 채널의 경우 한 화소에 16 비트bit 혹은 12 비트bit를 할당하는 것이 일반적이다. 즉, 의료 영상의 화소 밝기 값은 일반 디지털 영상의 8 비트bit (0~255) 범위를 넘는 고화질의 dynamic range를 가진다고 볼 수 있다. 이러한 의료 영상을 모니터 등 영상 출력장치가 표현할 수 있는 대조도에 대응시켜 주기 위해서는, 일반적으로 통상의 8 비트bit 영상으로 먼저 변환을 하는 과정이 필요하다. 영상을 인공지능 알고리즘을 만들기 위해 사용할 때도 종종 8 비트bit 영상으로 변환하여 이용한다. 원래의 DICOM 영상의 화소 밝기 값을 0~255 범위로 선형 변형시키는 처리를 windowing이라고 한다. Windowing은 level (center라고도 함)과 width라는 2개의 값으로 정의되며, 그림 3-2에서 보는 것처럼 (level ± width/2) 범위의 DICOM 영상의 화소 밝기 값을 0~255 범위의 출력 밝기 값으로 대응시켜 변환한다. 이 범위 바깥쪽의 DICOM 영상의 화소 밝기 값은 모두 black 또는 white로 일괄 바뀐다. 따라서, 동일한 DICOM 영상에서 windowing을 어떻게 하는지에 따라 영상 내에서 강조하여 볼 수

표 3-2. DICOM 헤더header 내 주요 메타정보 종류 및 예시

(그룹 ID, 필드 ID)	필드 이름	내용	예시
(0008,0022)	Acquisition Date	영상촬영날짜	20200101
(0008,0032)	Acquisition Time	영상촬영시각	235959.000000
(0008,0060)	Modality	영상 장비의 종류	CT
(0008,0070)	Manufacturer	영상 장비 제조사	COMPANY-A
(0008,0080)	Institution Name	영상촬영 기관	NAMOK
(0010,0010)	Patient's Name	환자 성명	HONG GIL DONG
(0010,0020)	Patient's ID	환자 번호(병록 번호)	12345678
(0010,0030)	Patient's Birth Date	환자 생년월일	19000101
(0010,0040)	Patient's Sex	환자 성별	F
(0010,1010)	Patient's Age	환자 나이	54
(0028,0010)	Rows	영상 가로 크기(화소의 개수)	512
(0028,0011)	Columns	영상 세로 크기(화소의 개수)	512
(0028,0030)	Pixel Spacing	영상 화소 간 간격(단위: mm)	0.5\0.5

있는 영역, 구조물, 병변 등이 크게 달라지기 때문에 관찰 또는 분석하고자 하는 대상 영역, 구조물, 병변 등이 무엇인지 잘 확인하고, 그 목적에 따라 적절한 window setting을 설정하여야 한다. 딥러닝deep learning을 이용해 영상을 분석하는 인공지능 알고리즘을 만들고자 한다면, 먼저 인공지능 알고리즘으로 수행하고자 하는 task를 잘 이해하고, 원래 영상정보를 활용하거나, 필요하면 적절한 window setting으로 영상을 변환하여 준비하여야 한다.

4. 향후 방향

향후 DICOM 포맷format과 관련하여 더 보강되어야 할 사항들이 있다. 현재도 2차원, 3차원, 4차원 영상과 이에 대한 label 정보에 대한 지원이 되고 있지만, 사용하기에는 호환성이 떨어진다. 또한, 관심영역region of interest의 내용에 인공지능 프로그램이 수행한 결과와 의료진이 수행한 결과 등이 구분되어 기록되거나, 복수의 의료진이 수행한 내용이 각자 구분되어 기록될 수 있도록 할 필요가 있다. 아울러, 인공지능 프로그램 개발 등의 목적을 위해 의료영상 자료가 이용되거나, 특히 병원 외부로 반출되거나 할 때 개인정보 보호와 관련된 여

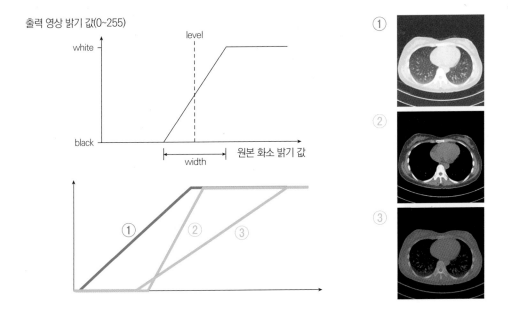

그림 3-2. DICOM 의료 영상의 windowing 개념

러 규정과 법들에 부합하도록 환자 개인정보와 관련된 부분을 효과적으로 삭제 또는 대체하는 등 환자의 개인정보 보호에 대한 고려가 필요하다. 향후 모든 의료분야 영상 장비들이 DICOM의 표준을 따를 것으로 예상된다. DICOM은 20여 년을 지나오면서 컴퓨터 및 관련 정책의 많은 발전을 따라 안정적으로 함께 발전해 왔다. 향후 인공지능을 위한 보안 및 다양한 포맷format의 지원을 포용할 수 있도록 추가적인 기능 지원이 있을 것으로 판단된다.

⊙ Capsule

디지털 의료영상 자료의 용량은 얼마나 될까?

단순흉부촬영 1장은 압축방법에 따라 다르지만 일반적으로 약 8MB이고, 4-phase (조영증강 전, 동맥기, 간문맥기, 지연기) liver CT 전체는 약 100MB이다. 이에 비해 병리 슬라이드를 디지털 영상으로 만들 경우 훨씬 큰 용량을 차지한다. Hematoxylin and Eosin (H&E) 염색을 한 병리 slide 한 장은 생검biopsy 검체의 경우 약 500MB, 수술 검체의 경우 약 2GB가 소요된다. 한 검체에 대해서 통상 여러 장의 슬라이드를 만드는 것을 고려하면 병리 영상을 디지털화하기 위해서는 매우 큰 저장공간이 필요하다는 것을 알 수 있다. 뒤에서 살펴볼 컨볼루션 신경망convolutional neural network 과 같은 심층신경망deep neural network을 이용하는 경우, 용량이 아주 큰 영상을 학습데이터로 쓰기 위해서는 GPU 메모리가 굉장히 큰 고사양의 PC를 이용하거나, 영상을 작은 크기의 영상으로 resize 또는 patch로 분할하는 방법을 이용하여야 한다.

▬▬▬ 참고문헌

1.   이태수, 백승권, 임용규, 민병구, 연경모, 한만청. 의료용 화상정보의 저장 및 전송 시스템의 개발. 의공학회지 1998;9:195-210

2.   Kim JH. Medical image processing system. The institute of electronics and information engineers 2013;54-59.

## 04

인공지능 관련 기본개념 및 필수용어 정리

이준구 PhD

Capsule: **선우준** MD, PhD

이번 장은 인공지능과 관련된 기본적인 개념들과 용어들에 대해서 설명을 한다. 특히, 아래와 같은 핵심 개념과 핵심 용어에 대해 잘 이해하는 것을 목표로 한다.

[핵심 개념]
1) 인공지능이란?
2) 인공지능의 분류
3) 인공지능의 학습
4) 인공지능 학습의 손실함수loss function와 학습률learning rate
5) 인공지능 학습을 위한 단계들
6) 인공지능을 직접 만들어보기 위해 필요한 것들

[핵심 용어]
인공지능artificial intelligence, 기계학습machine learning, 지도학습supervised learning, 비지도학습unsupervised learning, 강화학습reinforcement learning, 추천시스템recommender system, 선형회귀linear regression, 로지스틱 선형회귀logistic linear regression, 경사하강gradient descent법, 학습률learning rate, 손실함수loss function, 과적합overfitting

1. 인공지능의 정의

인공지능은 굉장히 넓은 의미를 가진 용어이다. 인간만이 가지고 있는 것이라 생각되었던 지능이 인공적으로 만들어진 것이다. 이러한 개념은 단순히 공학적인 의미만이 아닌, 정치, 경제, 사회적인 함축적 의미를 포함하고 있다. 공학적으로만 한정해서 본다면, 이러한 인공지능을 실현하는 방법을 기계학습machine learning이라고 한다. 이 장에서는 인공지능과 기계학습machine learning을 동일한 의미로서 다루고자 한다. 기계학습machine learning은 인공신경망artificial neural network 기반의 방법들뿐만 아니라, 다양한 방법들을 포괄하고 있다. 이들이 가지고 있는 공통적인 특징들을 살펴보고, 오늘날 특히 많이 연구되고 있는 딥러닝deep learning과 관련한 용어들을 이해해 보도록 하자(그림 4-1). 기계학습machine learning에는 다양한 방법들이 있는데, 그 중 인간의 신경세포인 뉴런neuron과 이들이 계층적으로 연결되어 있는 신경망을 모사한 것을 인공신경망artificial neural network이라 한다. 딥러닝deep learning은 여러 개의 깊은 계층으로 이루어진 인공신경망artificial neural network을 말하며 딥러닝deep learning도 기계학습machine learning의 전반적인 특징들을 모두 가지고 있다.

기계학습machine learning의 정의는 다음과 같다. 처음 기계학습machine learning이란 용어를 만든 Arthur Lee Samuel에 따르면[1], "컴퓨터에게 명시적으로 프로그래밍하지 않고도 학

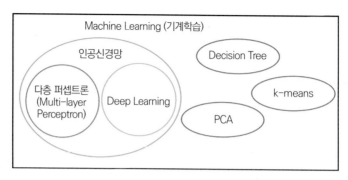

그림 4-1. 기계학습machine learning**과 딥러닝**deep learning

습할 수 있도록 연구하는 분야"로 정의된다. 이 초기 정의에 따르면, 그 때까지의 컴퓨터들은 기계어라는 절차적 언어로 프로그래밍되어서 인간이 하나씩 순서대로 지시한 대로 수행하는 방식으로 동작했는데, 이를 명시적 프로그래밍이라고 표현하였다. 이렇게 하나씩 적어놓은 대로 하지 않고, 컴퓨터에게 학습이라는 능력을 부여하는 것을 기계학습machine learning이라 정의하였다. 이후, 여러 전문가들이 '학습'이라는 단어를 좀 더 알기 쉽게 정의하고자 노력했으며, 그 결과 굉장히 유명한 교재였던 Tom Mitchell 교수의 'Machine Learning'이란 책에 보다 구체적인 정의가 등장한다.[2] 이 책에서 기계학습machine learning을 잘 정립된 학습 문제로서 다음과 같이 제시하고 있다. "기계학습machine learning이란 어떤 종류의 작업(T; task)을 수행하며, 경험(E; experience)을 통해 점차적으로 성능(P; performance)을 개선하는 방향으로 학습하는 컴퓨터 프로그램." 이 정의를 통해 기계학습machine learning이 컴퓨터 프로그램이라는 것을 알 수 있으며, 이를 공학적으로 구현하기 위해서는 코딩이라는 과정을 통해 프로그램을 만들어야 한다. 이 책의 뒷부분에서 이 과정을 따라해 볼 수 있도록 하였으니, 참고할 수 있겠다. 여기에서 학습은 경험(E)을 통해 성능(P)을 증가시키는 방향으로 이루어지는 것이라 볼 수 있다. 경험은 쉽게 '데이터와 전문지식'으로 생각할 수 있는데, 이는 데이터라고 하는 것이 데이터를 얻는 과정, 변환 과정 등에서 인간의 전문성이 포함되어 있어 단순히 '데이터'라고 하지 않고 경험(E)으로 표현한 것을 알 수 있다. 그럼 이러한 정의에 따라 '흉부 X선 영상에서의 비정상 여부 판독보조 소프트웨어'의 예를 통해 작업(T), 성능(P), 경험(E)을 찾아보도록 하자.

- 작업(T): 주어진 흉부 X선 영상을 정상, 비정상으로 구분
- 성능(P): 준비된 일정 수의 흉부 X선 영상에서 정확히 구분된 개수 또는 퍼센트
- 경험(E): 정상, 비정상이 레이블label된 흉부 X선 영상데이터

2. 인공지능의 분류

인공지능은 크게 '약weak 인공지능'과 '강strong 인공지능'으로 나눌 수 있으며, '약weak 인공지능'은 좁은 의미의 인공지능이라 할 수 있으며 바둑, 체스, 스팸메일 필터링, 상품 추천, 자율주행 등과 같은 정해진 목적을 위해 사용하는 인공지능이다. '강strong 인공지능'은 이와 다르게 사고, 문제해결, 추상화, 복잡한 개념 학습 등의 인간의 사고 수준에 도달한 인공지능을 의미한다. 2016년 구글 딥마인드의 알파고와 이세돌 9단의 바둑 대결에서 인간이 인공지능에 1승 4패로 최종 패배하자 많은 사람들이 곧 인간을 대체할 수 있는 '인간처럼 생각하고 행동하는 기계'로서 인공지능을 바라보았지만, 알파고는 '약weak 인공지능'에 해당하며 인간을 바둑이라는 특정 분야에서만 뛰어넘을 수 있음을 보여준 것이다.

또한 학습에 사용되는 데이터의 형태 또는 학습방법에 따라 인공지능을 아래과 같이 분류할 수 있다.

1) **지도학습**supervised learning
2) **비지도학습**unsupervised learning
3) **강화학습**reinforcement learning
4) **추천시스템**recommender system

위의 여러 형태 중, 현재 가장 많이 사용되고 있는 기계학습machine learning 방법들은 지도학습supervised learning에 기반하고 있다. 이 지도학습supervised learning의 데이터는 결과 레이블label이 함께 제공되어 학습에 사용되도록 한 형태이다. 기계학습 모델이 어떠한 결과들을 출력하도록 하고자 한다면, 전문가가 이러한 결과들을 미리 레이블label로 생성해 놓고 학습을 시켜야 한다. 예를 들면, 영상의 진단을 영상과 맞추어 놓거나, 영상에서 병변의 위치를 표시해 두거나, 병변 영역을 그려야 한다. 일반적으로 지도학습supervised learning에 필요한 데이터를 생성하는 작업을 '레이블링labelling'이라고 한다.

비지도학습unsupervised learning은 레이블label이 없이 데이터에서의 구조나 패턴들을 찾아 이를 통해 학습하는 방식이다. 데이터를 비슷한 군집으로 나누는 클러스터링clustering이나 이와 유사한 방법들이 이에 속한다.

강화학습reinforcement learning은 알파고에 사용되었고, 행동action과 보상reward 시스템을 통해 현재의 행동이 가장 보상이 큰 방향으로 결정되는 방식으로 계속적으로 시도해 보는 과정을 통해 학습하는 방식이다. 게임과 같이 행동이 정확히 정의되고, 보상이 바로 계산될 수 있는 환경에서 주로 사용된다.

추천시스템recommender system은 이미 우리의 생활에 깊숙히 들어와 있으며, 아마존과 넷

플릭스 등의 업체에서 사용자들의 구매패턴을 분석하여 다음번 구매할 상품을 제시해 주는 방식으로 동작하는 기계학습machine learning 방법이다. 발생한 하나의 구매패턴의 데이터가 전체 구매 가능한 아이템 리스트에 비해 굉장히 작은sparse 형태를 가지고 있는 것이 특징이다.

인공지능 분야의 세계적 권위자 중 한 분인 Yann LeCun 교수는 이러한 여러 기계학습 machine learning 방법들을 케이크에 비유하여 설명했는데, 전체 케이크에서 강화학습reinforcement learning은 케이크 제일 위에 자리잡고 있는 체리이며, 겉에 발라져 있는 크림이 지도학습 supervised learning 그리고 나머지 케이크 전체는 비지도학습unsupervised learning이라고 비유로 말하였다. 이는 앞으로 비지도학습unsupervised learning이 보다 많이 연구될 것이며, 중요해질 것이라는 점을 강조한 것이다. 이미 의료인공지능 분야에 있어서도 지도학습supervised learning과 비지도학습unsupervised learning 사이에 존재하는 다양한 준지도학습semi-supervised learning 형태가 활발히 연구되고 있으며, 지도학습supervised learning을 위한 레이블링labelling에 필요한 많은 시간과 노력, 레이블링labelling의 정확도, 기관별 또는 사람에 따른 레이블링labelling의 차이 등의 한계를 극복하는데 유용하게 활용될 것으로 보인다.

3. 인공지능의 학습

이제 좀 더 들어가서 실제 학습과정을 살펴보도록 하자. 기계학습machine learning의 분류에서 가장 많이 사용되고, 학습과정이 잘 정립되어 있는 지도학습supervised learning을 중심으로 들여다보도록 하자.

지도학습supervised learning은 크게 회귀regression와 분류classification로 나뉠 수 있다. 이러한 구분은 학습하게 될 모델이 어떤 값을 출력하느냐에 따른 것이다. 연속적 값을 출력하는 것은 회귀regression이고, 불연속 값을 출력하는 것을 분류classification라 할 수 있다. 예를 들어, 자기공명영상을 통해 환자의 연령을 예측하는 모델을 만든다고 하면 이는 연령이라는 연속적인 값을 제시하게 되어 회귀regression 형태의 지도학습을 사용할 수 있다. 이와 달리 유방영상에서 유방암이 있다 없다 식의 진단을 수행하는 모델은 분류classification 형태라 할 수 있다.

앞에서 살펴본 Tom Mitchell 교수의 기계학습machine learning의 정의에 "점차적으로 성능 (P; performance)을 개선하는 방향으로"라는 말이 나왔는데 이 성능을 평가하는 방법이 회귀regression와 분류classification간에 서로 다르다. 먼저, 회귀regression 모델의 성능 평가를 설명하기 위해 몇 가지 수학적 기호에 대해 정의해 보자. 아래 정의는 인공지능 분야의 또 다른 세계적 권위자 중 한 분인 Stanford University의 Andrew Ng 교수의 강의(http://cs229.stanford.edu/)에서 가져왔다.

m: 학습데이터의 수, x: 모델의 입력변수, y: 정답 레이블label, i: i번째 학습데이터

이제 기계학습 모델을 수학적으로 표현해 보자.

$$h_\theta(x),$$

여기에서 θ는 모델의 인자parameter라고 하고, 학습 수행과정에서 개선되는 값들이다.

회귀모델에서 가장 간단한 하나의 변수만을 사용한 선형회귀분석univariable linear regression을 통해 실제 학습이 어떻게 수행되는지 살펴보도록 하자. 우선 모델부터 위의 수학적 정의들을 사용해 표현해 보자.

$$h_\theta(x) = \theta_0 + \theta_1 x$$

위의 수식을 보고 있으면, 중학교 때 배웠던 직선의 방정식($y=ax+b$)가 떠오를 것이다. 이 모델에서 학습이 수행됨에 따라 변화하는 것은 θ_0와 θ_1이다. 이제 성능(P)을 수학적으로 계산하여 보도록 하자. i번째 학습데이터에 대한 오차error는 $h_\theta(x^i) - y^i$ 임을 알 수 있다. 이 오차는 음수값과 양수값이 나올 수 있으므로 그대로 합해서는 안되며, 절대값을 취하거나 제곱을 하여 더하는 것이 좋다. 이를 전체 학습데이터에 대해 나타내 보면 아래와 같다.

$$L(\theta_0, \theta_1) = \frac{1}{m}\sum_{i=1}^{m}\left|h_\theta(x^i) - y^i\right| \qquad \text{(수식 1)}$$

$$L(\theta_0, \theta_1) = \frac{1}{2m}\sum_{i=1}^{m}(h_\theta(x^i) - y^i)^2 \qquad \text{(수식 2)}$$

수식 1과 2에서 보면, L로 표현한 것을 알 수 있다. L은 손실함수loss function이라 하며 학습과정에서 이를 줄이는 방향으로 진행하게 된다. 성능(P) 값이라면 크면 클수록 좋겠지만, 최적 값을 구할 때는 일반적으로 줄여나가는 방식으로 손실함수loss function를 정의하여 사용한다(공학자는 커져서 폭발하는 것 보다는 줄이는 것을 더 선호한다). 이것은 딥러닝deep learning을 포함한 기계학습 전 분야에서 공통적으로 통용된다. 꼭 기억하자 손실함수loss function! 위의 수식 1과 2 모두 많이 사용되나 일반적인 선형회귀분석linear regression에서는 수식 2가 사용된다. 수식 2는 m개의 모든 학습데이터에서 모델의 예측 값과 실제 정답과의 차이의 제곱을 모두 더한 것이다.

4. 인공지능 학습의 손실함수loss function와 학습률learning rate

손실함수loss function를 정의했다면, 이제 남은 것은 손실함수loss function가 가장 최소값이 되는 모델의 인자인 θ_1과 θ_0를 찾는 것이다. 어떻게 찾을 수 있을까? 가장 쉽게 생각할 수 있는 방법은 모든 가능한 범위의 θ_1과 θ_0를 넣어 손실함수loss function를 모두 구한 후에 가장 낮은 값을 찾는 것이다. 이 방법은 너무나 수행시간이 오래 걸리며, 이로 인해 모델이 좀 더 복삽해져서 인자들이 많아질 경우에는 사용할 수 없다. 더 좋은 방법이 없을까? 있다. 기계학습machine learning 분야에서 가장 많이 사용되고 있으며, 딥러닝deep learning과 같은 최신 방식에도 동일하게 적용되는 방법이 경사하강gradient descent법이다.

그림 4-2는 모든 θ_1과 θ_0에 따른 손실함수loss function를 2차원 표면으로부터의 높이로 표현해 본 것이다. 산맥과 같은 지형에서 보이듯이 높은 봉우리와 낮은 계곡 그리고 언덕들이 잘 나타나 있다. 이렇게 모든 가능한 값들에서 손실함수loss function를 구했다면 바로 가장 낮은 곳을 판단할 수 있다. 이를 전역 최적값global optimum이라고 한다. 그러나 앞서 말했듯이 이러한 방식으로 손실함수의 최소값을 찾는 것은 여러가지 한계로 인해 불가능하다. 보다 좋은 방법은 그림 4-2에서 표시된 별표를 따라가며 낮은 지점을 찾아가는 방식이다. 이를 간단한 절차식으로 표현해 보면 다음과 같다.

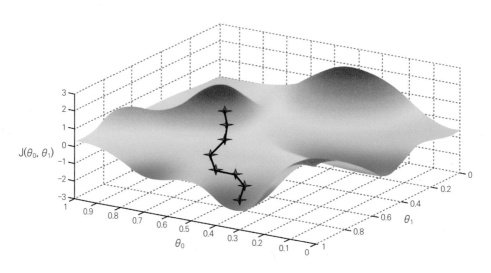

그림 4-2. 경사하강gradient descent**법 도식화**
원 그림 출처: https://ruthwik.github.io/machinelearning/2018-01-15-gradient-descent/

1) 무작위로 설정된 θ_1과 θ_0에서 출발하여 각 위치에서 경사를 계산한다.

2) 계산된 경사 값에 의해 높이가 낮아지는 방향으로 한 발자국 전진해 본다.

3) 전진한 위치에서 다시 경사를 계산한다.

4) 앞의 2 단계와 3 단계를 계속 수행하여 더 이상 높이가 낮아지는 방향이 없으면 가장 낮은 곳에 도달한 것으로 생각하여 종료한다.

위의 절차를 좀 더 수학적으로 표현해보면, 우선 '경사를 계산한다'라는 표현을 수학적으로 바꾸어야 한다. 이는 '미분값을 구한다'로 쉽게 변경할 수 있다. 그리고, 이렇게 계산된 미분값은 기울기 즉, 경사값이 증가하는 방향을 향하고 있어서, 이와 반대되는 방향인 아래로 향하는 방향으로 가기 위해서는 이 미분값에 음수기호를 덧붙일 필요가 있다. 마지막으로 '한 발자국 전진해 본다'는 '이전의 θ_1과 θ_0 값을 이 미분값에 음수기호 붙인 것의 α배 만큼 더하여 새로운 값으로 한다'로 다시 말할 수 있다.

$$\theta_j \leftarrow \theta_j - \alpha \frac{\partial}{\partial \theta_j} L(\theta_0, \theta_1) \qquad (for\ j = 0\ and\ j = 1)$$

여기서, α를 학습률learning rate이라고 하며, 기계학습machine learning 모델을 성공적으로 학습시키기 위해 매우 중요한 값이다. 이 경사하강gradient descent법은 초기 θ_1과 θ_0 값에 따라 다른 결과를 나타낼 수 있으며, 이를 산맥의 지형도에 비유하여 살펴보면, 처음 내가 서 있는 언덕이 어딘가에 따라 가장 낮은 곳을 찾아 내려가는 길이 달라지는 것으로 생각할 수 있다. 처음 서 있는 언덕의 위치와 주변의 봉우리와 계곡들의 형태에 따라 전체 지형 중 가장 낮은 곳이 아닌 처음 서 있던 언덕 주변의 가장 낮은 곳에 도착하여—이를 전역 최적값 global optimum과 구분하여 지역 최적값local optimum이라고 한다—전체 지형 중 가장 낮은 곳에 도착하였다고 잘 못 생각할 수 있다. 지금 살펴보고 있는 간단한 선형회귀분석linear regression 과 같은 모델의 경우에는 이 전역 최적값global optimum과 지역 최적값local optimum이 쉽게 일치하나 일반적으로, 특히 딥러닝deep learning과 같은, 복잡한 모델의 경우에는 전역 최적값global optimum과 지역 최적값local optimum이 일치하지 않으며, 지역 최적값local optimum만을 찾을 수 있다. 물론, 지역 최적값local optimum이 전역 최적값global optimum으로부터 너무 벗어난 경우가 아니라면 지역 최적값local optimum을 찾는 것 만으로도 효과적인 학습이 될 수 있다. 오늘날 딥러닝deep learning 기술이 많은 분야에 적용되어 사용되는 것을 볼 때, 딥러닝deep learning을 통해 얻어지는 지역 최적값local optimum만으로도 충분히 좋은 알고리즘 성능을 얻을 수도 있음을 알 수 있다.

또한, 경사하강gradient descent법은 그림 4-2에서 별표로 표시된 지점에서만 경사 값을 계산하기 때문에 계산 속도가 빠르다는 큰 장점이 있다. 그리고, 경사 값을 계산할 때 오차의 제곱을 모두 더한 손실함수loss function를 사용하면 매우 편하다.

$$j = 0: \frac{\partial}{\partial \theta_0} L(\theta_0, \theta_1) = \frac{1}{m} \sum_{i=1}^{m} (h_\theta(x^i) - y^i) \qquad \text{(수식 3)}$$

$$j = 1: \frac{\partial}{\partial \theta_1} L(\theta_0, \theta_1) = \frac{1}{m} \sum_{i=1}^{m} (h_\theta(x^i) - y^i) \cdot x^i \qquad \text{(수식 4)}$$

θ_0에 대한 경사 값은 수식 3을 통해, θ_1에 대한 경사 값은 수식 4를 통해 간단히 계산될 수 있다. 위 식에 따르면 전체 m개의 학습데이터를 모두 넣어서 예측 값인 $h_\theta(x)$와 실제 레이블label인 y값과의 차를 모두 더하면 θ_0에 대한 경사 값을 구할 수 있고, θ_1에 대한 경사 값은 $h_\theta(x)$와 실제 레이블label인 y값과의 차에 입력변수 x를 곱한 후, 모두 더하여 얻을 수 있다. 이렇게 모든 학습데이터를 사용하여 경사 값을 계산하는 경우를 배치경사하강batch gradient descent이라고 한다. 그러나 학습데이터의 크기 m이 너무나 크거나 혹은 모델이 딥러닝deep learning과 같이 복잡하여 예측값 $h_\theta(x)$를 구하는 것이 느릴 경우에는 전체를 사용하는 것이 매우 비효율적이어서, 매 경사 값을 계산할 때마다 작은 수의 학습데이터를 이용하게 된다. 이런 경사 값 계산 방식을 미니배치경사하강mini-batch gradient descent이라고 하며, 거의 대부분의 딥러닝deep learning 모델을 학습하는데 사용된다. 딥러닝deep learning에서 사용하는 배치크기batch size는 이 미니배치경사하강mini-batch gradient descent에서의 미니배치의 크기를 나타낸다.

그럼 학습률learning rate에 대해 조금 더 살펴보도록 하자. 그림 4-3은 학습률learning rate에 따른 최적값을 찾는 과정이 다름을 보여주고 있다. 파란색으로 표시된 위치가 경사하강법 gradient descent에 의해 경사값을 계산하게 되는 지점이다. 학습률learning rate이 적당하게 세팅되어 있으며 서서히 경사를 내려가게 되어 최적값을 쉽게 찾을 수 있다(그림 4-3A). 그러나, 학습률learning rate이 너무 큰 경우에는 위치가 너무나 크게 변하게 되고 경사값도 점점 커지게 되어 발산할 수 있다(그림 4-3B). 반대로 학습률learning rate이 너무 작은 경우에는 최적값을 찾는데 너무 시간이 오래 걸릴 수 있고 적절한 최적값에 도달하지 못할 수 있다(그림 4-3C). 일반적으로 학습을 수행할 때에는 큰 학습률learning rate에서 시작하여 손실함수loss function가 안정적으로 감소하는지를 살펴보고, 아니라면 지수 형태로 감소시켜 나가는 전략이 주로 사용

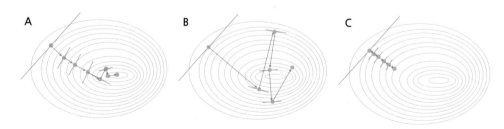

그림 4-3. 학습률learning rate에 따른 학습 과정의 차이
A. 학습률learning rate이 적당한 경우
B. 학습률learning rate이 너무 큰 경우
C. 학습률learning rate이 너무 작은 경우

된다. 예를 들면, 0.1에서 시작하여 0.01, 0.005, 0.0001과 같이 변경시켜가며 안정적으로 학습되는 값을 찾게 된다.

5. 인공지능 분류classification 모델에 대한 이해

앞에서 지도학습supervised learning 중, 연속적인 값을 예측하는 회귀regression 모델을 살펴보았다. 이제 이와는 다른 불연속적인 값을 예측하는 분류classification 모델에 대해 알아보도록 하자. 예를 들어, 유방암의 크기에 따른 악성, 양성 구분을 수행하는 간단한 기계학습machine learning 모델을 생각해 보자.

　그림 4-4에서 보듯이 x값을 유방암의 크기, y값을 악성=1, 양성=0 이라고 하면, 데이터를 표시해 보면 파란색 점으로 표현된다. 기존의 선형회귀 방식으로는 이러한 데이터를 제대로 표현할 수 없음을 그림 4-4의 왼쪽 그래프가 잘 보여주고 있다. 여기서 새로운 함수를 도입하여 이러한 문제를 해결하고, 이 방식은 로지스틱 회귀logistic regression라고 불린다. 우선, 모델의 출력값이 0과 1 사이에 있어야 하고, 경사하강gradient descent법을 쉽게 적용할 수 있도록 미분 가능한 함수이면 더 좋을 것이다. 이러한 특징을 모두 가지고 있는 함수가 로지스틱logistic(시그모이드sigmoid라고도 불림) 함수이다. 로지스틱 함수는 −3 이하의 입력값에 대해 y는 거의 0에 가깝고, 3 이상에 대해서는 y는 거의 1, 그리고 0의 입력값에 대해 y는 0.5의 값을 가진다.

$$z = \theta_0 + \theta_1 x$$

$$h_\theta(x) = \frac{1}{1 + e^{-z}}$$

　이 로지스틱 함수를 선형회귀 분석에서 사용한 값에 적용하여 위와 같은 모델을 만들 수 있다. 이 모델이 바로 로지스틱 회귀logistic regression이다. 이제 모델의 학습에 적합한 손실함수loss function를 정의해 보도록 하자. 정답 레이블label y가 0 또는 1의 값을 가지므로, y가 1일 경우와 y가 0인 경우로 나누어 생각해보면 쉽다. 우선 y가 1인 악성의 경우, 모델의 예측값인 $h_\theta(x)$가 1의 값을 가지면 손실이 0이 되면 좋겠고, 0의 값을 가질 경우는 손실이 무한대(∞)이었으면 한다. 그리고, 앞에서도 말했듯이 미분 가능 즉, 모든 구간에서 경사값을 쉽게 계산할 수 있으면 손실함수loss function로서는 만점이다. 이러한 함수가 있을까? 있다. 그것은 바로바로 −log 함수이다. log 함수는 0에서 −∞ 값을, 1에서 0의 값을 가지므로 이에 음수를 곱하여 뒤집으면 정확히 우리가 원하는 형태를 가지게 된다. 더군다나 이 함수는 미분가능이다.

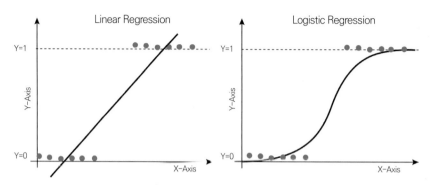

그림 4-4. 선형회귀linear regression**와 로지스틱 회귀**logistic regression**의 차이**
원 그림 출처: https://medium.com/@hpsuresh12345/logistic-regression-60694a973bee

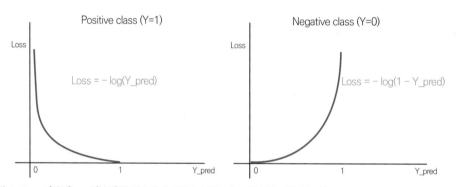

그림 4-5. y=1(악성), y=0(양성)일 경우의 손실함수 정의, –log 함수를 기반으로 함
원 그림 출처: https://medium.com/deep-learning-demystified/loss-functions-explained-3098e8ff2b27

그림 4-5는 이를 잘 보여주고 있다. y가 1인 악성인 경우, 모델의 예측값인 $h_\theta(x)$를 –log 함수에 넣으면 되고, y가 0인 양성인 경우에는 예측값을 뒤집어 $1 - h_\theta(x)$를 만들고, 이를 –log함수에 넣으면 된다. 이를 각 학습데이터에 대해 수식으로 표현해 보자.

$$Loss(h_\theta(x^i), y^i) = \begin{cases} -\log(h_\theta(x^i)) & if \; y^i = 1 \\ -\log(1 - h_\theta(x^i)) & if \; y^i = 0 \end{cases}$$

y값이 1 또는 0인 경우를 나누지 않고, 하나의 수식으로 합치고, 학습데이터 전체에 대한 손실함수loss function를 만들어보자. 각 경우를 각 –log 함수 앞에 y 또는 (1-y)를 곱하는 형식으로 아래와 같이 한 줄에 표현 가능하다. 아래 손실함수loss function는 이진 크로스 엔트로피binary cross entropy라고 하며, 분류classification 모델에서 사용된다.

$$L(\theta_0, \theta_1) = -\frac{1}{m}\left[\sum_{i=1}^{m} y^i \log(h_\theta(x^i)) + (1 - y^i)\log(1 - h_\theta(x^i))\right]$$

앞에서도 강조했지만 다시 한 번 강조하면, 인공지능의 핵심은 정량화된 손실함수loss function를 정의하고 이를 줄이는 방향으로 최적값을 찾아가는 것이다. 이 중 손실함수loss function를 이해하는 것이 가장 중요하다. 분류classification 모델에 있어서 크로스 엔트로피cross entropy를 주로 사용하며 이 손실함수loss function에 −log 함수가 사용되었다는 것을 다시 한 번 기억해 주었으면 한다. 이렇게 이진 크로스 엔트로피binary cross entropy로 손실함수loss function를 정의할 때의 장점은, 최적값을 찾아가는 과정 즉 경사하강gradient descent법에서 계산하여야 하는 미분값을 선형회귀와 같이 수식 3, 수식 4와 동일한 식으로 얻을 수 있다는 점이다.

위에서 살펴본 간단한 분류 모델인 로지스틱 회귀logistic regression 알고리즘이 가진 의미를 음미해 보도록 하자. 이를 위해 유방암의 크기(x_1)뿐만 아니라 환자의 나이(x_2) 또한 입력값으로 하여 악성과 양성을 나누는 것을 생각해 보자. 그림 4-6과 같이 데이터들을 2차원 평면에 표시할 수 있으며, 로지스틱 회귀logistic regression 알고리즘이 학습을 통해 얻게 되는 것은 이들을 나누는 경계선decision boundary이다.

인공지능에 있어서 분류classification 모델이 하는 역할은 주어진 학습 데이터들이 위치하는 다차원 공간에서 여러 레이블label들로 구분하는 경계를 찾는 것이다. 방금 살펴본 가장 간단한 분류 모델에 속하는 로지스틱 회귀logistic regression는 선형으로 2차원의 경우 선, 3차원의 경우 면과 같이 경계를 찾는 것이고, 좀 더 복잡한 모델들은 곡면과 같은 비선형으로 경계를 표시할 수 있다.

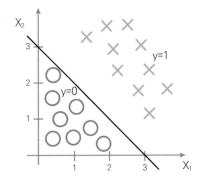

그림 4-6. 유방암의 크기(x_1), 환자의 나이(x_2)를 갖는 악성(x)과 양성(o) 데이터들과 로지스틱 회귀logistic regression
알고리즘에 의해 찾아진 경계선
원 그림 출처: https://towardsdatascience.com/understanding-logistic-regression-9b02c2aec102

6. 인공지능 학습을 위한 단계들 살펴보기

앞에서 인공지능의 정의와 분류, 그리고 지도학습supervised learning에 있어서 가장 간단한 회귀 regression와 분류classification 모델에 대해서 살펴보았다. 이제부터 인공지능 즉, 기계학습machine learning 모델을 학습하는 과정을 전체적으로 살펴보고 관련 용어들을 설명해 보고자 한다. 이 부분은 앞에서 다루었던 간단한 학습모델뿐만 아니라 앞으로 다루게 될 딥러닝deep learning을 모두 포괄하고 있으니 알아두면 유용할 것이라 생각된다.

1) 문제 설정: 인공지능 기술을 이용해 해결하고자 하는 문제를 명확히 설정한다. 이 단계에서 는 앞서 설명한 것과 같이 회귀regression, 분류classification, 검출detection, 분할segmentation 등의 구체적 기능을 정하여 이에 맞는 인공지능 모델 사용이 가능하도록 한다. 가능하다면 주변 의 공학자에게 도움을 얻는 것도 좋다.

2) 데이터 레이블링labelling: 앞서 설정한 회귀regression, 분류classification, 검출detection, 분할 segmentation 등과 같은 구체적 기능에 따른 정답 레이블링labelling을 수행하여 데이터를 만드 는 작업이다. 회귀regression 또는 분류classification의 경우에는 각 입력변수 또는 영상데이터 에 대응되는 연속적 또는 비연속적 정답 값을 얻어 저장하는 과정이고, 검출detection 및 분할 segmentation의 같은 경우에는 검출하고자 하는 위치에 박스 형태로 표시하거나 분할할 장기 또는 병변 등의 경계를 직접 그리는 작업이 필요하다.

3) 데이터 전처리preprocessing: 인공지능 학습에 적합하게 입력변수의 크기 범위를 맞추는 과 정, 즉 정규화normalization 과정을 수행하고, 영상의 경우 크기 및 여러 변환들을 적용하는 단 계이다. 인공지능 기술 개발의 전 과정 중 데이터 레이블링labelling과 데이터 전처리prepro-cessing 단계에 거의 대부분의 노력과 시간이 소요된다.

4) 모델 학습: 이 과정에서 일반적으로 학습데이터를 둘로 나누어 하나는 모델의 학습에 사용 하고 나머지는 모델에 따른 설정 인자들을 맞추는데 이용한다. 전자를 진정한 의미의 학습 데이터training data, 후자를 튜닝데이터tuning data(문헌에 따라 validation data나 validation set 이라고도 기술함)라고 한다. 'Validation'은 여기서 공학적 용어로 사용되었으며, 의학적으 로는 다른 의미를 갖고 있으니 주의가 필요하다(뒤에 나오는 Capsule을 읽어 보기 바란다). 그림 4-7은 인공지능의 학습과정을 보여주는 학습곡선learning curve을 간단히 보여준다. y축 은 알고리즘의 오류error, x축은 학습 데이터를 점진적으로 입력하는 과정이다. 그래프를 통 해 경사하강gradient descent법을 사용하는 인공지능 학습의 진행과정을 알 수 있다. 경사하강

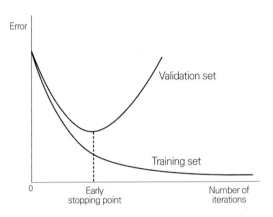

그림 4-7. 학습과정에서 발생할 수 있는 과적합overfitting **문제와 해결 방법의 하나인 조기 정지**early stopping**방법**
원 그림 출처: https://elitedatascience.com/overfitting-in-machine-learning

gradient descent법에서 경사가 낮아지는 방향으로 한 발자국 전진하는 것을 반복iteration이라고 한다. 이러한 반복과정을 계속하면 학습데이터training data에서의 손실함수loss function 결과와 튜닝데이터tuning data에서의 손실함수loss function 결과가 모두 점점 낮아지게 된다. 그러나 어떤 경우에는 튜닝데이터tuning data에서의 손실함수loss function 결과가 학습을 진행하는 과정에서 다시 상승하는 현상이 발생할 수 있다. 이러한 현상을 과적합overfitting이라고 한다. 이런 알고리즘은 학습데이터에서는 잘 맞지만, 학습데이터 외에서는 잘 동작하지 않을 수 있으므로 주의할 필요가 있다. 이는 일반적으로 모델이 복잡한 경우에 많이 발생하는데, 이를 해결하는 방법으로는 규칙화regularization를 통해 모델이 복잡성을 줄일 수 있도록 하거나, 튜닝데이터tuning data에서의 손실함수loss function가 다시 증가되기 전에 멈추는 조기 정지early stopping 방법을 사용할 수 있다.

5) 학습된 모델의 테스트test 수행: 이제 학습이 완료된 모델을 이용하여 독립된 데이터에서 테스트test를 수행하여 모델의 성능을 평가하게 된다.

7. 인공지능 라이브러리 소개

인공지능 기술을 연구에 적용해 보기 위해서는 적절한 하드웨어와 라이브러리들이 필요하다. 우선, 빠른 연산을 가능하게 하는 그래픽카드가 필요하다. 현재(2019년 12월 기준) NVIDIA사의 RTX 시리즈급(200~800만 원)의 그래픽카드가 장착된 컴퓨터가 준비되어 있으면 좋다. OS는 윈도우10 또는 Ubuntu 버전의 Linux가 호환성이 높다. 그리고, 프로그래밍 언어인 Python 3.6 이상의 버전을 설치해 이용하는 것을 권장한다.

이러한 장비를 직접 갖추지 않더라도, 구글의 Colab (http://colab.research.google.com)을 이용하면 간단한 테스트 정도는 바로 실행해 볼 수 있다. 이 책의 뒷부분에 나오는 11장 '인공지능 학습과정 따라 해보기'에 Colab을 이용한 실습안내가 마련되어 있으므로, 이를 통해 경험해 보기 바란다.

이제 딥러닝deep learning 및 인공지능에 많이 사용되는 라이브러리를 소개하고 이 장을 마무리하고자 한다.

1) Tensorflow: 구글에서 개발한 인공지능 오픈소스 라이브러리이며, 최근 버전이 2.0으로 높아지면서 Keras라는 보다 사용하기 좋게 개발된 라이브러리를 통합하여 좀 더 쉽게 사용할 수 있게 되었다. 가장 사용자가 많으며, 구글이 적극적으로 지지하고 있어 앞으로도 많이 사용될 것이라 생각된다. 이 책의 '인공지능 학습과정 따라 해보기' 장에서도 Tensorflow과 Keras 라이브러리를 이용하여 진행된다. 설치방법은 Python이 설치되어 있는 컴퓨터에서 "pip install tensorflow-gpu (또는 tensorflow) keras"라는 명령어로 간단히 설치할 수 있다.

2) PyTorch: Torch라는 기존의 인공지능 라이브러리가 있었으나, 이 Torch는 Lua라는 다른 프로그래밍 언어를 기반으로 하고 있어, 많이 사용되지 못하고 있었다. 그러다가 페이스북 인공지능 연구 그룹에 의해 Python 기반으로 바뀌어 이름이 PyTorch가 되었다. 현재로서는 Tensorflow에 비해 사용자가 많지 못하지만, 코드가 직관적이며 이해가 빠른 장점이 있어 점점 사용자가 늘어나고 있다. 새로운 인공지능 네트워크 구조들이 PyTorch로 많이 공개되고 있어서 관심있게 지켜볼 필요가 있다.

새로 인공지능 연구를 시작하고자 하는 분들에게는 위에서 소개한 Tensorflow 혹은 PyTorch 둘 중 하나를 권한다. 인공지능 분야의 가장 큰 특징 중의 하나가 오픈 이노베이션 open innovation인데, 이는 GitHub을 기반으로 한 오픈소스 형태를 가지고 있다. 이러한 오픈소스를 통해 공개되는 최신의 연구결과물들은 대부분 Tensorflow와 PyTorch로 이루어져 있음을 고려할 필요가 있다.

⊙ Capsule

'Validation' 용어 관련 혼선

이 장에서 잘 설명된 바와 같이 인공지능 모델을 만드는 과정은 training, tuning (특히 공학문헌에서는 validation이라고도 함), test의 세 단계를 거친다. 이 중 tuning/validation은 알고리즘의 hyperparameter를 조정하는 등 알고리즘을 최적화하는 과정이며, 이어서 test 단계에서 나온 결과를 통해 모델의 성능을 평가하게 된다. 그런데, 의학과 공학에서 'validation'이란 용어를 서로 다른 의미로 사용하고 있어 약간의 혼선이 있다. 의학에서는 공학적 용어 정의와 달리, 'validation'이란 용어를 일반적으로 tuning의 의미가 아닌 성능평가/검증의 의미 즉, 상기 세 단계 중 test의 의미로 사용하고 있어 의학 문헌에 나오는 인공지능 관련 글을 읽을 때는 'validation'이란 용어가 어떤 의미로 사용되었는지 주의를 해야한다. 혼선을 피하기 위해 의학 문헌에는 training, tuning, test로 기술을 하기도 한다. 이 장에는 'validation'이 공학적 용어 정의에 따라 사용되었다.

참고 논문

1. *Park SH, Han K. Methodologic Guide for Evaluating Clinical Performance and Effect of Artificial Intelligence Technology for Medical Diagnosis and Prediction. Radiology. 2018 Mar;286(3):800-809.*

2. *Liu Y, Chen PC, Krause J, Peng L. How to Read Articles That Use Machine Learning: Users' Guides to the Medical Literature. JAMA. 2019 Nov 12;322(18):1806-1816.*

▬▬▬ **참고문헌**

1. Samuel AL. Some Studies in Machine Learning Using the Game of Checkers. IBM J Res Dev 1959;3:210-229.

2. Mitchell TM. Machine Learning. 1st ed. New York, NY: McGraw-Hill, Inc.; 1997.

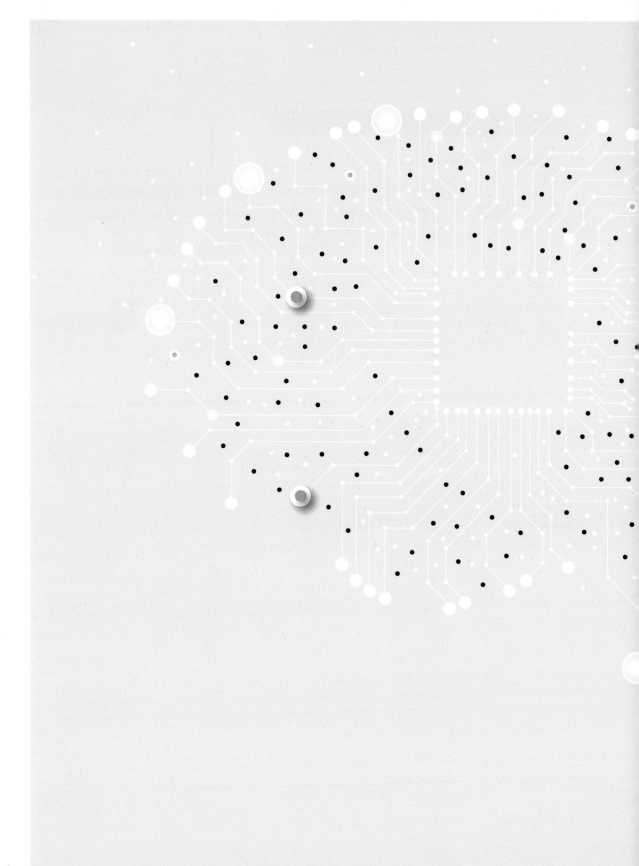

05

딥러닝deep learning 이전의 기계학습machine learning 방법들

이준구 PhD

기존의 인공지능과 딥러닝deep learning의 가장 큰 차이가 무엇일까? 그림 5-1은 기존의 인공지능 방식을 보여준다. 기존의 인공지능 방식에서는 디지털화된 영상 또는 음성과 같은 데이터를 전문가가 먼저 검토하고 기계학습machine learning에 유용하다고 생각되는 특징값feature들을 추출하고 난 후, 이 특징값feature들을 이용하여 모델을 학습하는 과정을 거쳤다. 이 과정에서 가장 중요한 부분은 기계학습machine learning 모델을 설계하고 학습하는 부분이 아니라 좋은 특징값feature을 추출하는 것이다. 특징값feature을 적절히 추출한다면 아주 간단한 모델로도 좋은 성능을 얻을 수 있으며, 이와 반대로 특징값feature을 제대로 만들어내지 못하였다면 어떠한 모델로도 괜찮은 성능에 도달하는 것이 어려웠다. 이러한 이유로 인해 기계학습machine learning 분야 자체보다도 어떤 특징값feature을 추출할 수 있는가 하는 분야가 더 빠른 속도로 발전해 왔다.

딥러닝deep learning이 소개되면서 기존 연구자들이 충격을 받은 부분은 기존 방식과 같은 전문가에 의한 특징값feature 추출과정이 필요 없이 데이터로부터 직접 알고리즘 학습을 수행한다는 점이었다. 그러나, 딥러닝deep learning은, 성공적인 학습을 위해서는 레이블label이 잘 갖추어진 대규모의 데이터가 필요하다는 점과 어떻게 동작하는지 설명이 가능하지 않은 블랙박스black box와 같은 성격을 가지는 한계가 있다. 이러한 이유에서 몇몇 분야에서는 딥러닝deep learning 이전에 사용되던 인공지능 기법들 또한 여전히 효과적으로 사용되고 있으며, 비교적 크지 않은 데이터에서는 딥러닝deep learning 보다 오히려 좋은 성능을 보일 수 있다.

이번 장에서는 딥러닝deep learning 이전에 주요하게 사용되던 여러 기계학습machine learning 방법들을 살펴볼 것이다. 그리고 입력신호로부터 특징값feature이 이미 추출되었다고 가정하고, 여기서 다루는 알고리즘들은 모두 이 특징값feature들을 기반으로 학습을 수행한다고 가정한다. 적절한 특징값feature을 추출하는 것에 대해서는 구체적으로 설명하지 않는다. 우선 간단한 모델인 로지스틱 선형회귀logistic regression의 문제점들을 살펴본 후 이를 해결할 수 있는 방법으로서 서포트 벡터 머신support vector machine을 다루고, 이어서 사람의 판단 과정과 유사한 결정 트리decision tree를 살펴볼 것이다. 마지막으로 비지도학습unsupervised learning의 대표적 알고리즘인 k-평균 군집화k-means clustering에 대해 설명하고자 한다.

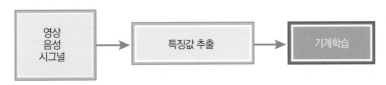

그림 5-1. 기존 인공지능 기법이 학습되는 과정
입력 신호들이 특징값feature 추출이라는 단계를 거쳐 학습이 수행된다.

1. 로지스틱 선형회귀logistic regression 다시 보기

로지스틱 선형회귀는 분류classification 알고리즘이며, 학습을 통해 두 분포를 나누는 경계를 찾는 것이다. 이전 장에 특징값feature이 하나인 경우에 대한 설명이 나오는데, 여기서는 이를 좀 더 일반적으로 n개의 특징값feature이 있는 경우에도 적용가능 하도록 확장해 보자.

$$z = \theta_0 + \theta_1 x_1 + \theta_2 x_2 + \theta_3 x_3 + \cdots + \theta_n x_n \qquad \text{(수식 1)}$$

$$h_\theta(x) = \frac{1}{1 + e^{-z}}$$

학습과정을 통해 −log 함수를 기반으로 하는 손실함수loss function인 크로스 엔트로피cross entropy를 최소값으로 갖는 θ_0, θ_1, θ_2, θ_3, $\cdots$, θ_n를 찾는다. 그림 5-2는 두 분포를 나누는 여러 경계선들을 보여주고 있다. 이 중 어느 것이 가장 좋을까? 로지스틱 선형회귀logistic regression를 통해 얻어지는 경계선은 이 중 어느 것일까?

그림 5-3과 같이 두 분포가 비선형적으로 주어진 경우에는 로지스틱 선형회귀logistic regression 알고리즘은 제대로 학습되지 않는다. 그림 5-3과 같은 분포는 도저히 2차원의 선으로는 나누어지지 않는다. 로지스틱 선형회귀logistic regression 알고리즘은 전체 분포를 보고 경계를 결정하게 되어 있어 아웃라이어outlier에 취약하며, 그림 5-3과 같이 복잡하게 분포되어 있는 경우에는 적용할 수 없다는 한계가 있다. 로지스틱 선형회귀logistic regression 모델은 한 개의 계층layer을 가진 인공신경망artificial neural network 모델과 매우 유사한데, 이와 같은 한계 때문에 많이 사용되지 못하고, 이 후에 나온 서포트 벡터 머신support vector machine에게 인공지능 대표주자 자리를 넘겨주게 된다.

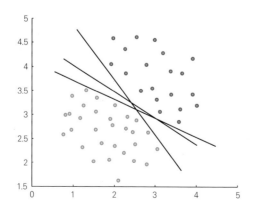

그림 5-2. 두 분포를 나누는 여러 경계선들
원 그림 출처: https://towardsdatascience.com/support-vector-machine-vs-logistic-regression-94cc2975433f

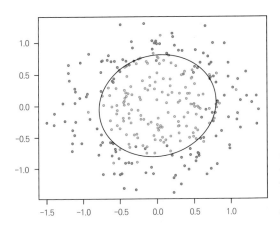

그림 5-3. 중심에 가까운 곳과 먼 곳에 위치한 두 분포
원 그림 출처: https://ayearofai.com/rohan-1-when-would-i-even-use-a-quadratic-equation-in-the-real-world-13f379edab3b

2. 서포트 벡터 머신support vector machine

서포트 벡터 머신support vector machine은 일명 '최대 마진 분류기large margin classifier'라고도 불리며, 기존의 로지스틱 선형회귀logistic regression가 가진 문제점 중 하나를 해결하였다. 어떻게 해결하였는지 살펴보도록 하자.

다시 손실함수loss function로 돌아가보자. y=1인 경우, 앞에 나왔던 수식 1의 z값이 양수이면 경계의 윗쪽에 위치하고 있어서 손실값을 작게 하고, z값이 작거나 음수라면 손실값을 높게 정의할 수 있을 것이다. 여러 가지 방법이 존재할 수 있는데, 이를 그림 5-4에서 보여주고 있다. 가장 쉽게 생각해 볼 수 있는 손실함수loss function는 경계의 위에 있으면 손실 0, 아래 있으면 손실 1로 정의되는 0-1 손실함수이다. 그리고 로지스틱 선형회귀logistic regression에서 사용한 손실함수loss function인 -log 함수 기반의 크로스 엔트로피cross entropy는 빨간색으로 표시되어 있으며 경계의 위에 있다 하여도 손실함수loss function가 0이 아닌 작은 값을 가지며 특히 3 이상이 되어도 0은 아님을 알 수 있다.

서포트 벡터 머신support vector machine은 다른 손실함수loss function를 사용한다. 경계의 주변(1 이내)에 있는 데이터들이 중요해진다. 경계 바깥에 있는(1 이상) 데이터들은 손실함수loss function에 영향을 주지 않게 된다. 이렇게 손실함수loss function만의 변화를 통해 경계에 있는 데이터들을 좀 더 잘 나눌 수 있도록 된다. 서포트 벡터 머신support vector machine에서 이 경계에 있는 데이터들을 서포트 벡터support vector라고 하며, 학습의 결과 얻게 되는 경계는 이 서포트 벡터support vector들 사이의 거리가 가장 멀도록 설정된다.

이 서포트 벡터 머신support vector machine에서 사용된 손실함수loss function는 힌지 함수hinge function의 일종인데, 일정 한계값보다 크면 0, 작으면 선형적으로 커지는 특성을 가지고 있

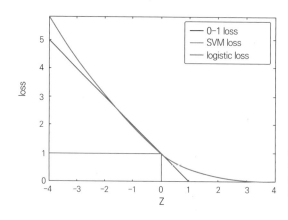

그림 5-4. 여러 가지 손실함수loss function**들**
원 그림 출처: https://towardsdatascience.
com/support-vector-machine-vs-logistic-
regression-94cc2975433f

다. 함수의 형태를 잘 봐두기 바란다. 이 비슷한 형태가 딥러닝deep learning에서 다시 나타나
게 되며 이를 ReLU (rectified linear unit)이라고 한다.

서포트 벡터 머신support vector machine은 새로운 손실함수loss function를 도입하여, 두 분포의
경계를 보다 잘 나눌 수 있도록 함으로써 로지스틱 선형회귀logistic regression가 갖는 첫 번째
한계점을 극복하였다. 이제 로지스틱 선형회귀logistic regression가 갖는 두 번째 한계점인 비선
형 경계를 갖는 분포를 나눌 수 없다는 것을 어떻게 해결하였는지를 알아보자.

서포트 벡터 머신support vector machine은 이를 위해 커널kernel이라는 개념을 도입한다. 커
널kernel은 두 데이터 간의 유사성을 아래와 같은 수식으로 계산하여 사용한다.

$$K(x^i, x^j) = \exp(-\frac{|x^i - x^j|^2}{2\sigma^2})$$

두 데이터의 특징값feature들이 서로 비슷하다면 1, 다르다면 0에 가까워진다.

주어진 데이터를 서로 간의 유사성으로 모두 변환하여 새로운 데이터셋을 만들고 이
를 학습에 사용함으로써 비선형 경계와 같은 한계점을 극복하였다. 예를 들어 2개의 특징값
feature을 갖는 100개의 학습데이터가 있다고 하자. 이를 커널kernel 서포트 벡터 머신support vec-
tor machine에 넣으면 내부적으로 각각 상대적 유사성 값을 계산하여 100개의 유사성 특징값
feature을 갖는 100개의 학습데이터로 변환한다. 이를 학습에 사용하여 경계를 구하게 된다.

이제 그림 5-3의 분포를 다시 한 번 보자. 이 분포는 커널kernel 서포트 벡터 머신support
vector machine에 의해서 유사성이 큰 중심에 위치한 점들의 그룹과 유사성이 크지 않은 바깥에
위치한 점들의 그룹으로 쉽게 구분될 수 있다.

정리하면, 서포트 벡터 머신support vector machine은 커널kernel 개념을 도입하여 데이터들
간의 상대적 유사성을 기준으로 데이터를 변환하여 비선형 경계에도 학습이 가능하도록 하
였다. 서포트 벡터 머신support vector machine은 딥러닝deep learning 기반의 인공지능이 활발히 연

구되기 전까지 인공지능 분야의 "꽃"이었다. 2000년대 중반까지 대부분의 의료 영상 인공지능 연구들이 이를 사용하여 수행되었다. 하나의 기술의 한계는 또 다른 기술이 꽃피기 위한 출발점일지도 모른다.

3. 결정 트리decision tree

커널kernel 서포트 벡터 머신support vector machine은 좋은 성능을 보여주었으나 문제점 또한 있었다. 그것은 바로 결과에 대한 설명이 가능하지 않다는 것이다. 어떤 결과가 나오더라도 어떤 데이터에 의해서인지 내부적으로 어떤 특징값feature 때문에 얻어진 결과인지를 판단할 수 없었다. 그리고, 특징값feature의 수가 점점 늘어날수록 분류classification 모델의 학습에 적합한 특징값feature을 찾는 특징값 선택feature selection 과정이 추가적으로 필요하게 되었다.

　　이러한 문제점을 해결하는 방식은 없을까? 있다. 인간이 결정을 내릴 때 사용하는 방식을 응용하여 학습 모델을 만든 것이 결정 트리decision tree이다. 이런 결정 트리decision tree는 그림 5-5와 같은 형태를 취하고 있으며, 맨 위의 루트root 노드node에서 시작하여 리프leaf 노드node에까지 내려가면 결정값을 얻을 수 있다. 그림 5-5는 뎅기열dengue fever의 고위험군을 찾기 위해 고안된 결정 트리decision tree의 예를 보여주고 있다. 병원에 내원한 환자에게 토하는 증상이 있었는지를 보고, 흉부 X선 영상을 이용하여 흉막삼출pleural effusion이 있는지와 혈압 정보를 이용하여 이러한 결정 트리decision tree를 구성하였다. 이는 연구자의 전문적 지식을 통해 만들어졌는데, 이와 달리 데이터를 이용한 인공지능 모델 학습을 통해서도 이러한 결정 트리decision tree를 얻을 수 있다.

　　결정 트리decision tree 모델은 새로운 정량적 성능 평가함수를 이용하는데, 이를 정보 이득information gain이라고 하고 이번에는 최소값이 아닌 최대값을 갖도록 트리tree에서의 노드node를 하나씩 찾게 된다. 결정 트리decision tree의 학습 방법은 1) 모든 특징값feature을 하나씩 가져와서 임계threshold값을 변화시켜가며 정보이득값을 계산하여 최적의 임계threshold값을 찾고, 2) 이 임계threshold값을 기준으로 한 각 특징값feature의 정보이득 중 최대값을 갖는 특징값을 현재 노드node로 구성하고, 3) 다음 노드node에서도 1과 2 과정을 반복한다. 4) 모든 데이터가 구분되었거나, 사전에 설정한 층 이상이 되면 중지한다.

　　그림 5-6은 결정 트리decision tree의 학습 과정 중, 1) 한 특징값feature에서 임계threshold값을 결정하는 예를 설명하기 위한 것이다. 정보이득의 구체적 계산법은 생략하더라도 그 의미는 간단히 설명해 보겠다. 서로 다른 임계threshold값을 적용하여 그림 5-6A와 그림 5-6B와 같이 구분된 결과를 얻었다고 가정해 보자. 괄호안의 숫자쌍은 두 분포에 속하는 데이터의 수를

나타낸다. 그림 5-6A와 그림 5-6B에서 정보이득을 계산해보면 그림 5-6B가 더 큰 값을 가진다. 이는 그림 5-6B에서 두번째 데이터를 확실히 구분해 낼 수 있기 때문이다.

　　이러한 과정을 거치게 되면 그림 5-7과 같은 결정 트리decision tree와 경계를 얻을 수 있다. 경계를 보면 모두 직교orthogonal하게 그려졌음을 알 수 있다. 이는 결정 트리decision tree 모델의 특징인 한 가지 특징값feature을 한 노드node에서 결정하게 되어 있어서 가로세로 방향 직선 형태로 경계가 그려짐을 알 수 있다.

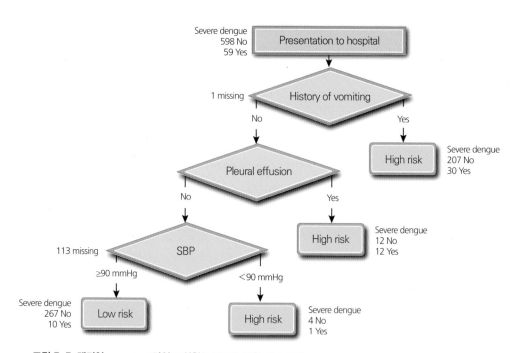

그림 5-5. 뎅기열dengue fever 감염 고위험군 분류를 위한 결정 트리decision tree
원 그림 출처: Tamibmaniam J et al. Proposal of a Clinical Decision Tree Algorithm Using Factors Associated with Severe Dengue Infection. PLoS One 2016;11:e0161696. Copyright: © 2016, Tamibmaniam et al.

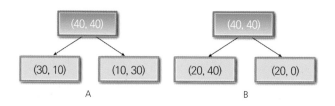

그림 5-6. 결정 트리decision tree의 한 노드node에서 특징값feature의 다른 임계threshold값을 가지는 경우의 예

　　결정 트리decision tree는 일반적으로 비선형 모델보다 낮은 성능을 보임에도 불구하고, 중
요한 특징값feature을 선별할 수 있다는 특징과 사람이 쉽게 이해할 수 있다는 장점이 있어 오
늘날까지도 사용되고 있는 인공지능 기술이다.

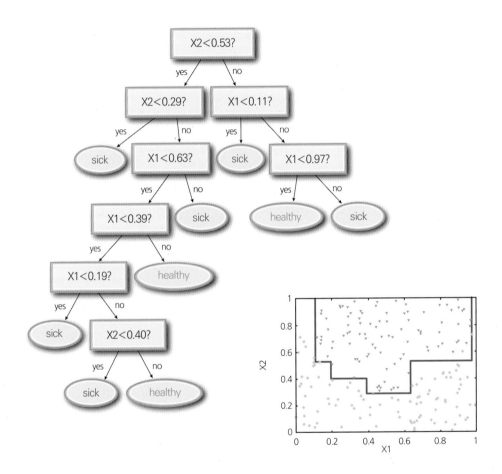

그림 5-7. 두 특징값feature**을 갖는 결정 트리**decision tree**와 경계의 예**
원 그림 출처: Geurts P et al. Supervised learning with decision tree-based methods in computational and
systems biology. Mol Biosyst 2009;5:1593-605. Copyright: ⓒ 2009, The Royal Society of Chemistry.

4. 랜덤 포레스트random forest

결정 트리decision tree를 좀 더 보완하고자 등장한 것이 랜덤 포레스트random forest이며, 두 가지 사항에 있어서 중요한 의미를 가지고 있다. 이 두 가지 사항을 유념해서 살펴보도록 하자.

첫 번째는 부트스트랩bootstrap이라는 방법이다. 쉽게 설명하면 학습데이터에서 중복을 허용하여 랜덤하게 샘플을 뽑는 것이다. 결정 트리decision tree는 주어진 데이터셋에서 하나의 구성을 가지게 되므로 다양성을 줄 수 없다. 그러나 부트스트랩bootstrap을 사용하면 같은 학습데이터 내에서도 조금씩 다른 여러 결정 트리decision tree들을 만들어낼 수 있다.

두번째는 이렇게 만들어진 여러 결정 트리decision tree들의 예측 결과들을 앙상블ensemble 하는 것이다. 앙상블ensemble은 한 개의 모델이 아닌 여러 개의 모델에서 나온 결과를 모두 종합하여 최종 결과를 제시하는 것을 말하며, 일반적으로 많이 사용되는 앙상블 방식은 여러 모델의 결과를 가지고 다수결majority vote로 결정하는 방법이다.

이 두 가지를 적용하여 결정 트리decision tree를 개선하였으며, 랜덤 포레스트random forest 모델은 다른 인공지능 모델과 비교하여서도 우수한 성능을 보여 현재까지도 많이 사용되고 있다.

5. k-평균 군집화k-means clustering

이제까지 지도학습supervised learning에 속하는 방법들을 살펴보았다면, 마지막으로 다룰 것은 비지도학습unsupervised learning 중, 군집화clustering에 관련된 기술이다. 지도학습supervised learning 에서의 데이터들이 레이블label별로 분포가 형성되어 있고, 이 분포들을 나누는 경계를 찾는 것이 학습 모델이었다. 그러나 비지도학습unsupervised learning에서는 데이터만 주어지고 레이블label이 없으므로 비슷하게 모여 있는 그룹을 찾는 군집화clustering 알고리즘이다. 이 중 가장 유명한 알고리즘인 k-평균 군집화k-means clustering를 소개하고자 한다.

그림 5-8의 (a)와 같이 데이터가 주어졌다고 생각해보자. 먼저 오른쪽 위와 왼쪽 아래에 각각 모여있는 그룹을 쉽게 볼 수 있을 것이다. 이제 k-평균 군집화k-means clustering 알고리즘 을 이용하여 자동으로 두 그룹을 구분해 보자.

1) 초기 두 중심값을 설정한다. 랜덤하게 할 수도 있으나 최대한 각각의 분포에 근접하게 잡으면 좋다.

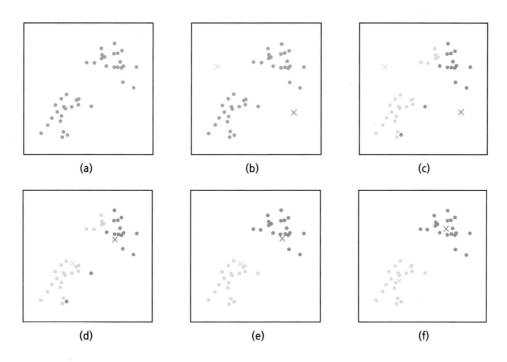

그림 5-8. k-평균 군집화 알고리즘 설명
(a) 주어진 데이터셋, (b) 초기 중심값, (c) 초기 중심값에 의해 구분된 그룹, (d) 그룹내에서 새롭게 중심값을 구하여 얻어진
위치, (e) 새로운 중심값으로 다시 구분된 그룹, (f) 최종적으로 구분된 그룹
원 그림 출처: https://stanford.edu/~cpiech/cs221/handouts/kmeans.html

2) 모든 데이터에 대해서 각 데이터와 두 중심값 사이의 거리를 계산하여 서로 가까운 중심값
　을 기준으로 두 그룹을 구분한다.
3) 구분된 두 그룹 내에서 새로운 중심값을 계산한다.
4) 중심값이 더 이상 변화하지 않을 때까지 과정 2와 3을 반복한다.

이렇게 간단한 과정만으로도 모여 있는 군집들로 나눌 수 있다. 그러나 몇 가지 한계점
이 있는데, 그 중 하나는 k라는 군집의 개수를 사용자가 직접 설정해 주어야 한다는 점이다.
그리고, 각 군집에서의 데이터의 수가 비교적 균일하지 않으면 성공적으로 수행되지 않을
수 있다. 마지막으로 수행과정에서도 언급한 바 있지만, 초기 중심값에 따라 결과가 다르게
나올 수 있어 최대한 예상되는 군집에 가깝게 설정할 필요가 있다.

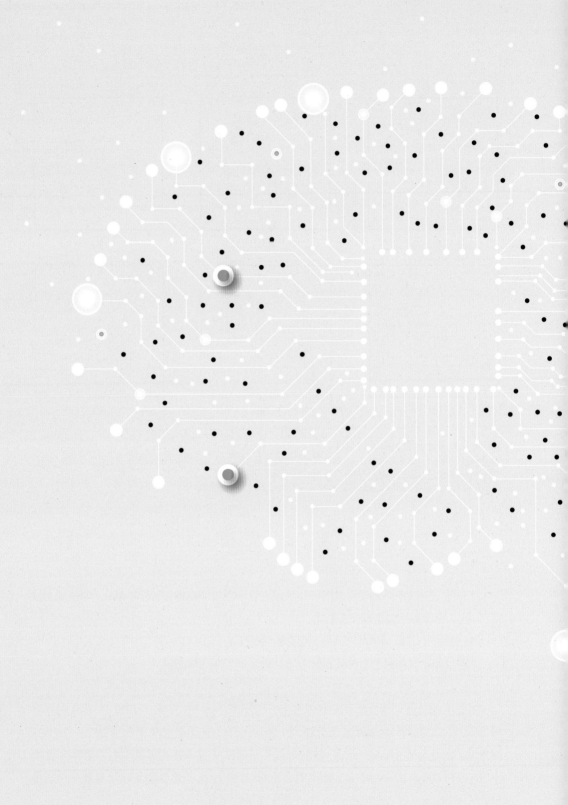

## 06

인공신경망artificial neural network 그리고 딥러닝deep learning의 등장

김휘영 PhD
Capsule: **선우준** MD, PhD

1. 인공신경망artificial neural network

인공지능을 구현하는 방법론에 대해 수많은 관점이 있지만, 인공신경망은 그 중에서 인간의 지능과 가장 유사한 작동 메커니즘을 구현하고자 하는 관점에서 직접 인간의 뇌신경 연결을 모사한 것이다. 인공신경망은 기계학습machine learning의 연구 및 산업분야에 큰 영향을 주었으며 음성 및 문자 인식, 컴퓨터 비전computer vision 등의 문제를 해결하는 데에 결정적인 역할을 해왔다. 인공신경망의 이론이 처음 제시된 후 많은 연구자들의 기여를 통해 현재의 딥러닝deep learning으로 대변되는 deep neural network (DNN) 구조가 뛰어난 성능을 보여주며 빛을 발하게 되었다. 본 장에서는 인공신경망의 시작부터 현재의 DNN 모델까지 발전 흐름을 설명함으로써 현대의 인공신경망 모델이 어떻게 뛰어난 성능을 확보할 수 있게 되었는지를 알아보고자 한다.

1.1. 인공신경망의 태동
인공신경망의 개념은 1943년 McCulloch와 Pitts에 의해 처음 제시되었다.[1] 이는 여러 개의 스위치들이 복잡하게 연결된 전자회로의 형태로 인간의 뇌 신경구조를 모사하는 방법론에 기초한 연산 모델이었다. 각각의 스위치는 그 기능이 단순하지만 이들이 상호 연결되어 네트워크network를 구성하게 되면 복잡한 기능을 수행할 수 있다는 개념을 통해 이진논리Boolean logic 표현을 할 수 있음을 증명하였다.

1949년에 심리학자인 Hebb은 신경세포neuron간 시냅스synapse의 활성화activation 정도는 서로 연결된 신경세포 간의 기여로 강화되는 것이라는 학습이론을 제시하였고,[2] 이는 인공신경망 학습의 기초이론이 되었다.

인공신경망의 개념은 1958년에 Rosenblatt에 의하여 인간의 신경세포의 신호전달 과정을 모사한 perceptron이라는 구조가 제시되면서 그 구현 방법이 구체화되었다.[3] Perceptron은 인공신경망의 기본적인 구조단위이다.

1.2. Perceptron
Perceptron은 생물학적 신경세포neuron를 본 따서 만들어진 구조이므로 neuron에 대한 이해가 선행되어야 한다. Neuron의 기본구성은 **그림 6-1A**와 같다. 수상돌기dendrite는 neuron이 외부자극을 받아들이는 통로가 되며, 전달된 정보는 신경세포체soma에 저장이 되었다가 일정 역치threshold를 넘어서게 되면 축삭돌기axon를 통해 다음 neuron으로 자극을 전달하게 된다. 이 때 각 뉴런들은 시냅스synapse를 통해 연결되며 전달되는 자극의 강도도 시냅스synapse에서 결정이 된다.[4, 5]

Perceptron은 이를 그대로 본 딴 구성을 하고 있다(그림 6-1B). 입력노드input node들은

neuron에서의 dendrite의 역할을 한다. 즉, 입력노드input node들은 perceptron이 외부 정보를 받아들이는 통로의 역할을 하며, 입력된 입력정보(x_1, x_2, … x_n)에 시냅스synapse의 역할과 같이 일정한 가중치(weight)가 곱해져 최종적으로 받아들이는 정보의 크기가 결정된다. 각 input node에서 받아들인 정보들은 weighted sum의 형태로 모두 더해진 후—이 때 일정 상수 값을 같이 더할 수도 있다(이를 편향bias라 한다)—특정한 활성화 함수activation function를 적용하게 된다. 그림 6-1B는 간단한 activation function의 한 예로 weighted sum 결과가 임계값threshold인 θ 이상이면 1, 미만이면 0을 최종값output (Y)으로 하여 다음 perceptron으로 전달하는 것을 보여준다(활성화가 되느냐 안 되느냐의 switch 개념).[3]

1.3. Feedforward 인공신경망

Feedforward 인공신경망은 신호의 전달이 단방향으로 일방적으로 전달되는 전형적인 형태의 network을 말한다. 어떻게 작동하는지 이해를 돕기 위해 수험생인 철수가 지금 공부할지 말지를 결정하는 알고리즘을 인공신경망을 이용해 만들어보자.

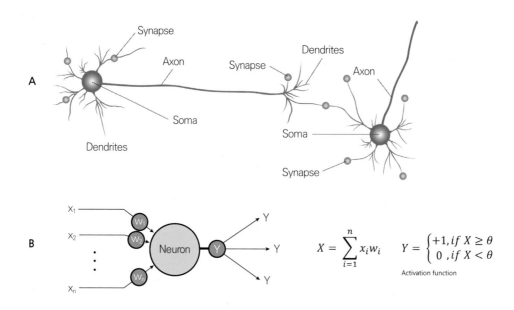

그림 6-1. Neuron과 perceptron의 비교
A. 생물학적 neuron의 구조
B. Perceptron의 구조. 두 구조가 매우 닮아 있다. Perceptron의 각 input은 weighted sum의 형태로 input의 최종 값이 되고, 이후 activation function에 의해 output이 결정된다.
원 그림 출처: https://snlpatel0012134.wixsite.com/thinking-machine/single-post/IntroductionToNeuralNetwork

철수의 인공신경망은 다음 두 개의 input을 갖는다.

(1) 졸립다(I_1): 졸리면 1, 안 졸리면 0의 binary input

(2) 공부욕구(I_2): 공부가 하고 싶으면 1, 하고 싶지 않으면 0의 binary input

각 input에 대응되는 weight w_1, w_2는 각각 다음과 같다.

(1) w_1: 졸린 정도

(2) w_2: 공부가 하고 싶은 정도

이어 본 인공신경망의 threshold를 0으로 설정해서 weighted sum이 0 이상인 경우 공부를 하기로 결정하는 것이고, 0 미만인 경우 공부를 안하기로 하는 네트워크를 구성하였다.

예를 들어, 철수가 지금 졸리지만($I_1=1$), 공부가 하고 싶은($I_2=1$) 상황이다. 그리고, 철수의 현재 컨디션은 졸리긴 하지만 그다지 크게 졸리진 않고($w_1=-5$), 공부에 대한 의지가 충만한($w_2=1000$) 상태이다. 이에 대한 weighted sum은 $I_1 w_1 + I_2 w_2 = 1 \cdot (-5) + 1 \cdot 1000 = 995$가 된다. 최종 output을 결정하는 activation function은 weighted sum이 0 이상일 때 1을 output으로 하는 것이라고 하면, 철수의 현재상태에서 weighted sum이 995였으므로 output은 1이 되어 최종 결정은 공부하는 것이 된다.

하지만 여기에 편향bias을 넣어보자. 철수가 선천적으로 잠이 너무 많다고($bias=-1000$) 하면, 최종 weighted sum은 $I_1 w_1 + I_2 w_2 + bias = 995 - 1000 = -5$가 되어서 output은 0이 된다. 즉, 최종 결정은 공부하지 않는 것으로 바뀐다. 이토록 편향bias는 인공신경망의 작동에 큰 영향을 미치게 된다. 편향bias의 절대값이 크고 상대적으로 weight가 작다면 입력 정보에 민감하게 반응하지 않는 상태가 된다. 따라서 인공신경망이 단순한 모델이 되어 학습이 과소적합underfitting될 가능성이 높아지게 된다. 반대로 편향bias이 작을수록 입력정보에 민감하여 threshold를 넘길 가능성이 높아져 복잡한 모델이 만들어지며 이는 과적합overfitting의 가능성을 높이게 된다. 과적합overfitting은 모델이 학습데이터에 과하게 맞추어져서 학습데이터 외에서는 정확하게 동작하지 않고 일반화가 되지 않는 현상을 말한다. 모델을 적절히 학습시키는 것은 기계학습 본연의 문제점인 variance-bias tradeoff로 인해 쉽지 않다. 과적합overfitting에 대해서는 이 장의 끝 부분에서 좀 더 설명한다.[6]

물론 학습을 통해 철수가 공부를 더 열심히 하는 아이가 되도록 할 수 있다. weight 혹은 bias를 조정하면 되는 것이다. 예를 들어, 커피를 마셔서 졸림에 민감하지 않은 상태($w_1=0$)가 되거나, 꾸준한 운동을 통하여 선천적으로 잠이 많은 체질을 개선($bias=0$)할 수 있다면, 원하는 방향으로 알고리즘의 결과를 조정할 수 있게 된다. 이 과정을 인공신경망의 학습training이라 한다.

2. Perceptron의 한계와 인공신경망의 발전

2.1 Perceptron의 결정적 한계점: XOR 문제

Rosenblatt가 개발한 perceptron에 기반한 최초의 패턴인식을 할 수 있는 컴퓨터는 기존의 규칙기반rule-based 인공지능 알고리즘들과는 달리 명시적인 프로그래밍 없이 단순한 패턴 분석 및 분류 모델을 만들 수 있었기에 큰 반향을 일으켰다. 또한 인간의 neuron을 모방한 모델이었으므로, 실제로 인간의 지능을 모사하는 수준의 인공지능이 가능할 것이라는 기대를 불러 일으켰다. 이후 약 10년간 인공신경망을 활용한 인공지능 연구가 활발히 이루어졌다. 하지만 1969년 Marvin Minsky와 Seymour Papert가 perceptron의 기능이 선형분류만 가능하며 실제의 복잡한 분류문제를 해결하지 못한다는 것을 수학적으로 증명했다.[7] Perceptron으로 논리회로를 설계할 경우, AND나 OR같은 논리는 간단히 구현 가능하지만, XOR (exclusive OR) 같은 간단한 논리 문제조차 해결할 수 없다는 것을 밝힌 것이다(그림 6-2). 이러한 perceptron 모델의 한계가 밝혀지면서 인공신경망에 대한 연구 열기가 급속히 수그러들었고, 소위 'AI의 겨울'이 찾아오게 되었다.

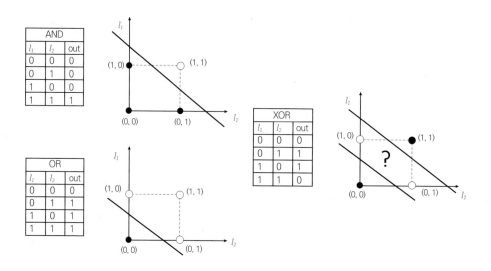

그림 6-2. Perceptron을 이용한 논리회로 구현. 선형성을 가지는 perceptron 모델로는 AND나 OR 논리는 구현이 가능하지만, XOR 논리는 구현이 불가능하다.
AND 논리: 두 입력 값(l_1과 l_2로 표시됨)이 모두 참 값(=1)이어야 1이란 결과를 출력.
OR 논리: 두 입력 값 중 적어도 하나가 참 값(=1)이면 1이란 결과를 출력.
XOR 논리: 두 입력 값 중 어느 한 값만 참 값(=1)이면 1이란 결과를 출력.
원 그림 출처: https://medium.com/@lucaspereira0612/solving-xor-with-a-single-perceptron-34539f395182

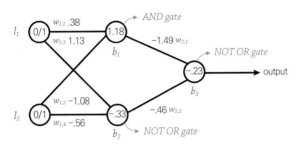

그림 6-3. Multi-layer perceptron (MLP)를 이용한 XOR 논리 구현의 예. w는 weight, b는 편향bias이다.
원 그림 출처: https://becominghuman.ai/neural-network-xor-application-and-fundamentals-6b1d539941ed

2.2 XOR 문제의 해결: multi-layer perceptron (MLP)의 등장

'AI의 겨울' 동안 인공신경망에 대한 관심은 작아졌지만 꾸준히 연구해 온 연구자들이 있었
다. 그러나 여전히 XOR 문제는 해결하지 못하였다. 그러던 중 1986년에 Rumelhart와 Hin-
ton 등이 인공신경망을 다층적으로 구성하여 학습하면 XOR 문제를 해결할 수 있음을 증명
하였다.[8] 입력층input layer과 출력층output layer 사이에 은닉층hidden layer을 추가한 multi-layer
perceptron (MLP)이라는 구조를 제시함으로써 선형분류기linear classifier 역할만 할 수 있던
기존의 perceptron 구조의 한계를 극복하였다(그림 6-3). 즉, 단일 perceptron은 선형함수만
을 학습할 수 있지만 MLP는 비선형non-linear함수를 학습할 수 있게 된 것이다.

2.3 인공신경망의 학습법 제시: 역전파backpropagation 방법

하지만 hidden layer가 추가된 MLP는 단일 perceptron보다 많은 수의 parameter들
(weight와 bias들을 말한다)을 학습시켜야 하므로 단순히 무수한 parameter를 임의로 적용
하며 시도해보는 방법으로는 최적의 parameter 해를 찾아내는 학습이 어렵게 되었다. 따라
서 이를 해결하기 위한 학습 방법이 제시되었는데, 바로 역전파backpropagation 방법이다.[8] 이
backpropagation 방법은 Werbos가 이미 1974년에 학위논문으로 발표한 바 있으나[9] 크게
주목받지 못하였다가, 1986년 Rumelhart와 Hinton 등이 재발견하여 이론적으로 완성시킴
으로써[8] 주목받게 되었다. 사실 앞서 MLP라는 개념을 십수년 동안 생각해내지 못하여 긴
'AI의 겨울'이 있었다기 보다는 그 간 MLP를 구현하고 학습시킬 구체적 방법론이 부재했다
고 보는 편이 맞다-실제로, 이미 1969년에 Minsky는 MLP와 같은 구조라면 XOR 문제 해
결이 가능하다고 언급하였지만 MLP에 대한 학습법이 부재하여 perceptron으로 XOR문제
를 푸는 것은 사실상 불가능하다고 단정하였다. 이후 1982년에 Hopfield 등에 의해 MLP 개
념이 구체적으로 제시되었다.[10]

　　Backpropagation은 인공신경망의 feedforward 연산 이후 output과 실제 정답(기계학

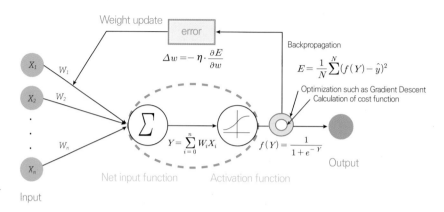

그림 6-4. 인공신경망의 학습을 위한 backpropagation의 과정
예시에서 사용된 손실함수loss function(또는 비용함수cost function)는 mean squared error이다. ŷ는 레이블label(실제 정답)
을 나타낸다.
원 그림 출처: https://datascience.stackexchange.com/questions/44703/how-does-gradient-descent-and-
backpropagation-work-together

습machine learning 분야에서는 이를 레이블label이라 한다) 간의 차이 즉, error를 계산하여 이를 다시 역으로 입력층까지 전달하며 parameter들을 조정하는 방식으로 이루어진다(그림 6-4). 여기서 feedforward 연산은 일종의 시도trial라고 할 수 있겠다. 초기 설정된 인공신경망이 바로 우리가 원하는 output을 내놓지 않겠지만, 한 번 시도해본 후 그 output이 레이블label 과 얼마나 다를지를 정량적으로 계산해 볼 수 있다. 그 계산식을 손실함수loss function 또는 비 용함수cost function라 하며, mean squared error 혹은 cross entropy 등을 사용하여 인공신 경망의 error를 정량화할 수 있다. 그리고 이 error를 줄이는 것을 목적으로 하는 param- eter 조정을 수행하면 된다. Parameter 조정은 함수의 최적화optimization 방법의 일종인 경사 하강gradient descent 방법을 이용한다. 우선 output layer 직전 layer의 parameter들을 gra- dient descent 방법으로 조정한 후 그 직전 layer들을 마찬가지로 gradient descent 방법을 이용해 연쇄적으로 조정하는(실제로 수학적으로는 chain rule이 적용된다) backpropaga- tion 방법을 적용하는 것이다. 이런 방식으로 수차례 "trial & error"를 반복하다 보면 인공 신경망의 output과 레이블label의 차이인 error가 매우 작아지게 되고, 일정 조건termination condition을 만족하면 그 때 학습을 종료하게 된다. 이에 대한 자세한 내용은 이 책의 해당 장 을 같이 읽어 보기 바란다.

2.4. MLP의 activation function으로 sigmoid 함수의 사용: 비선형성과 미분가능 성 제공

인공신경망, 특히 MLP 구조에서 activation function은 중요한 역할을 갖는다. 바로 output 연산에 비선형성non-linearity을 제공한다는 것이다. Activation function으로 선형함수를 사용하게 되면 아무리 hidden layer를 추가해도 전체 모델이 여전히 선형성을 갖게 되기 때문에 복잡한 회귀 혹은 분류 문제를 풀 수 없게 된다.

　　초기 단일 perceptron 구조에서는 앞서 공부한대로 switch의 개념처럼 단순히 일정 threshold를 기준으로 하여 0과 1의 output만을 갖도록 하였다. 이는 계단함수step function의 형태로서, 미분가능하지 않다(그림 6-5A). 하지만 MLP 구조에는 sigmoid 함수의 일종인 logistic 함수를 적용하였는데, 이는 미분가능한 함수이다(그림 6-5B). 앞서 설명한대로, MLP는 gradient descent를 이용한 backpropagation을 수행하여 학습을 수행하게 된다. 이 때 gradient descent를 적용하기 위해서는 gradient를 계산해야 하는데 수학적으로는 미분을 해야 하므로 activation function이 미분이 가능해야 된다. 게다가 logistic 함수는 $f(x) = \frac{1}{1 + e^{-x}}$ 로 정의하며, 이를 미분하면 $f'(x)=f(x)(1-f(x))$가 된다. 즉, 컴퓨터 입장에서는 미분식이 간단하여 연산이 매우 단순해진다. 정리하자면, MLP에서 activation function으로 logistic 함수를 사용한 이유는 (1) 비선형 함수이면서 (2) 미분가능한 함수이고 심지어 그 미분식이 매우 단순하여 다루기 편했기 때문이다.

　　한 발 더 깊게 들어가자면, logistic 함수는 승산비odds ratio를 0과 1 사이의 확률 값으로 mapping한 함수(수학적으로는 승산비odds ratio를 log변환한 함수의 역함수)이므로 분류 및 회귀 문제에 사용이 용이하다. Logistic 함수는 3개 이상의 class들을 분류multiclass classification하는 알고리즘의 output layer에 주로 이용하는 activation function인 softmax 함수로 일반화할 수도 있다.[11]

3. 심층신경망deep neural network: **딥러닝**deep learning**의 등장**

인공신경망이 MLP의 등장으로 다시금 주목을 받기 시작했고, hidden layer가 많아져 비선형성이 증가하게 되면 매우 복잡한 문제도 충분히 해결할 수 있게 될 것이라는 기대가 생겼다. 2007년에 Hinton 등은 여러 개의 hidden layer로 구성된 MLP를 심층신경망deep neural network (DNN)이라 하고 DNN의 학습방법을 딥러닝deep learning이라 명명했다.[12] 거슬러 올라가자면 DNN개념의 시초는 1980년 Fukushima의 논문에서 찾아볼 수 있다. Fukushima 등은 다수의 hidden layer로 구성된 MLP 구조로 분류하고자 하는 input의 feature를 조합하여 원래의 input을 재조합하는 패턴인식 방법을 제시하였다.[13] LeCun 등은 이를 발전시켜 1989년에 MLP에 convolution 개념을 도입하여 인공신경망을 필기체 숫자 인식 문제에 활용하는 방법론을 제시하였고,[14] 이는 추후 1998년에 제시된 컨볼루션 신경망convolutional

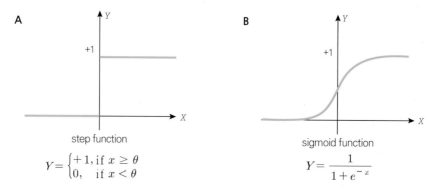

그림 6-5. 활성화 함수activation function **예**
A. Perceptron의 activation function으로 사용되는 step function.
B. MLP의 activation function으로 사용되는 sigmoid function인 logistic function.
원 그림 출처: https://towardsdatascience.com/the-differences-between-artificial-and-biological-neural-networks-a8b46db828b7

neural network (CNN) 개념으로 발전하는 초석이 되었다.[15] CNN에 대하여는 별도의 장에서 자세하게 다루도록 한다. 1989년에 발표한 MLP 기반의 필기체 숫자 인식 모델은 3개의 hidden layer로 구성된 DNN이었고 기대대로 성공적으로 동작했다. 그러나 모델 학습에는 무려 3일(재미있게도 LeCun의 논문에는 "only 3 days"라고 표현되어 있다)이 소요되었고 다른 패턴인식 문제로 일반화되는 것이 어렵다는 문제가 있었다.

DNN이 처음 등장했을 때에는 학습방법과 보장된 성능이 이론적으로는 제시되었으나 실제로는 학습이 잘 안되거나 오래 걸리는 문제가 있어 실용적이지 않았다. 이로 인해 다시 인공신경망 연구의 침체기가 찾아왔고, 때마침 support vector machine (SVM) 등의 성능 좋은 기계학습 모델들이 제시되면서[16] 인공신경망 모델은 주류에서 밀려나게 되었다. 소위 'AI의 두번째 겨울'이 찾아오게 된 것이다. 이 당시에는 DNN의 학습과정에 여러가지 어려움이 있었지만 결과적으로 우리는 현재 학습 능력이 매우 뛰어난 DNN을 잘 활용하고 있고 인공지능 연구는 엄청나게 발전하고 있다. 아래에서는 초창기에 DNN 학습이 어려웠던 세 가지의 주된 이유를 알아보고 이를 해결하기 위한 어떤 방법론이 있었는지를 알아보도록 한다. 이를 통해 DNN 학습모델에서 특정 구조나 개념이 왜 도입되었는지에 대한 이해를 돕고자 한다.

3.1. DNN의 문제점 1: Vanishing gradient
앞서 인공신경망의 학습을 위한 backpropagation 과정에서 손실함수loss function(또는 비용함수cost function)의 값이 감소하도록 gradient descent방법을 사용한다고 하였다. 이 때 손실함수 값을 감소시키기 위하여 gradient에 학습률learning rate(이에 대한 자세한 설명은 해당 장을 보기 바란다)을 곱한 만큼 weight를 조정하게 되는데(수식 1), 층이 깊어지게 되면 back-propagation 과정에서 각 상위 layer로 전달되는 gradient가 0에 가까운 값으로 satura-tion되거나 0이 되는 vanishing gradient 문제로 더 이상 학습이 진행되지 않게 된다.

$$\Delta w = -\eta \cdot \frac{\partial E}{\partial w} \text{ , where } w = weight, \eta = learning\ rate, E = error \text{ (수식 1)}$$

이는 activation function으로 사용한 sigmoid 함수의 하나인 logistic 함수의 도함수 derivative(어떤 함수를 미분해 놓은 함수를 말함)(그림 6-6A)를 살펴보면 그 이유를 더 정확히 알 수 있다. Logistic 함수의 도함수는 최대값이 0.25로 layer를 하나 거칠 때마다 gradient 가 1/4 이하로 감소되게 되는 것이다. 따라서 DNN의 경우 층이 깊어질수록 전달되는 gra-dient가 매우 작아져 weight의 조정이 이루어지지 않는 현상이 일어나게 된다.

이를 해결하기 위해 새로운 activation function이 필요하게 되었고, 처음 제시된 것 은 하이퍼볼릭 탄젠트hyperbolic tangent (tanh) 함수이다(그림 6-6B). 이는 logistic 함수와 유사한 형태를 갖지만 도함수의 최대값이 1이므로 vanishing gradient 문제가 완화되었다. 하지 만 여전히 학습이 느리고 gradient는 layer를 거칠수록 감소하게 되었다. 따라서, 새로 제 시된 것이 rectified linear unit (ReLU) 함수이다(그림 6-6C). ReLU의 도함수는 $x \geq 0$ 일 때 $y'=1$인 step function의 형태를 갖는다. 이를 통해 vanishing gradient 문제를 해결하였고, ReLU 함수 자체가 최대값이 1로 한정되지 않는 발산하는 함수이기 때문에 경우에 따라 빠른 학습도 가능한 장점이 있었다.[17] 이후, ReLU의 도함수가 $x<0$ 일 때 $y=0$인 문제 또한 개 선한 leaky ReLU도 제시되었다.

3.2. DNN의 문제점 2: Curse of dimensionality

DNN이 나온 초창기에는 깊어진 층에 따라 늘어난 연산량을 감당할 만한 하드웨어도, 수많 은 weight의 최적해를 모두 결정할 수 있을 만큼의 대량의 데이터도 없었기 때문에 DNN의 학습이 쉽지 않은 curse of dimensionality 문제가 있었다.[18]

이후에 빅데이터 시대가 되면서 수 많은 weight들의 최적해를 찾는 것이 가능할 만큼의 대량의 데이터가 확보가 되었지만, 여전히 학습의 속도가 느려 현실적으로 DNN의 활용이 쉽지 않았다. 이는 결정해야 하는 weight 수가 많아진 만큼 복잡해진 다차원의 복잡해진 탐 색공간search space과 한번 DNN을 feedforward해서 error를 계산하고 backpropagation해서 weight를 조정할 때마다 반복해야 하는 계산량의 증가 때문이다.

따라서 최적해를 찾아가는 과정이 확실하지만 속도가 느린 gradient descent 방법보다 weight의 최적해를 빠르게 찾는(달리 말하면, error를 빠르게 감소시키는) 최적화 방법이 필요하게 되었다.

이 때 제시된 개념이 mini-batch이다. 학습 데이터셋을 전부 훑어 error를 계산하고

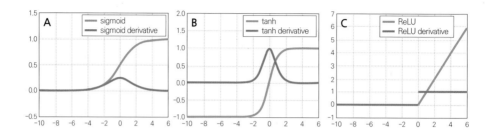

그림 6-6. DNN 구조에 사용되는 activation function들과 그 도함수derivative
A. Logistic 함수
B. Hyperbolic tangent (tanh) 함수
C. Rectified linear unit (ReLU) 함수
원 그림 출처: Li et al. Hyperbolic linear units for deep convolutional neural networks. Proceedings of the International Joint Conference on Neural Networks (IJCNN) 2016; 353-359. doi: 10.1109/IJCNN.2016.7727220. Copyright: © 2016, IEEE.

weight를 조정하는 것이 아닌, mini-batch라는 작은 단위로 학습 데이터셋을 나누고 각각의 mini-batch에 대해서 error를 확인하고 weight 조정을 하겠다는 것이다. 또한 이 과정에서 mini-batch를 무작위로 선택해 학습을 진행하여 이를 stochastic gradient descent (SGD) 방법이라 하였다. 이는 국소적으로는 weight 조정이 다소 비효율적인 방향으로 이루어지거나 전역 최소값global minimum에 도달하지 못하는 결과를 만들 수 있지만, 결과적으로는 최적해를 도출하는 속도가 기존의 gradient descent에 비해 상대적으로 빨랐다.[19] SGD는 학습 방향이 뒤죽박죽인 문제와 고정된 learning rate로 인해 학습속도가 여전히 느리고 때로는 전역 최소값global minimum에 도달하지 못하는 문제를 가지고 있다. 따라서, 최근의 연구에서는 이를 개선하는 방법들이 소개되었다.

Momentum 알고리즘은 이전의 gradient를 고려하여 최적해를 찾아가는 방향성을 잘 잡아갈 수 있도록 돕는다. 물리적으로 이동하는 물체가 진행하던 방향으로 관성을 갖게 되는 것과 비슷한 원리이다.[8] 이러한 방식은 자칫 최적화지점optimum을 지나칠 수 있다는 문제가 있기 때문에, 학습률learning rate을 조정할 필요가 있다. Adaptive gradient (AdaGrad) 방법은 조정이 크게 되어 온 weight에 대해서는 optimum에 가까워질 것이라는 것을 전제로 학습률learning rate을 줄이고, 조정이 적었던 weight에 대해서는 아직 optimum으로부터 멀리 있을 것이라는 것을 전제로 학습률learning rate을 크게 하는 방법이다.[20] 이후에 가장 많이 사용되는 방법 중 하나인 adaptive momentum estimation (Adam) 알고리즘은 Momentum 계열의 알고리즘과 AdaGrad 계열의 알고리즘의 장점을 합친 것으로,[21] 가장 학습 속도가 빠르면서도 성능도 좋다. 결론은, Adam 알고리즘을 이용하면 DNN의 학습을 보다 효율적으로 할 수 있다.

하드웨어의 발전은 DNN의 계산 효율을 높여 딥러닝deep learning이 실용적이 되도록 하는 데 큰 몫을 하였다. 기존에 그래픽스 작업이나 3D 게임을 위해 이용되었던 graphics processing unit (GPU)이 DNN 학습을 위한 대규모의 병렬연산parallel processing을 가능하게 하였다. GPU 제조사인 NVIDIA는 Compute Unified Device Architecture (CUDA) 라이브러리를 통해 일반적인 용도의 병렬연산을 가능하게 하였고[22], 뒤이어 CUDA 기반의 DNN 학습 전용 CUDA DNN (CuDNN) 라이브러리를 제공함으로써[23] 이 분야의 연구속도를 가속화하는 데에 크게 기여하였다.

3.3. DNN의 문제점 3: 과적합overfitting

DNN과 같이 수많은 parameter를 갖는 복잡한 모델은 variance−bias tradeoff에 의해서 필연적으로 과적합overfitting을 보이게 된다.[24] 이를 딥러닝deep learning답게 해결하는 가장 직관적인 방법은 아주 대규모의 충분한 빅데이터를 확보하여 모델 학습을 시키는 것이다.[25] 하지만 의료데이터는 대단위의 데이터 확보가 쉽지 않다. 또, 각 질환별 유병률prevalence을 고려하면 질환을 가진 환자 데이터는 질환이 없는 데이터에 비해 양이 매우 적을 수밖에 없고, 더구나 연구 목적에 따라 적합한 데이터를 고르다 보면 실제로 활용할 수 있는 데이터의 숫자는 그리 많지 않게 된다.

이를 극복하는 방법은 여러가지가 있지만, 가장 간단한 방법은 데이터 증강augmentation을 이용하여 추가적인 데이터를 확보하는 것이다. 예를 들어 단순흉부촬영 X−ray 원본 영상에 대해서 회전rotation변환이나 좌우반전flip을 하면 추가 데이터를 확보할 수 있다.[26] 이외에도 deformable 영상변환을 시도하거나 인위적인 noise를 추가하여 의료영상 품질의 variance를 반영하는 시도도 할 수 있으나, 이는 원본 영상에 담겨진 질환별 판독에 있어 핵심이 되는 영상 표현형phenotype을 해치지 않는 수준에서 수행되도록 유의하여야 한다. DNN의 학습 과정에서 weight가 과도하게 조정되어 과적합overfitting되지 않도록 손실함수loss function에 regularization term을 넣는 방법도 유용하다.[27] 수식 2는 weight의 제곱항에 대해 penalty를 주는 L2−regularization term을 추가한 것의 예시이다.

$$L = L_{error} + \frac{\lambda}{2}\|W\|_2^2 \quad , where \ \lambda = regularization \ rate \quad \text{(수식 2)}$$

2012년에 Hinton 그리고 2014년에 Srivastava 등은 DNN의 학습과정에서 일정 비율의 임의의 node에 대해서는 weight를 조정하지 않는 dropout 기법을 적용하면 과적합overfitting을 줄일 수 있음을 증명하였다.[28, 29] 예를 들어 dropout rate를 0.5로 하면, 한 번의 backpropagation 때마다 절반의 임의의 node에 대해서는 weight 조정을 하지 않는 것이다. 이 dropout 방법은 기계학습machine learning에서 한 개의 모델에서 결과를 얻지 않고 여러 개의 모델을 학습한 후 여러 모델의 결과를 다수결majority vote과 같은 방법으로 조합하여 결과를 얻는 앙상블ensemble 방법과 유사하여 실제로도 DNN 학습과정에 dropout을 적용하게 되면 앙상블ensemble 효과를 낸다는 것이 증명되기도 하였다.[30]

⊙ Capsule

arXiv가 뭐야?

눈썰미가 있는 독자들이라면 이 책의 앞부분 다른 장들과는 달리 이번 장에는 참고문헌 목록에 arXiv(발음은 "archive"와 똑같이 한다)라는 것이 많이 있는 것을 발견하였을 것이다. 이 책의 뒷 부분에도 arXiv가 자주 등장하는데 인공지능 관련 논문을 읽어 본 경험이 별로 없는 사람들에게는 생소할 수 있어 여기서 먼저 간단히 설명을 하고자 한다.

arXiv (https://arxiv.org/)는 electronic preprint라는 형태의 모든 사람들에게 공개되는 인터넷 학술논문 저장소이다. 여기에 올라가 있는 논문들은 통상의 학술저널들에서 시행하는 전문가 동료심사peer review를 받지 않고 개별 연구자들이 작성한 논문을 직접 올려 놓은 것들이다. 이렇게 arXiv를 통해 대중에게 먼저 공개된 논문들 중 대다수는 나중에 전문가 동료심사peer review와 수정의 과정을 거쳐 peer-reviewed 학술저널에 정식 출간이 되는 것으로 알려져 있으나 일부는 peer-reviewed 학술저널에 실리지 않고 arXiv에만 남아 있는 경우도 있다. 수학, 물리학, 컴퓨터과학 분야 등에서 널리 이용되고 있으며 수학과 물리학 분야의 논문들은 대부분이 arXiv를 통해 먼저 공개가 된다고 알려져 있다. 비슷하게 생명과학 분야에도 bioRxiv (https://biorxiv.org, 역시 발음은 "bio-archive"와 같다)라는 electronic preprint 저장소가 있다.

이와 대조적으로, 보건의학분야의 연구논문들은 arXiv 또는 bioRxiv와 같은 electronic preprint를 통해 먼저 발표되는 경우가 드물며 사실상 모든 연구논문이 전문가 동료심사peer review를 거친 후 출간이 된다. 일부 의학 학술저널은(Radiology 2018;289:579-580) 전문가 동료심사peer review없이 논문을 preprint server에 올리는 것을 하지 않도록 권고하고 있으며, 최근에는 많은 의학 학술저널들이 논문 원고 투고 과정 중 투고되는 논문이 이미 preprint server에 올라가 있는지 여부를 별도로 확인하고 있다. 서로 다른 학문 분야들 간에 "문화"와 선호도의 차이를 보여주는 예로 생각된다.

■■■■ **참고문헌**

1. McCulloch WS, Pitts W. A logical calculus of the ideas immanent in nervous activity. 1943. Bull Math Biol 1990;52:99-115; discussion 173-197.

2. Hebb DO. The organization of behavior: a neuropsychological theory. New York: Wiley;1949.

3. Rosenblatt F. The perceptron: a probabilistic model for information storage and organization in the brain. Psychol Rev 1958;65:386-408.

4. Rutecki PA. Neuronal excitability: voltage-dependent currents and synaptic transmission. J Clin Neurophysiol 1992;9:195-211.

5. Chudler EH. Brain Facts and Figures [Internet]. [cited 2020 Jan 1]. Available from: http://faculty.washington.edu/chudler/facts.html.

6.　Fortmann-Roe S. Understanding the Bias-Variance Tradeoff. [cited 2020 Jan 1]. Available from: http://scott.fort-mann-roe.com/docs/BiasVariance.html.

7.　Minsky ML, Papert SA. Perceptron: an introduction to computational geometry. Cambridge: The MIT Press;1969.

8.　Rumelhart DE, Hinton GE, Williams RJ. Learning representations by back-propagating errors. Nature 1986;323:533-536.

9.　Werbos PJ. Beyond Regression: New Tools for Prediction and Analysis in the Behavioral Sciences. Cambridge: Harvard University;1974.

10.　Hopfield JJ. Neural networks and physical systems with emergent collective computational abilities. PNAS 1982;79:2554-2558.

11.　Goodfellow I, Bengio Y, Courville A. Deep learning. Cambridge: The MIT Press;2017.

12.　Hinton GE, Salakhutdinov RR. Reducing the dimensionality of data with neural networks Science 2006;313:504-507.

13.　Fukushima KJ. Neocognitron: A self-organizing neural network model for a mechanism of pattern recognition unaffected by shift in position. Biol Cybern 1980;36:193-202.

14.　LeCun Y, Boser B, Denker JS, Henderson D, Howard RE, Hubbard W, et al. Backpropagation applied to handwritten zip code recognition. Neural Computation 1989;1:541-551.

15.　LeCun Y, Bottou L, Bengio Y, Haffner P. Gradient-based learning applied to document recognition. Proceedings of the IEEE 1998;86:2278-2324.

16.　Cortes C, Vapnik V. Support-vector networks. Machine learning 1995;20:273-297.

17.　Nair V, Hinton GE. Rectified linear units improve restricted boltzmann machines. Proceedings of the international conference on machine learning 2010;807-814.

18.　Poggio T, Mhaskar H, Rosasco L, Miranda B, Liao Q. Why and when can deep-but not shallow-networks avoid the curse of dimensionality: a review. International Journal of Automation and Computing 2017;14:503-519.

19.　Zhang T. Solving large scale linear prediction problems using stochastic gradient descent algorithms. Proceedings of the international conference on Machine learning 2004;116.

20.　Duchi J, Hazan E, Singer Y. Adaptive subgradient methods for online learning and stochastic optimization. Journal of Machine Learning Research 2011;12:2121-2159.

21.　Kingma DP, Ba J. Adam: A method for stochastic optimization. arXiv:1412.6980. https://arxiv.org/abs/1412.6980. Accessed January 1, 2020.

22.　Cook S. CUDA programming: a developer's guide to parallel computing with GPUs. Waltham: Elsevier;2012.

23.　Chetlur S, Woolley C, Vandermersch P, Cohen J, Tran J, Catanzaro B, et al. cuDNN: Efficient primitives for deep learning. arXiv:1410.0759. https://arxiv.org/abs/1410.0759. Accessed January 1, 2020.

24.　Bias－variance tradeoff [Internet]. [cited 2020 Apr 6]. Available from: https://en.wikipedia.org/wiki/Bias%E2%80%93variance_tradeoff.

25.　Sun C, Shrivastava A, Singh S, Gupta A. Revisiting unreasonable effectiveness of data in deep learning era. Proceedings of the IEEE international conference on computer vision 2017;843-852.

26.　Miko łajczyk A, Grochowski M. Data augmentation for improving deep learning in image classification problem. International interdisciplinary PhD workshop (IIPhDW) 2018;117-122.

27.　Kuka čka J, Golkov V, Cremers D. Regularization for deep learning: A taxonomy. arXiv:1710.10686. https://arxiv.org/abs/1710.10686. Accessed January 1, 2020.

28.　Srivastava N, Hinton G, Krizhevsky A, Sutskever I, Salakhutdinov R. Dropout: a simple way to prevent neural networks from overfitting. Journal of Machine Learning Research 2014;15:1929-1958.

29.　Hinton GE, Srivastava N, Krizhevsky A, Sutskever I, Salakhutdinov RR. Improving neural networks by preventing co-adaptation of feature detectors. arXiv:1207.0580. https://arxiv.org/abs/1207.0580. Accessed January 1, 2020.

30.　Hara K, Saitoh D, Shouno H. Analysis of dropout learning regarded as ensemble learning. International Conference on Artificial Neural Networks, 2016;72-79.

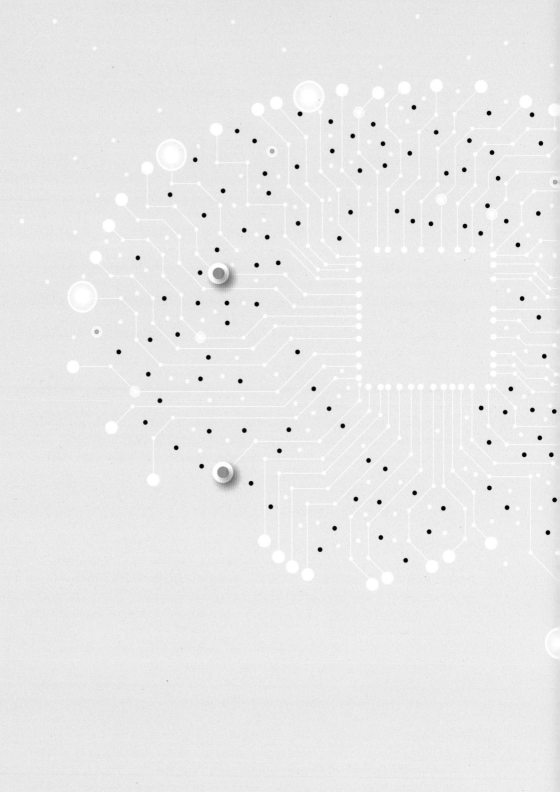

## 07

컨볼루션 신경망
convolutional neural network

김휘영 PhD
Capsule: **선우준** MD, PhD

1. 컨볼루션 신경망convolutional neural network이 가져온 기계학습 연구의 패러다임 전환

2. 컨볼루션 신경망convolutional neural network의 구조

3. 주요 컨볼루션 신경망convolutional neural network 모델들과 발전 히스토리

4. 컨볼루션 신경망convolutional neural network 응용기술: 검출detection과 분할segmentation

Capsule: 인공지능의 의학영상 판독 성능: 컨볼루션 신경망convolutional neural network 대 의사

1. 컨볼루션 신경망convolutional neural network이 가져온 기계학습 연구의 패러다임 전환

Deep neural network (DNN)을 기반으로 하는 딥러닝deep learning 기술이 발전되고 특히 컨볼루션 신경망convolutional neural network (CNN)기술이 도입됨에 따라 영상자료를 다루는 기계학습 분야에 패러다임의 전환이 일어났다.

기존의 기계학습 방법인 support vector machine (SVM), Naïve Bayesian model들은 좋은 성능을 보여주기는 했지만, 사람이 직접 추출한 특징값hand-crafted feature들이 input으로 이용되기 때문에 이들이 얼마나 적절한가에 따라 알고리즘의 성능이 좌우되는 단점이 있었다. 이러한 특징값feature들을 잘 추출하기 위한 공학적 고민과 그 추출된 특징값feature들을 가지고 다시 정교하게 분류/회귀하는 알고리즘을 구성할 수 있어야 성능이 좋은 기계학습 모델을 구현할 수 있었다(그림 7-1A). 하지만 이러한 특징값feature 추출과 알고리즘 구현이 각각의 적용 주제 및 분야마다 그 접근 방식이 달랐기에 범용적인 알고리즘을 구성할 수 없었고, 아무리 좋은 알고리즘을 발표해 제안하여도 일정 수준의 성능을 보장하는 재현성을 확보하기가 쉽지 않았다. 예를 들면, 영상에서 자동차를 인식하는 문제를 생각해보자. 자동차와 자동차가 아닌 다른 물체들을 구분할 수 있는 차이점으로 자동차의 바퀴를 생각해 볼 수 있다. 즉, 자동차의 바퀴를 검출하는 문제로 범위를 좁혀 생각해 보면, 영상에서 윤곽선 정보를 영상처리를 통해 추출한 후에 원형의 윤곽선만을 따로 추출하여(이를 위한 대표적인 알고리즘으로는 허프변환Hough transform이 있다) 2~4개의 인접한 원이 인식되면 영상에 자동차가 있다고 판단하는 방식이다. 이 방식은 어느 정도까지는 잘 작동할 것이다. 하지만 자동차와 자전거를 구분하지 못한다든지, 자동차 바퀴가 보이는 각도에 따라서 바퀴인식 자체가 어렵다든지 하는 문제로 인해 범용적으로 안정된 성능을 확보하기는 어려울 것이다. 즉, 기존의 패러다임으로는 적절하게 추출된 input 데이터와 좋은 프로그램이 있어야 원하는 output을 얻을 수 있었다(그림 7-1B). 그러면서도 좋은 성능을 기대하기 어려웠고, 상용화 수준의 좋은 기술을 개발할 수 없었다.

컨볼루션 신경망convolutional neural network (CNN)은 영상분석에 있어 이러한 패러다임에 큰 변화를 가져왔다. CNN은 영상으로부터 패턴인식pattern recognition을 하는데 이용되는 알고리즘으로서, feature추출부터 분류까지의 전체 과정을 하나의 모델로 가능하게 하였다(이러한 모델을 end-to-end 모델이라 한다). 즉, 원하는 영상과 분류해 내고자 하는 output 데이터만 있으면 hand-crafted feature들 없이 좋은 분류 성능을 갖는 프로그램을 쉽게 얻을 수 있게 되었다(그림 7-1C, D). 또한, CNN은 단순한 영상 분류classification문제를 넘어 검출detection 및 분할segmentation 문제에 필수적인 구조로써 응용될 수 있어 의료영상을 다루는 다양한 딥러닝deep learning 연구에서 필수적인 기술이 되었다.[1]

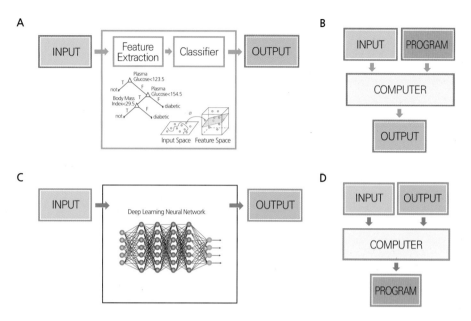

그림 7-1. 기계학습 연구의 패러다임 전환
A, B. 기존의 기계학습machine learning 패러다임. 잘 디자인된 hand-crafted feature와 classifier가 필요하다.
C, D. 컨볼루션 신경망convolutional neural network (CNN)은 명시적인 feature에 대한 정의가 필요 없이 학습이 자동으로 이루어진다.

이 장에서는 영상분석을 위한 CNN모델이 어떻게 작동하며 어떻게 발전해왔는지를 살펴보고자 한다. 독자의 이해를 돕기 위해 주로 분류classification 관점에서 설명을 하며 검출detection 및 분할segmentation은 이 장의 끝 부분에서 간단하게 언급한다.

1.1. 영상인식 문제에서 기존 DNN 구조의 한계점

영상인식 문제에 DNN구조를 활용한다면, 두 가지 방법을 먼저 생각해볼 수 있다. 첫 번째 방법은 문제에 이용할 영상의 feature를 정의하고 이를 추출하여 그 feature들을 input으로 하는 DNN 모델을 만드는 것이다. 앞서도 언급하였지만 이러한 방식은 잘 작동하지 않았다. 두 번째 방법은 영상 전체를 input으로 하는 DNN 모델을 만드는 것이다. 예를 들어 32×32 pixel크기의 필기체 숫자를 인식하는 문제를 생각해보자(그림 7-2). 이 32×32 크기의 영상에는 총 1,024개의 픽셀(pixel)이 존재한다. 따라서 1,024개의 input을 받아서 50개의 node를 갖는 한 개의 hidden layer로 전달하고 0~9까지의 숫자를 인식하는 문제이므로 output node는 10개인 multi-layer perceptron (MLP) 모델을 구성하였다. 이 때 학습이 필요한 parameter (weight+bias)의 개수를 계산하면 무려 *{number of weights}+{number of biases}=* *{(1,024×50)+(50×10)}+{50+10}=51,760*개이다. Hidden layer가 하나인 MLP의 경우를 가정

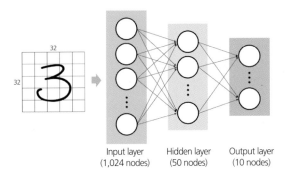

그림 7-2. 필기체 숫자 인식을 위한 MLP 모델의 모식도
32×32 pixel에 대하여 설명을 하지만 그림을 간단히 하기 위해 그림에는 간단히 5×5 격자로 표현하였다.

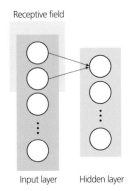

그림 7-3. 인공신경망artificial neural network**에서의 수용장**receptive field**의 개념도**

하여도 이정도인데, 더 깊은 DNN 모델을 구성하게 되면 이 간단한 문제를 해결하는 데에도 수십만개의 parameter를 학습하여야 함을 알 수 있다. 이는 분명 매우 비효율적인 방법이 며 모델 복잡도가 증가하여 과적합overfitting되기 쉬운 모델이 된다. 또한 이 방식의 경우, 입 력 영상에서 필기체 숫자의 위치나 모양이 조금만 달라져도 완전히 다른 input이 되어 다양 한 input을 잘 처리할 수 있는 모델을 만들기가 어렵다는 단점이 있다.

1.2. 사람이 시각정보를 인식하는 방식을 참고: 수용장receptive field 개념

앞서 언급한대로 영상인식 문제에 있어 input의 모든 pixel들을 그 다음 layer의 모든 node 들과 연결하는 것은 매우 비효율적이다. Hubel 등은 1962년에 고양이 실험을 통해 시야의 일부 범위에 가해지는 시각자극에 대해 시각피질visual cortex 내 일부의 신경세포neuron들만이 국소적으로 반응한다는 것을 확인하였다.[2] 이때 그 자극에 반응하는 뉴런의 범위를 수용장receptive field이라 하였다. 이 개념을 인공신경망artificial neural network에 적용한다면, hidden layer의 특정 node들을 input의 특정 영역에만 연결하고 그 범위를 receptive field로 정의할 수 있을 것이다(그림 7-3). 결과적으로 모든 node들이 연결되는 방식보다는 parameter의 개수를 상당히 줄일 수 있을 것이다. 또한 영상에서 특정 위치의 pixel은 인접한 pixel들과는 상관관계가 강할 것이나, 먼 위치에 있을수록 그 상관관계가 작을 것이라는 가정하에 이러한 국소 연결성local connectivity을 갖는 모델을 구성하는 것은 의미가 있다. 컨볼루션 신경망 convolutional neural network (CNN)은 이러한 아이디어에서 출발하였다.

1.3. 컨볼루션convolution

CNN의 핵심이 되는 개념인 convolution에 대해서 알아보자. 신호처리 분야에서 convolution은 어떤 시스템의 output이 현재의 input에 의해서만 결정되는 것이 아니라 이전 input에 의해서도 영향을 받을 때에 사용되는 개념이다. 예컨대, 종을 치는 것을 input, 그로 인한 종소리의 크기를 output으로 측정한다고 하자. 같은 세기로 타종하더라도 종이 완전히 멈추었을 때 타종하는 경우와, 이미 한번 타종을 하여 종이 울리고 있는 중간에 다시 타종하는 경우의 종소리의 크기가 다르다는 것을 직관적으로 이해할 수 있을 것이다. 이 때 수학적으로는 현재 시스템의 output 상태에 새로운 input을 convolution하여(보통 내적inner product을 시행한다) 시스템의 최종 output을 계산하게 된다(그림 7-4).

이 convolution 개념을 영상 데이터에 적용한다면 어떠한 영상 데이터(시스템의 현재 상태)에 특정 kernel(또는 filter라고도 함)을 input하여 공간 필터링spatial filtering된 영상을 시스템의 새로운 output으로 취하는 과정을 생각해 볼 수 있다. 정확한 이해를 돕기 위해 가장 기본이 되는 2D convolution을 예로써 살펴보고자 한다. 그림 7-5는 5×5 pixel의 2차원 영상데이터를 훑고 지나가며 연산하는 3×3 pixel 크기 kernel이 하는 일을 예로 보여준다. 여기서 kernel은 수학적으로는 단순히 weight들의 행렬matrix이다. 이 kernel이 영상 전체에 대해서 한 pixel씩 다음 위치로 옮겨가며 반복적으로 특정 연산(이 그림에서는 겹치는 pixel들 간에 곱하기를 한 후 9개의 값을 더하는 weighted sum을 계산하고 있음)을 수행할 수 있다. 그림 7-5에서 분홍색 영역이 현재 3×3 kernel로 연산이 이루어지는 부분이고, 그 결과로서 새로운 3×3 pixel 영상을 얻는 과정을 단계별로 나타낸다. 그림 7-6은 원본 영상에 대해 다양한 종류의 kernel을 convolution하였을 때 그 결과물을 나타낸 것이다. 매우 다양한 형태로 영상 변환이 가능함을 알 수 있다.

1.4. 컨볼루션 신경망convolutional neural network (CNN)

앞서 CNN 모델은 고전적인 기계학습 모델들과 다르게 feature추출부터 분류까지의 전체 과정을 end-to-end로 해결할 수 있는 모델이라고 하였다. CNN 모델의 과정을 정리하면 그림 7-7과 같다. CNN의 구조는 1) feature 추출, 2) feature 차원축소, 3) 최종분류의 총

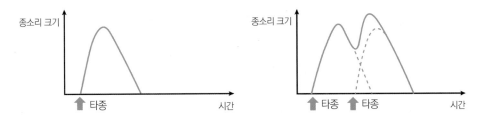

그림 7-4. 종의 상태에 따른 타종 시의 종소리 크기 비교
이미 종이 울리고 있는 중간에 타종을 하게 되면 소리가 중첩되어 소리의 크기가 달라지게 된다.

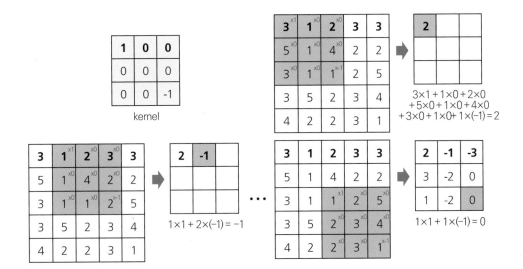

그림 7-5. Convolution 연산의 예
3×3 pixel 크기의 kernel이 5×5 pixel 크기의 영상 위를 한 pixel씩 움직이며 weighted sum 연산을 통해 3×3 pixel 크기의 새로운 영상(feature map이라 함)으로 값을 넘겨주게 된다.

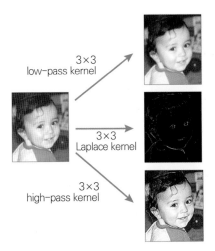

3×3
low-pass kernel

3×3
Laplace kernel

3×3
high-pass kernel

그림 7-6. 다양한 종류의 kernel이 적용된 영상변환의 예
원 그림 출처: https://laonple.blog.me/220594258301

3개의 과정으로 이루어짐을 알 수 있다.

CNN은 그 이름대로 convolution방법을 적용한 신경망이다. 앞서 신경망 구조에 receptive field 개념을 도입한다면 parameter 수를 많이 줄일 수 있는 것과 더불어 local connectivity에 의해 공간적으로 인접한 pixel들에 대해서 국소적인 feature를 추출하게 되어 의미가 있다고 이야기 하였다. Convolution 연산이 바로 이러한 기능을 한다. 그림 7-5의 예제에서 3×3 kernel을 이용한 convolution 연산의 결과로 획득한 3×3 pixel의 새로운 영상을 원본 영상으로부터 추출한 feature map으로 간주할 수 있고, 그 feature들은 원본 영상 중에서 kernel의 크기인 3×3만큼의 긱긱 직은 국소 영역으로부터 추출된 것임을 확인할 수 있다. 즉, local connectivity를 만족한다. 또한 같은 kernel이 영상 전체에 동일하게 적용되므로(이를 parameter sharing이라 한다), 우리가 인식하고자 하는 대상이 영상 내에 어디에 존재하는지에 상관없이 불변성이 보장된 모델을 학습시킬 수 있다.[3] 이러한 convolution을 이용한 feature map 추출 과정을 여러 개의 다양한 kernel을 이용하여 수행한다.

추출된 feature map은 이후 pooling과정을 통해 차원 축소된다. 차원 축소 과정은 추출된 feature의 개수를 줄이는 과정이며, convolution 과정에 더해져 영상 내에서 인식하고자 하는 객체의 이동이나 작은 왜곡distortion과 같은 변화에 민감하지 않은 불변성이 보장된 학습이 되도록 한다. 또한 주요한 영상feature에 집중하도록 유도하여 추후에 영상 구별을 잘할 수 있게 하는 feature들에 대한 가중치가 증가되고 갱신된다. 일반적으로는 평균average pooling 또는 최대치max pooling방법이 많이 이용된다.

CNN모델의 말단에는 차원 축소된 feature map을 최종 feature로서 다시 input으로 받는 MLP가 구성되며 이를 fully connected layer라 한다. 이 단계에서 최종적으로 마련된 모든 feature들을 종합하여 분류 혹은 회귀 모델의 최종 결과를 제공하게 된다.[3]

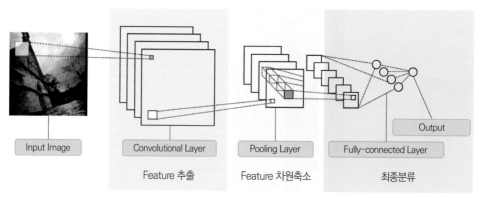

그림 7-7. 컨볼루션 신경망convolutional neural network**의 구조**
Feature 추출, feature 차원축소, 최종분류의 3 단계로 구성되어 있다.

2. 컨볼루션 신경망convolutional neural network의 구조

2.1. Feature 추출: convolution layer

CNN 구조의 핵심은 영상에서 특정 패턴을 인식하기 위한 feature들을 추출해내는 것이다. 복습하자면, convolution은 일정 크기의 영상 filter인 kernel이 영상 전체를 훑으면서 weighted sum 연산을 하여 output 값을 얻고, 이 값을 추출한 feature로서 다음 layer에 전달하는 방식으로 이루어진다. 이 convolution 과정에 대하여 다음 3개의 hyperparameter를 정의할 수 있다.

1) Depth: depth는 몇 개의 kernel을 사용할 것인가에 관한 것이다. 예를 들어, depth를 5로 정의한다면, 하나의 convolution layer에서 서로 다른 5개의 kernel로 convolution 연산을 하여 역시 5개의 서로 다른 feature map을 다음 layer로 전달하게 된다(그림 7-8A). Feature map의 개수는 많을수록 모델의 복잡도를 증가시키므로 문제 자체의 난이도나, 학습데이터의 크기에 맞춰 적절히 구성하는 것이 좋다. 일반적으로는 하나의 convolution layer에 여러 개의 kernel을 사용하더라도 각 kernel의 크기는 동일하게 한다. 하나의 convolution layer에서 서로 다른 크기의 filter들을 이용하여 feature 추출을 하고자 한다면 특별한 디자인이 필요하며, 대표적으로 구글에서 제안한 inception 계열의 모델이 이러한 방법을 사용한다.

2) Stride: stride는 convolution 연산을 수행할 때 kernel이 이동할 pixel 수를 말한다. 보통 stride는 1로 설정한다. 이는 한 위치에서 convolution 연산 후 kernel을 한 픽셀만큼 이동하여 다시 convolution 연산하여 그 결과를 feature map에 남기는 것이다. 입력 영상의 크기가 너무 커서 연산 수를 줄이는 목적 등에 따라서 stride를 2 이상으로 설정할 수도 있지만(그림 7-8B) 모든 pixel에 대해서 공평하게 feature 추출 과정에 기여할 기회를 주지 않게 되기 때문에 주의를 요한다. 따라서 보통은 stride를 1로 그대로 두고 feature 차원축소 파트에서 설명할 pooling과정을 통해 차원을 축소하여 효율을 높이게 된다.

3) Padding: stride가 1일 때, 32×32 pixel 크기의 input 영상에 대해 5×5 pixel 크기의 kernel을 적용한 convolution 연산을 수행하면 28×28 pixel 크기의 feature map을 얻을 수 있고, 여기에 이어서 5×5 pixel 크기의 kernel로 convolution 연산을 한번 더 수행하면 최종적으로 24×24 pixel 크기의 feature map을 얻는다. 즉, 두 개의 convolution layer를 구성하는 것만으로도 이미 feature map의 width와 height가 모두 input 영상의 75%로 줄어들게 된다. 하지만 deep learning을 위해서는 보통 이보다 훨씬 많은 수의 convolution layer를 사용한다(요즘은 잘 쓰지 않는 VGGNet 모델의 경우도 이미 16개의 convolution layer를 포함한

다). 하지만 이렇게 convolution layer를 거칠 때마다 feature map의 크기가 작아져서는 깊은 neural network를 구성하기 어렵다. 이럴 때에 padding이라는 hyper-parameter를 적용하여 해결할 수 있다. Padding은 여러 가지 종류가 있지만 일반적으로는 zero-padding을 사용한다. 예를 들어, zero-padding을 2로 설정했다면 입력 영상의 각 테두리에 '0'값을 두 줄 추가하는 것이다(그림 7-8C). 즉, 32×32 크기의 원본 영상이 36×36 크기가 되어서 5×5 kernel의 convolution 연산을 수행하여도 그 결과의 feature map이 그대로 32×32 크기가 되어 convolution layer를 추가하는 것에 대한 부담이 없어지게 된다. 또한 padding을 하게 되면, 원본 영상의 경계면의 정보들도 공평하게 feature 추출 과정에 기여하게 되므로 경계면에 유효한 feature가 있을 경우에 더 좋은 결과를 얻을 수 있게 된다.

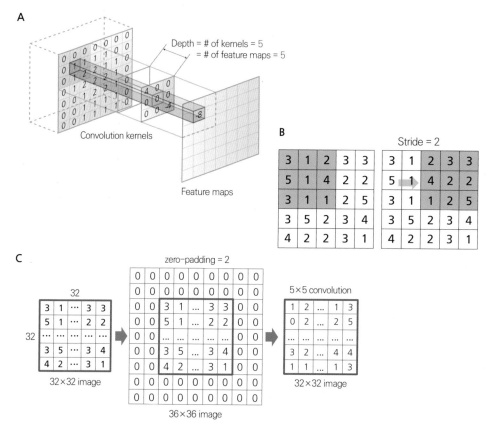

그림 7-8. Convolution 관련 hyperparameter들
A. Depth는 convolution 연산 시 적용할 kernel의 개수를 의미한다.
B. Stride 2인 convolution 연산은 kernel 적용 시 2 pixel씩 이동시키며 연산을 수행한다.
C. Zero-padding을 2로 설정한 경우의 convolution 연산으로 5×5 크기의 kernel을 적용하여 convolution 연산하여도 영상의 원래 크기 그대로 feature map을 얻을 수 있다.

뒤에서 소개될 주요 CNN모델들에서는 종종 1×1 크기의 kernel을 사용한 convolution 연산을 도입하는 것을 볼 수 있다.[4] 과연 1×1 convolution이 어떤 의미가 있을까? 단순히 영상 전체에 일정 크기의 weight를 곱하는 scaling을 하는 것일 뿐인데 무슨 의미가 있을 까? 의문을 가져볼 수 있다. CNN에 1×1 convolution 연산을 수행하는 것은 두 가지 장점 을 갖는다. 첫번째는 모델의 비선형성nonlinearity이 증가하는 것이다. 앞서 neural network 에 비선형함수nonlinear function 형태의 활성화함수activation function을 씀으로써 우리가 학습시킬 neural network에 nonlinearity를 제공한다고 하였다. 비선형함수에 의한 연산을 많이 거 칠수록 모델은 점점 복잡한 패턴을 인식할 수 있게 되므로, 1×1 convolution을 추가하는 것 은 의미가 있다. 두번째는 feature map의 개수를 조절할 수 있다는 것이다. Convolution layer에서 depth를 크게 설정하면 많은 수의 feature map이 생성된다. 많은 수의 feature map을 모두 다음 layer로 넘기는 것이 때로는 계산 효율 측면에서 부담될 수도 있다. 이 때 에 작은 depth로 1×1 convolution을 이어서 수행하면 많은 수의 feature map을 줄여 계산 부담을 줄여줄 수 있다.[5]

2.2. Feature 차원축소: pooling layer

일반적인 기계학습 과정에서 모든 feature를 전부 활용하는 것이 아닌 학습에 유효한 fea-ture만을 선별하여 학습을 수행하는 차원축소 개념을 CNN 모델에도 적용할 수 있다. CNN 모델에서는 이를 pooling이라고 하며 pooling 연산을 수행하는 layer를 pooling layer라 한다. Convolution layer에서 추출한 feature map에 대해서 평균값을 취하는 방법average pooling, 혹은 제일 강한 신호만을 남기는 방법max pooling을 택할 수 있다. 예를 들어 2×2의 max pooling을 수행한다고 하면 그림 7-9에서 보듯이 2×2의 영역들 내에서 가장 큰 값들 만을 남겨서 최종 feature map을 구성하게 된다. 최근에는 pooling layer를 없애고, 대신에 stride를 늘리는 등의 방법으로 feature map의 크기를 줄이는 방식이 선호되고 있지만[6] 앞

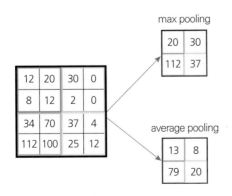

그림 7-9. Max pooling과 average pooling 연산의 예

에서 설명한대로 stride를 늘리는 것은 모든 pixel에 대해 공평하게 feature 추출 과정에 기여할 기회를 주지 않게 되므로 주의를 요한다.

2.3. 최종 분류: fully-connected layer

여러 개의 convolution과 pooling layer를 거쳐 마지막으로 남겨진 feature map을 최종 feature로 하여 이를 input으로 하는 MLP을 구성할 수 있다. 예를 들어, 최종적으로 24×24크기의 feature map 5개가 추출되었다고 하면, 이를 1차원 배열로 펼친 2,880($24 \times 24 \times 5$)개의 feature를 input으로 하는 MLP를 구성하는 것이다. 이를 fully-connected layer라 한다.

3. 주요 컨볼루션 신경망convolutional neural network 모델들과 발전 히스토리

딥러닝deep learning기술의 폭발적인 인기로 인해 공개 electronic preprint server인 arXiv (https://arxiv.org/)에 공개되는 기계학습machine learning 연구가 최근 5년 사이에 100배 이상 늘었다고 한다. 딥러닝deep learning 연구자들 사이에서는 6개월 이상 지난 기술은 소위 "옛날 기술"로 분류되고 있다. 심지어는 어떤 학회에서 발표되는 연구에 대한 개선 혹은 반박 논문이 바로 같은 학회에서 곧바로 발표되기도 한다. 공개된 기술들에 대한 코드code는 보통 공개 코드 저장소인 GitHub (https://github.com/)에 올라간다. 이렇게 공개되는 논문들과 코드code로 누구나 쉽게 최신 기술을 접할 수 있고, 기술의 발전이 빠르게 일어나고 있다.

　　CNN 모델은 1989년 LeCun 등에 의해 최초로 제안되었고[7], 이후에 Jeffery Hinton 등이 개발한 AlexNet 구조가 ImageNet 대회라고 불리는 ImageNet Large-Scale Visual Recognition Challenge (ILSVRC)의 영상 인식 경연에서 10여 년간 70% 수준에 있던 컴퓨터 알고리즘의 인식률을 85% 수준까지 끌어올리는 엄청난 성능 개선을 선보임으로써[8] CNN 구조가 딥러닝deep learning의 핵심 알고리즘으로 주목 받게 되었다. 그 이후 CNN 기반의 수많은 성능 개선 모델들이 제안되었고 2015년에는 ILSVRC 영상 인식 경연에서 컴퓨터 알고리즘의 인식률이 96%로 사람의 인식률 95%를 능가하였다.[9] 이 절에서는 주요 CNN모델들에 대해서 정리해보고자 한다.

　　LeNet(1989년): 최초로 convolution 연산을 통한 수용장receptive field 개념과 max pooling과 average pooling을 이용한 subsampling 과정을 도입하여 현재의 CNN모델의

기초를 이룬 역사적인 모델이다. 우편번호나 수표의 필기체 인식에 응용하기 위해 제작되었다(그림 10).[7]

AlexNet(2012년): ILSVRC 영상 인식 경연에서 높은 성능을 보여 유명해진 CNN모델로, 이 때를 기점으로 하여 대부분의 연구자들이 영상 인식 문제를 CNN모델로 해결하기 시작했다고 볼 수 있다. 최초로 graphics processing unit (GPU)을 사용하여 CNN모델 학습속도 개선을 하였다. 그림 7-11을 보면 AlexNet은 특이하게 두 개의 병렬적인 네트워크로 이루어져 있는데, 이는 당시 두 개의 GPU를 병렬적으로 사용하고자 했으나 GPU자체의 병렬연산을 활용하여 하나의 네트워크를 학습시키는 것은 어려웠기 때문이다. 또한 AlexNet은

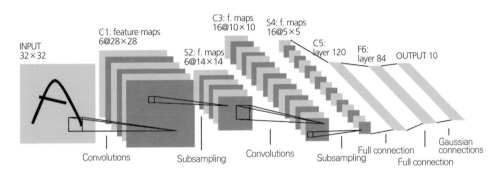

그림 7-10. LeNet의 구조. 2개의 convolution layer와 2개의 pooling layer로 이루어져 있다.
원 그림 출처: LeCun Y, et al. Gradient-based learning applied to document recognition. Proceedings of the IEEE 1998;86: 2278-2324. Copyright: © 1998, IEEE.

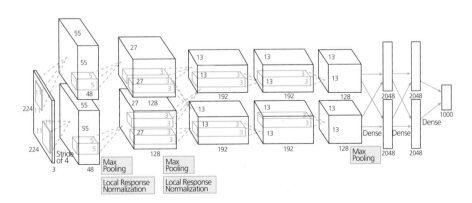

그림 7-11. AlexNet의 구조. 2개의 GPU를 활용하기 위한 2개의 병렬적 구조로 이루어져 있다.
원 그림 출처: Krizhevsky A, Sutskever I, Hinton GE. ImageNet classification with deep convolutional neural networks. Communications of the ACM 2017;60:84-90 Copyright © 2017, Owner/Author

최초로 활성화함수activation function로 ReLU를 사용하였으며, 학습과정에 dropout을 도입하였다. 활성화 함수로 ReLU를 사용하면 최종 activation 값이 발산할 가능성이 있다. 따라서 학습과정에서 feature map의 정규화normalization를 시행한다. AlexNet에서는 이를 local response normalization (LRN)이라 하여, 생물학적 뉴런에서 강한 자극이 주어졌을 때 이를 받아들인 뉴런의 주변 뉴런들에 대해 반응을 억제시키는 lateral inhibition과 같은 효과를 얻도록 하였다. 이로써 feature map을 정규화normalization 하면서도 강한 feature에 대한 contrast를 증대시켜 학습효과를 높였다.[8]

ZFNet(2013년): 2013년에 Zeiler 등이 제안한 ZFNet은 그 성능이 전년도의 AlexNet보다 월등히 개선되었을 뿐 아니라(top 5 error가 16.4%에서 11.7%로 됨) CNN의 feature 추출 과정을 이해하기 위한 visualization 기법을 최초로 도입했다는 데에 의미가 있다. 그리고 visualization을 통해 각 layer별로 추출된 feature를 파악하여 이를 분석함으로써 CNN 모델의 성능 개선에 활용하였다. 즉, ZFNet은 구조적으로 특별하여 성능 향상을 가져온 모델이 아니라 visualization 기법을 잘 활용한 것이 핵심이다. CNN 모델의 visualization을 구현하기 위해서는 convolution 과정을 역으로 수행하는 deconvolution과정이 필요하다. 이때 가장 문제가 되는 과정은 pooling 과정을 역으로 수행하는 unpooling을 수행하는 것이었는데, pooling과정에서 남겨진 feature가 정확히 어느 위치에서 온 것인지 되돌릴 수 없었기 때문이다. Zeiler 등은 pooling과정에서 그 위치를 기억하도록 하는 switch 개념을 도입하여 unpooling과정을 해결하였다.[10] 그 외에 ReLU나 convolution 연산 과정은 역함수를 그대로 적용하면 되기 때문에 문제가 되지 않았다. 그림 7-12는 이렇게 구현한 visualization

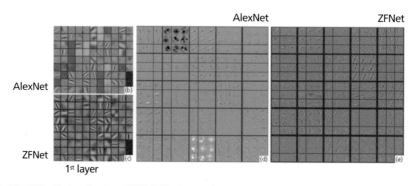

그림 7-12. ZFNet의 visualization 기법을 통한 각 layer에서의 feature 예시
AlexNet과 ZFNet 에서의 feature들을 직접 비교함으로써 ZFNet의 성능을 개선하는데 활용하였다. 첫 번째 layer의 feature들이 두 번째 layer의 feature들 보다 더 low level(점, 선, 면의 형태)의 feature임을 확인할 수 있다.
원 그림 출처: Zeiler M.D., Fergus R. Visualizing and Understanding Convolutional Networks. In: Fleet D, Pajdla T, Schiele B, Tuytelaars T, editors. Computer Vision – ECCV 2014. Springer, Cham; 2014. p. 818–833. Copyright © 2014, Springer International Publishing Switzerland

과정을 통해 실제로 feature들을 시각화한 것이다. 이로써 특정 layer의 feature map들이 균일하게 분포하는지, 특정 input의 불변성은 잘 고려되고 있는지 등을 파악할 수 있어 모델의 성능을 파악하는데 도움이 되었다.

VGGNet(2014년): VGGNet은 학습 네트워크의 layer를 깊게 하는 것이 성능 향상에 도움이 되는 요소 중 하나라는 것을 직접적으로 증명하였다. 구조적으로 단순하면서도 성능이 좋아 최근까지 많이 사용되었던 모델이다. VGG19 모델은 19개 층의 layer 구조를 갖는다. 5×5나 7×7과 같은 큰 크기의 kernel 하나를 사용하는 것 보다 3×3과 같은 작은 kernel을 여러 개 사용하는 것이 비슷한 효과를 얻을 수 있으면서도(실제로 3×3 convolution 2번은 5×5 convolution 1번, 3×3 convolution 3번은 7×7 convolution 1번과 같은 수용장receptive field을 갖는다) parameter 수를 줄여 효율적으로 학습할 수 있음을 보였다.[11] 영상 feature 추출에 효과적이라는 것이 알려지면서 전이학습transfer learning에 적극적으로 활용되었던 모델이기도 하다. 또한 추가적인 비선형성nonlinearity을 제공하려는 목적으로 1×1 convolution을 이용하였다.

GoogLeNet(2014년): 2014년도 ILSVRC 영상인식 경연의 우승 모델이다(top-5 error 7.3%). 보통은 하나의 layer에 단일 크기의 convolution kernel을 적용하여 깊게 쌓아 올리는 시도를 하였지만, GoogLeNet은 하나의 layer에 여러 종류의 kernel을 적용하는 구조를 도입하였다.[12] 이를 inception module이라하며 한 layer에서 보다 다양한 feature를 추출하는 GoogLeNet의 핵심기술이다. 따라서 공식적으로는 이를 inception 네트워크라 부르기도 한다. 물론 그러면서도 22개의 layer를 가지는 깊은 모델이기도 하다. Kernel 수가 늘어난 만큼 늘어난 연산량과 복잡도는 1×1 convolution kernel을 이용해서 네트워크의 parameter 개수를 획기적으로 줄이는 feature map의 차원축소를 시도하여 해결하였다(그림 7-13). AlexNet에 6천만 개의 parameter가 있었다면 이를 4백만 개 수준까지 줄일 수 있었다. 또한 마지막 layer를 fully-connected layer로 구성하지 않고, 앞선 layer들에서 충분한 영상 feature를 추출했음을 전제로 하여 global average pooling layer로 구성하였다. 그 외에 중간중간에 보조분류기auxiliary classifier를 두어 신경망의 깊이가 증가하면서 생기는 vanishing gradient 문제도 효과적으로 해소하였다.[13] 즉, GoogLeNet은 CNN의 모델의 학습능력은 극대화(많은 feature 추출, 깊은 망 구조)하면서도 학습 효율도 극대화(1×1 convolution, auxiliary classifier)한 대표적인 모델이다. 따라서 의료 영상을 다루는 문제에서도 자주 이용되었다.

ResNet(2015년): ResNet은 2015년 ILSVRC 영상인식 경연에서 영상 인식률을 97% 수준까지 끌어올리며 최초로 사람의 영상 인식능력을 능가하며 1등을 차지해 유명해진 알고리

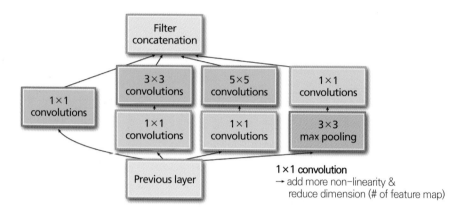

그림 7-13. GoogLeNet 모델에 제안된 inception module
다양한 크기의 kernel을 적용한 convolution을 동시에 수행하며, parameter 수를 제어하고 추가적인 비선형성nonlinearity 확보를 위한 1×1 convolution을 추가하였다.
원 그림 출처: Szegedy C, et al. Going deeper with convolutions. Proceedings of the IEEE conference on computer vision and pattern recognition 2015; doi:10.1109/cvpr.2015.7298594. Copyright: © 2015, IEEE.

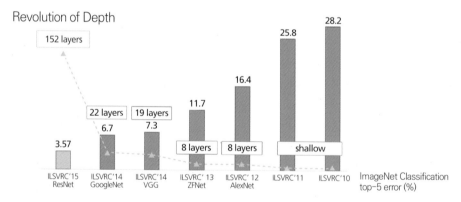

그림 7-14. ILSVRC 영상 인식 경연의 결과에서 확인할 수 있는 CNN 모델의 깊이와 인식률의 상관관계
2012년도 AlexNet에서 deep learning 모델 적용 이후 급격히 인식률이 향상되어 152개의 layer로 학습한 ResNet모델이 2015년에 사람의 인식률을 뛰어넘는 성능을 보였다.
원 그림 출처: http://kaiminghe.com/cvpr16resnet/cvpr2016_deep_residual_learning_kaiminghe.pdf

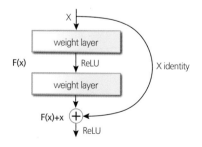

그림 7-15. ResNet 모델에 제안된 residual block
일반적인 convolution layer는 output만을 다음 layer의 input으로 보내지만, residual block은 skip connection을 통해 input과 output의 residual을 계산한다.
원 그림 출처: He K, Zhang X, Ren S, Sun J. Deep residual learning for image recognition. Proceedings of the IEEE conference on computer vision and pattern recognition 2016;doi:10.1109/cvpr.2016.90. Copyright: © 2016, IEEE.

즘이다(그림 7-14). 앞서 소개된 ReLU 활성화함수activation function로도 수십 개 이상의 layer를 갖는 네트워크에서는 vanishing gradient 문제를 완전히 해결할 수 없었다. ResNet을 제안한 Kaiming He는 residual block의 개념을 도입하여 이 문제를 해결했다(그림 7-15). 이는 각 layer를 뛰어넘는 skip connection을 두고 잔차residual를 최적화하는 학습이 진행되도록 하였고, 특별한 연산량 증가 없이(skip connection에 의해 덧셈 연산이 한 번 더해질 뿐, 전체 parameter 수에는 영향이 없다.) 작은 input 정보의 차이에도 민감하게 가중치 업데이트가 잘 이루어지도록 했다.[9] 이는 ResNet 모델이 최대 152개 layer의 깊은 망 구조를 가짐에도 불구하고 학습이 가능하도록 하였고, 깊은 망 구조로 인해 비선형성nonlinearity이 극대화되어 학습성능 또한 매우 우수하여 역시 의료영상 인식 문제를 푸는 데에도 많이 이용되었다. 후에 ResNet에서 제안된 residual block 구조를 GoogLeNet에서 제안된 inception module과 합쳐 성능을 극대화한 Inception-ResNet 모델이 제안되었다.[14]

DenseNet(2016년): ResNet에서 더 발전된 형태로, skip connection을 전체 네트워크의 다른 layer에 모두 연결하여 보다 적극적인 feedforward 네트워크를 구축하였다. ResNet에서는 단순히 feature map을 더해주는 방식이었다면, DenseNet은 feature map을 이어 붙이는concatenation 방식으로 활용하였다. 대신에 feature map의 개수가 지나치게 커지지 않도록 각 layer연산 과정에서 적은 수의 kernel을 사용하였다.[15]

4. 컨볼루션 신경망convolutional neural network 응용기술: 검출detection과 분할segmentation

영상에서 검출detection은 영상 내 찾고자 하는 특정 객체object의 유무뿐 아니라 그 객체의 위치까지 확인하는 작업을 말한다(그림 7-16A). 따라서 detection 알고리즘의 output은 bounding box의 형태의 object 위치와 해당 object의 분류 결과class이다. 분할segmentation은 영상에서 찾고자 하는 특정 object의 위치를 pixel 단위로 표시해주는 것이다. 즉, 해당 object에 대한 윤곽선 그리기를 떠올리면 된다(그림 7-16B). 두 문제들 역시 고전적인 영상처리 기법으로는 쉽지 않았으나 CNN 알고리즘을 도입함으로써 좋은 성능이 확보되었고 다양한 의학영상 분석 문제들에 적용되고 있다.

4.1. 검출detection
검출 알고리즘의 구조는 크게 1) 후보 영역 제안region proposal과 2) object 분류의 두 과정으

A 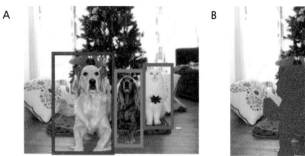 B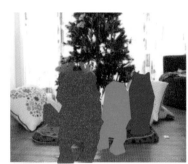

그림 7-16. 검출detection**과 분할**segmentation**의 예**
A. 검출 과정에서는 찾고자 하는 객체object의 위치를 bounding box 형태로 얻는다.
B. 분할 과정에서는 개별 pixel이 각 object에 속하는지 여부를 결정하게 되며 윤곽선을 추출할 수 있는 형태로 얻는다.

로 이루어져 있다. 그림 7-17은 CNN기반의 검출 알고리즘인 region-based convolutional neural network (R-CNN)과 faster R-CNN의 개요이다. 후보 영역을 제안하는 것은 R-CNN 모델[16]에서 활용한 컴퓨터비전computer vision 기술 기반의 선택적 탐색selective search 알고리즘[17] 또는 faster R-CNN 모델에서 활용한 CNN 기반의 region proposal network을 이용할 수 있다.[18] 이렇게 제안된 후보 영역을 최종 분류하는 방법으로는 후보 영역을 별도의 영상으로 잘라내어 CNN모델을 통해 feature map을 추출한 후 이를 support vector machine (SVM)과 같은 고전적인 기계학습 알고리즘으로 분류하는 R-CNN 방법과 region proposal network에서 이미 추출된 feature들을 활용하여 분류하는 faster R-CNN 방법이 제안되었다.

이와 같은 2단계로 구분된 형태의 object 검출 알고리즘은 속도가 느리다는 단점이 있다. 이를 보완하기 위해 전체 영상을 동일한 크기의 격자grid로 구분한 후 각 grid가 특정 분류 결과class에 해당할 확률을 계산하여 하나의 network으로 검출을 해결하는 You Only Look Once (YOLO) 모델이 제안되었다(그림 7-18). YOLO 모델은 속도 면에서 R-CNN 계열의 단점을 극복하여 실시간 검출이 가능하도록 하였지만, 다소 정확도가 떨어지거나 작은 object의 검출이 어렵다는 문제가 있다.[19]

4.2. 분할segmentation

분할segmentation을 하기 위한 여러가지 방법이 있는데, 가장 떠올리기 쉬운 방법은 object의 mask를 보여주는 원본 영상 크기의 output 영상을 원본 input 영상으로부터 도출하는 CNN을 구성하는 것이다(그림 7-19A). 중간 convolution layer를 통한 feature map들도 원본 영상과 같은 크기로 도출되도록 구성하면 정확도를 높일 수 있으나 계산 효율이 좋지 않아 일반적으로는 autoencoder 구조의 encoding과 decoding 과정이 결합된 모델을 사용한

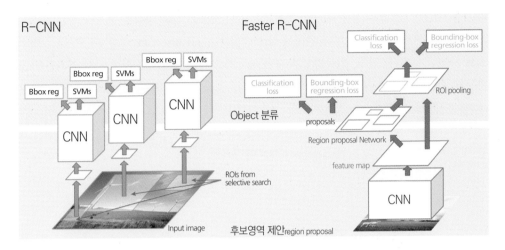

그림 7-17. 검출detection**을 위한 대표적인 딥러닝**deep learning **모델인 R-CNN과 이의 개선 모델인 faster R-CNN 모델**
공통적으로 후보 영역 제안region proposal 이후 제안된 region of interest (ROI)에 대해 object 분류를 하는 과정을 거친다. 일부를 Ren S, He K, Girshick R, Sun J. Faster R-CNN: Towards real-time object detection with region proposal networks. IEEE Transactions on Pattern Analysis and Machine Intelligence 2017;39:1137-1149. Copyright: ⓒ 2016, IEEE의 원 그림을 이용함.

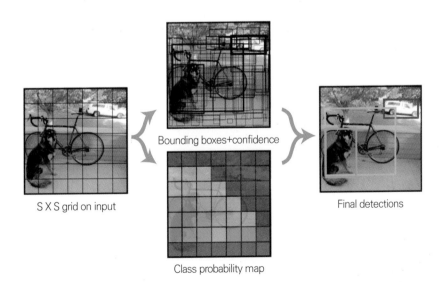

그림 7-18. YOLO 모델의 개요
하나의 네트워크에서 object 분류 및 위치를 파악하는 과정을 동시에 진행하여 속도 문제를 해결하였다.
원 그림 출처: Redmon J, Divvala S, Girshick R, Farhadi A. You Only Look Once: Unified, Real-Time Object Detection. IEEE Conference on Computer Vision and Pattern Recognition 2016;doi:10.1109/cvpr.2016.91. Copyright: ⓒ 2016, IEEE.

다(그림 7-19B). 이 경우 최종 encoding된 feature map을 원본 영상을 잘 대표하는 잠재특징latent feature으로 하여 이로부터 원하는 object의 segmentation mask를 재구성하는 방식으로 사용하게 된다. 이후, 의료영상과 같이 영상의 크기가 크면서 정확한 분할 결과를 요구하는 과제에 특화된 U-Net 구조가 제안되었다.[20] U-Net 구조는 기존의 autoencoder 구조의 decoding과정에 encoding과정에서 추출된 feature map을 가져와 concatenation하여 활용함으로써 분할할 영역의 localization 정확도를 높였다(그림 7-19C). 의료영상에서 특정 병변이나 장기를 분할할 때에는 U-Net이 활발하게 활용되고 있다.

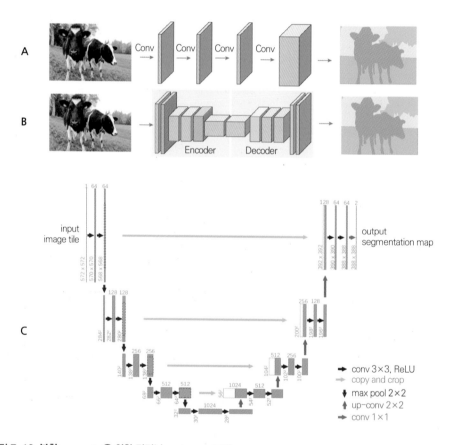

그림 7-19. 분할segmentation을 위한 딥러닝deep learning 모델
A. 입력 영상과 같은 크기의 반복된 convolution layer를 통해 object의 segmentation mask를 얻는 모델
B. Autoencoder 구조의 분할 알고리즘 모델
C. U-Net 모델
원 그림 출처 A,B: https://medium.com/analytics-vidhya/computer-vision-part-6-semantic-segmentation-classification-on-the-pixel-level-ee9f5d59c1c8
원 그림 출처 C: Ronneberger O., Fischer P., Brox T. U-Net: Convolutional Networks for Biomedical Image Segmentation. In: Navab N, Hornegger J, Wells W, Frangi A, editors. Medical Image Computing and Computer-Assisted Intervention – MICCAI 2015. Springer, Cham;2015. p. 234-241.
Copyright: © 2015, Springer International Publishing Switzerland.

● Capsule

인공지능의 의학영상 판독 성능: 컨볼루션 신경망convolutional neural network 대 의사

사례 1. 안저영상에서 당뇨망막병증 진단(JAMA 2016;316:2402-2410)

50명이 넘는 안과 의사들이 약 13만 장에 이르는 대량의 안저영상에 대해 당뇨망막병증의 유무와 중증도를 평가하여 학습데이터를 만들었다. 이 데이터를 이용하여 CNN 알고리즘을 학습시킨 뒤, 알고리즘의 성능을 15명의 안과 의사들의 진단 정확도와 비교하였다. 전문가 의뢰가 필요한 상태의 당뇨망막병증을 진단하는데 알고리즘의 성능은 안과 의사들의 진단 정확도와 동등한 수준이었다.

사례 2. 피부사진을 이용한 피부질환의 감별(Nature 2017;542:115-118)

13만 장에 달하는 일반 피부 사진 또는 dermoscopy 사진을 CNN 기반의 알고리즘 학습에 이용하여 1) keratinocyte carcinoma와 benign seborrheic keratosis의 감별, 그리고 2) malignant melanoma와 benign nevus의 감별과 같은 중요한 피부과적 질환을 분류하도록 하였다. 각각의 분류 문제에 대하여 이 알고리즘은 숙련된 피부과 의사의 정확도와 유사한 수준의 성능을 보였다.

사례 3. 유방암의 림프절 전이에 대한 병리진단(JAMA 2017;318:2199-2210)

병리학 분야에서도 병리 슬라이드를 스캔하여 만든 디지털 영상의 이용이 가능해지면서, 인공지능 artificial intelligence (AI)를 이용하려는 노력이 활발히 이루어지고 있다. 이 연구는 유방암 환자의 림프절 전이 유무에 대한 병리학적 진단을 CNN 기반의 알고리즘을 이용하여 숙련된 병리과 의사만큼 정확하게 진단할 수 있음을 보여주었다. 특히 판독 시간을 짧게 제한한 경우에는 알고리즘의 성적이 병리과 의사보다 우월하였다.

사례 4. 흉부단순촬영에서 악성 폐결절의 진단(Radiology 2019;290:218-228)

흉부단순촬영 영상에서 악성 폐결절을 찾는데 CNN 기반 알고리즘을 적용하였다. 약 43,000장의 흉부단순촬영 영상으로 학습된 알고리즘의 성능은 숙련된 흉부 영상의학과 의사의 진단 정확도를 상회하였으며, 이 알고리즘의 도움을 받았을 때 영상의학과 의사의 진단 정확도가 향상되었다.

사례 5. 상부위장관 내시경을 이용한 암 진단(Lancet Oncol 2019;20:1645-1654)

상부위장관 내시경을 이용한 암 진단에 CNN 기반 알고리즘을 적용하였다. 100만 개 이상의 내시경 사진을 알고리즘의 학습에 이용하였고, 개발된 알고리즘은 숙련된 내시경 의사와 동등한 수준, 숙련되지 않은 내시경 의사보다는 우수한 성능을 보였다. 알고리즘은 내시경 의사가 놓친 병변 중 상당수를 발견할 수 있었고, 숙련되지 않은 내시경 의사의 경우 알고리즘의 도움을 받으면 민감도 sensitivity를 숙련된 내시경 의사 수준까지 향상시킬 수 있는 것으로 나타났다.

이와 같이 여러 의학 분야의 다양한 영상들에 AI 알고리즘을 적용한 연구 결과가 속속 발표되고 있다. 이러한 결과들을 처음 접하는 독자라면 CNN 기반 AI 알고리즘들의 높은 성능에 대해서 매우 놀랄 수도 있을 것 같다. 조금 더 깊이 들여다보면, 첫째, 이 연구들 중 일부는 적절한 external validation을 시행하지 않았는데, AI 알고리즘은 일반적으로 학습데이터에 대한 의존성이 높아 이러한 연구의 결과가 여러 병원의 다양한 실제 진료 환경으로 일반화될 수 있을지는 앞으로 더 확인이 필요하다. 연구/논문 단계에서 보인 AI알고리즘의 높은 성능이 실제 임상진료 현장으로 일반화되지 못하고 정확도가 낮아지는 현상이 잘 알려져 있다. Google이 최근 발표한 논문에 따르면, 현재 대다수의 AI 시스템은 일반화가 어렵다("The majority of AI systems are far from achieving reliable generalisability, let alone clinical applicability, for most types of medical data." –BMC Med 2019;17:195). 둘째, AI는 학습한 task 이외에는 판단을 하지 못하는(가령 악성 폐결절을 진단하는 AI가 폐렴이나 폐결핵을 진단할 수 없다) 제한점이 있다. 이러한 AI의 약점들에도 불구하고, 앞에서 제시한 연구들은 AI가 적어도 제한된 데이터 범위 내에서 제한된 의학영상 판독 task를 전문의료인 못지않게 수행할 수 있음을 보여주고 있다. 따라서 이러한 높은 성능을 보이는 AI의 장점을 효과적으로 이용하기 위해서는 전문의료진이 먼저 AI의 결과를 신뢰할 수 있는 데이터 범위(구체적 진료 상황, 적응증, 대상 환자에 해당함) 및 판독 task의 범위를 잘 정의하고 관리하는 것이 중요하다.

또 한 가지, 이러한 연구들에서 눈여겨볼 것은 의료인의 진단 결과와 AI의 진단 결과가 겹치지 않는 부분이 있다는 점이다. 일부의 경우는 의사가 맞게 판단한 것을 AI가 틀리게 판단하였고, 일부의 경우는 의사가 틀리게 판단한 것을 AI가 맞게 판단하였다. 즉, 의사의 판단과 AI의 판단을 적절히 잘 종합하였을 때 어느 한 쪽보다 정확한 진단을 내릴 수 있을 것이다.

이러한 사항들을 모두 고려하면, "human vs. AI"는 AI를 의료에 활용함에 있어 적절한 방향이 아님을 쉽게 알 수 있다. AI를 의료의 질을 향상시키는 효과적이고 안전한 도구로 활용하기 위해서는 AI의 장점과 약점을 모두 잘 이해하는 의료 전문가의 적극적 참여와 관리감독이("human in the loop") 매우 중요하다. 이러한 이유로 American Medical Association과 World Medical Association은 AI라는 용어를 Artificial Intelligence가 아닌, 의료 전문가를 도와 의료 전문가의 능력을 향상시키는 Augmented Intelligence의 개념으로 이해하고 사용하는 것을 권장하고 있다.

■■■ 참고문헌

1. Yamashita R, Nishio M, Do RKG, Togashi K. Convolutional neural networks: an overview and application in radiology. Radiology 2018;9:611-629

2. Hubel DH, Wiesel TN. Receptive fields, binocular interaction and functional architecture in the cat's visual cortex. J Physiol 1962;160:106-154

3. Karpathy A. CS231n: Convolutional neural networks for visual recognition 2016 [Internet]. Stanford University; 2016 [cited 2020 Jan 19]. Available from: http://cs231n.stanford.edu/2016/

4. Lin M, Chen Q, Yan S. Network in network 2013. arXiv:1312.4400. https://arxiv.org/abs/1312.4400. Accessed January 19, 2020

5. Chollet F. Xception: Deep learning with depthwise separable convolutions. Proceedings of the IEEE conference on computer vision and pattern recognition 2017;1251-1258

6. Springenberg JT, Dosovitskiy A, Brox T, Riedmiller M. Striving for simplicity: The all convolutional net. arXiv:1412.6806. https://arxiv.org/abs/1412.6806. Accessed January 19, 2020

7. LeCun Y, Boser B, Denker JS, Henderson D, Howard RE, Hubbard W, et al. Backpropagation applied to handwritten zip code recognition. Neural Computation 1989;1:541-551

8. Krizhevsky A, Sutskever I, Hinton GE. ImageNet classification with deep convolutional neural networks. Communications of the ACM 2017;60:84-90

9. He K, Zhang X, Ren S, Sun J. Deep residual learning for image recognition. Proceedings of the IEEE conference on

computer vision and pattern recognition 2016;doi:10.1109/cvpr.2016.90

10. Zeiler M.D., Fergus R. Visualizing and Understanding Convolutional Networks. In: Fleet D, Pajdla T, Schiele B, Tuytelaars T, editors. Computer Vision – ECCV 2014. Springer, Cham; 2014. p. 818-833

11. Simonyan K, Zisserman A. Very deep convolutional networks for large-scale image recognition. arXiv:1409.1556. https://arxiv.org/abs/1409.1556. Accessed January 19, 2020

12. Szegedy C, Liu W, Jia Y, Sermanet P, Reed S, Anguelov D, et al. Going deeper with convolutions. Proceedings of the IEEE conference on computer vision and pattern recognition 2015;1-9

13. Wang L, Lee C-Y, Tu Z, Lazebnik S. Training deeper convolutional networks with deep supervision. arXiv:1505.02496. https://arxiv.org/abs/1505.02496. Accessed January 19, 2020

14. Szegedy C, Ioffe S, Vanhoucke V, Alemi AA. Inception-v4, Inception-ResNet and the impact of residual connections on learning. Proceedings of the Thirty-First AAAI Conference on Artificial Intelligence 2017;4278-4284

15. Huang G, Liu Z, Van Der Maaten L, Weinberger KQ. Densely connected convolutional networks. Proceedings of the IEEE conference on computer vision and pattern recognition, 2017;4700-4708

16. Girshick R, Donahue J, Darrell T, Malik J. Rich feature hierarchies for accurate object detection and semantic segmentation. Proceedings of the IEEE conference on computer vision and pattern recognition 2014;580-587

17. Uijlings JR, Van De Sande KE, Gevers T, Smeulders AWM. Selective search for object recognition. Int J Comput Vis 2013;104;154-171

18. Ren S, He K, Girshick R, Sun J. Faster R-CNN: Towards real-time object detection with region proposal networks. IEEE Transactions on Pattern Analysis and Machine Intelligence 2017;39;1137–1149

19. Redmon J, Divvala S, Girshick R, Farhadi A. You only look once: Unified, real-time object detection. Proceedings of the IEEE conference on computer vision and pattern recognition, 2016;779-788

20. Ronneberger O., Fischer P., Brox T. U-Net: Convolutional Networks for Biomedical Image Segmentation. In: Navab N, Hornegger J, Wells W, Frangi A, editors. Medical Image Computing and Computer-Assisted Intervention – MICCAI 2015. Springer, Cham;2015. p. 234-241

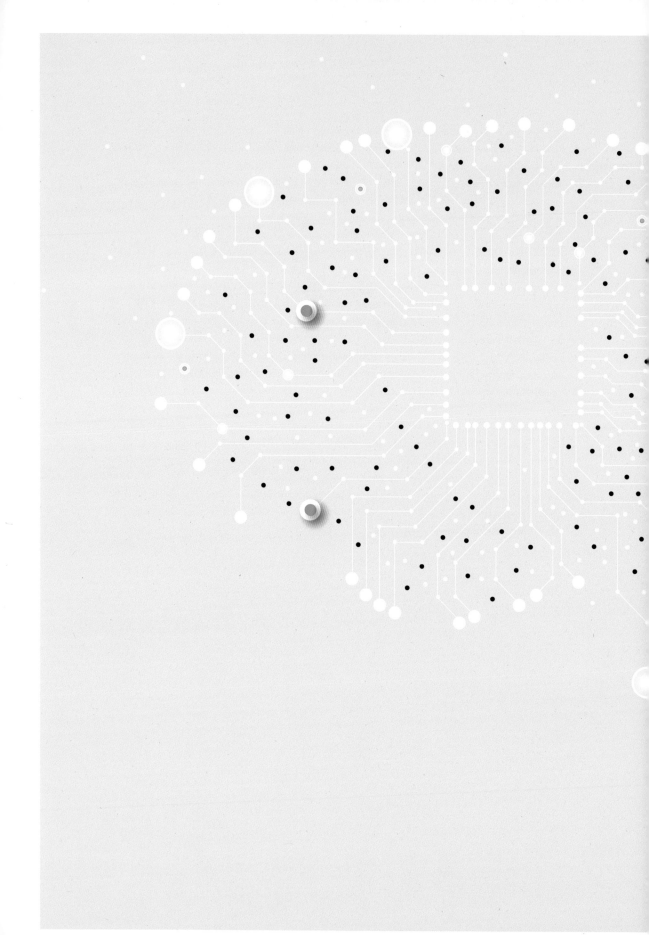

## 08

시계열time series 자료와 순환신경망recurrent neural network

차유진 MD, PhD 과정

Capsule: **선우준** MD, PhD

어떤 데이터를 목적에 맞게 설명할 수 있는 데이터의 구성 요소를 feature라고 한다. 의료 영상에서 병변을 진단하거나 위치를 찾아내는 기계학습machine learning 모델을 구현하는 핵심 과정은 병변을 가장 잘 설명할 수 있는 영상의 feature들을 정의하고 추출하는 것으로 요약된다. 그러나 의료 현장에서 생산되는 상당수의 데이터는 의료 영상처럼 어느 한 순간에 획득한 것이 아니라 시간 순서를 따라 연속적으로 획득하는 경우가 많다. 이처럼 시간 순서를 따라 획득한 데이터는 특성이 순서를 가지므로 시계열time series 데이터라고 한다. 지금까지 다룬 기계학습machine learning 알고리즘이나 인공신경망artificial neural network의 구조로는 데이터의 시계열time series 특성을 학습에 반영하기 어렵다. 따라서 시계열time series 데이터를 효과적으로 학습할 수 있는 기계학습machine learning 알고리즘이 제안되었다. 신경망 방식 중에서 시계열time series 특성을 학습할 수 있는 대표적인 알고리즘으로 순환신경망recurrent neural network (RNN) 구조가 제안되었으며 다양한 변형이 개발되어 현재 의료 및 비의료 분야 모두에서 폭넓게 적용되고 있다. 이번 장에서는 시계열time series 데이터의 특징과 기계학습machine learning 분야에서 시계열time series 데이터를 표현하는 방법을 다루고, 순환신경망recurrent neural network의 기본 구조와 대표적인 변형 구조인 장단기 기억long short-term memory (LSTM) 신경망을 소개한다. 단원의 마지막에는 순환신경망recurrent neural network의 대표적인 응용 분야인 자연어 처리natural language processing와 관련된 주제들을 정리한다.

1. 시계열time series 자료

1.1 시계열time series 자료란 무엇인가?

시계열time series의 의미를 심전도 신호를 통해 설명할 수 있다. 심전도 데이터를 설명하는 대표적인 특성은 12개의 전극에서 측정한 전위 값이 일정한 시간 범위에서 변화함으로서 그리는 파형이다. 만일 어떤 특정한 순간에 각각의 전극에서 전위를 측정한다면 고정된 하나하나의 전위 값은 획득할 수 있으나 이 고정된 값들만으로는 심전도를 의미 있게 설명할 수 없다. 심전도는 각 전위 값들의 전후 비교를 통해 얻어지는 파형의 패턴을 통해서만 설명이 가능하다. 따라서 심전도 데이터는 일정한 시간 범위 내에서 수집된 연속적인 전위 값들을 하나의 특성으로 본다. 심전도의 파형과 같은 특성을 시계열time series 특성이라고 하며 하나의 시계열time series 특성을 이루는 개별 특성 값들의 '순서'는 시계열time series 특성의 가장 중요한 정보를 담고 있다. 가령 심전도 파형은 P파, QRS파, T파의 순서로 나타나는데 이를 QRS파, P파, T파 순으로 나타난다고 기술할 경우 완전히 다른 의미가 되기 때문이다.

이와 같이 시계열time series 특성을 갖는 의료 데이터로는 심전도나 뇌전도, 심잡음을 비롯한 생리학적 파형 데이터, 관류 강조 의료 영상, 신경계의 신호전달 패턴 등이 대표적이다. 그러나 일반적으로 알려진 시계열time series 의료 데이터의 정의를 보다 확장하면 다양한 정적인 범주의 데이터를 시계열time series의 범주에서 다룰 수 있게 된다. 대개의 의료 영상은 단일한 순간에 획득된 데이터로서 시계열time series 특성을 갖지 않는다. 단일 흉부X선영상은 정적 데이터지만 폐 부위의 병변의 호전 여부를 추적 관찰하기 위해 일정한 시간 범위에서 연속 촬영된 흉부X선영상의 집합은 하나의 시계열time series 데이터로 간주할 수 있다. 혈액 검사 수치도 단일한 시점의 값이 시간 순서로 집합을 이루면 건강 상태나 질병의 경과를 설명하는 시계열time series 데이터가 된다. 이 밖에도 유전체의 배열은 시간이 아닌 공간적 선후 관계를 갖지만 시계열time series 특성으로 간주하여 분석할 수 있다. 단어의 시간 순서로 이루어진 문장이나 음성 대화와 같은 자연어 데이터도 대표적인 시계열time series 데이터에 속한다 (표 8-1).

시계열time series 데이터를 다루는 주요 목적은 다음과 같다. 첫째, 데이터의 경향이나 주기cycle를 파악하는 것이다. 심전도 파형의 패턴이나 주기를 파악하여 부정맥을 진단하는 예가 대표적이다. 둘째, 미래의 값을 예측하는 것이다. 기흉으로 폐허탈pulmonary collapse이 발생한 환자의 흉부X선영상 추적 데이터를 확보하면 아직 시점이 도래하지 않은 다음날의 호전 정도를 가늠할 수 있다. 셋째, 새로운 시계열time series 데이터를 생성하는 것이다. 음성 인식 의무기록시스템은 의료 녹취 전용 음성 인식기로부터 받은 음성 데이터를 문자열이라는 또 다른 형태의 시계열time series 데이터로 변환한다. 이 변환은 원본 시계열time series 데이터를 부호화하여 원본에 대응하는 또 다른 종류의 시계열time series 데이터를 출력하는 것으로 볼 수 있다.

표 8-1. 의료분야 및 비의료분야에서 정적 데이터와 시계열time series 데이터 예시

	정적 데이터	시계열time series 데이터
의료 분야	• 단일 의료 영상 • 증후, 증상, 진단명 • 혈당, 혈압 등의 단일 측정 기록 • 폐활량 등 변화가 거의 없는 고정된 신체 측정값 • 유전체 서열을 해석한 값	• 심전도 및 뇌전도, 청음 • 혈당, 혈압 등의 추적 자료 • 의료 데이터 판독문 • 의무 기록 녹취문 • 추적 의료 영상 집합 • 유전체 서열
비의료 분야	• 정지 영상 • 개인 정보(주민등록번호 등) • 시스템 기본 사양 • 시간 변화에 따른 변화가 없는 모든 데이터	• 동영상 • 일기 변화도 • 주가 차트 • 자동차 주행 기록

1.2. 시계열time series 데이터의 특징

1.2.1. 기억 의존성

그림 8-1은 추적 검사를 위한 흉부X선영상의 시계열time series 집합을 도식화하여 보여준다. 하나의 시점에서 하나의 영상 데이터 특성을 정의하기 위해서는 공간적 차원만 고려하면 된다. 모든 공간 차원은 하나의 시점에서 동시에 접근이 가능하다. 이와 달리 데이터 특성을 시간적 차원에서 고려할 경우 하나의 시점에서는 하나의 시간적 단위에만 접근할 수 있다. 앞선 시간 단위의 정보는 이미 지나간 과거이므로(비가역성) 지나간 시간 단위의 시계열time series 패턴을 고려하기 위해 지나간 시간 단위에 대한 기억이 필요하게 된다. 언어를 통한 일상 대화에서도 청각 기관이 받아들이는 신호는 현재 시점에서의 단일 신호 값에 불과하다. 단어 혹은 문장이라고 인식하는 대화의 특성 정보는 현 시점에서 접근할 수 없는 과거의 기억이다. 이처럼 기계학습machine learning에서도 시계열time series 데이터를 다루기 위해서는 과거의 정보를 기억할 수 있는 특별한 설계가 필요하게 된다.

1.2.2. 맥락 의존성

감염 질환 환자에서 혈중 C반응성단백질CRP의 수치 변화는 치료 효과를 평가할 수 있는 지표가 된다. 아직 추적 검사가 시행되지 않은 미래 시점의 예측값은 검사가 시행되기 직전의 수치에 의존하면서 동시에 보다 넓은 시간 범위에서 측정된 감염의 진행 경향성에도 의존한다. 즉 여러 잠재적인 요인에 의하여 최근의 C반응성단백질CRP 수치가 부분적으로 악화되더라도 전반적인 감염이 호전되고 있는 경향이라면 다가오는 시점에서의 검사 수치는 호전될 가능성이 있다. 이처럼 앞으로 진행되는 시계열time series 흐름은 시계열time series 흐름 전반의 맥락에 의존하는 특징이 있는데 이를 맥락(경향) 의존성이라고 한다. 맥락 의존 특징은 특히 자연어 모델에서 중요한 고려사항이 된다.

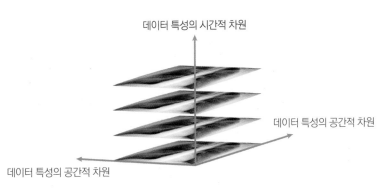

데이터 특성의 시간적 차원

데이터 특성의 공간적 차원

데이터 특성의 공간적 차원

그림 8-1. 시계열time series **데이터 특성의 공간적 및 시간적 차원, 하나의 시점에서 공간적으로 정의된 특성들이 일정한 시간 범위에서 연속되면 시간적으로 정의된 특성이 된다.**

1.2.3. 데이터 크기의 가변성

일반적으로 정적 데이터를 취급할 때는 데이터의 크기 조건이 동일해야 한다. 기계학습machine learning 알고리즘에 적용하는 이미지 데이터의 경우 데이터들의 픽셀 개수가 모두 동일하다. 그러나 현실적으로 시계열time series 데이터는 크기를 고정하기 어려운 경우가 대부분이다. 문장의 길이는 모두 다를 수 밖에 없고 파형의 패턴은 모든 신호가 입력되기 전이라도 분석하여야 하는 경우가 있다. 그러므로 문제의 종류와 상황에 따라 데이터의 길이가 모두 다를 수 있는 가변성을 허용한다.

1.3. 시계열time series 데이터를 어떻게 표현하는가?

시계열time series 데이터를 기계학습machine learning에 적용하기 위해서는 기계학습machine learning 연구자들이 데이터를 표현하는 규칙을 이해할 필요가 있다. 시계열time series 데이터의 분야에 따라서는 특별히 제안된 별도의 표현 규칙들도 있다. 여기서는 향후 소개할 순환신경망recurrent neural network에서 적용할 수 있는 가장 기본적인 데이터 벡터 기반 표기법에 대해 다루기로 한다.

정적 데이터는 단순히 feature 차원으로 구성된 벡터이다. 하나의 벡터는 하나의 데이터가 되며, 데이터 벡터가 독립적으로 모여 집합을 이루면 이 집합을 데이터집합dataset이라고 한다. 정적 데이터집합dataset은

$$X = \{x_1, x_2, x_3, \cdots, x_n\}$$

의 형식으로 나타낸다. n개의 독립적인 데이터로 구성된 집합의 각 원소 x는 데이터 feature 수만큼의 차원으로 이루어진 벡터다(그림 8-2A). 만일 C반응성단백질CRP, 적혈구침강속도ESR, 백혈구 수WBC라는 세 가지 혈액 검사 결과를 feature로 갖는 데이터집합dataset의 원소 x 하나는 다시 $x_n = (CRP, ESR, WBC)^T$와 같이 3차원 벡터로 표현한다(T는 transpose를 의미하는 기호로 벡터의 집합을 행렬로 취급하기 위해 도입하였다).

이와 달리 시계열time series 데이터에서는 데이터집합dataset의 원소 x 하나가 feature 수만큼의 차원을 가진 벡터로 표현되지 않고 시간 단위의 수만큼의 차원을 가진 벡터로 표현된다. 만일 시간 단위를 1부터 m까지 고려하면 다음과 같이 표현할 수 있다.

$$x_n = (x^{(1)}, x^{(2)}, x^{(3)}, \cdots, x^{(m)})^T$$

이 벡터 내의 원소 하나는 다시 feature 수만큼의 차원을 가진 정적 시점에 획득한 데이터 벡터가 된다. 즉 하나의 시간 단위에서 획득된 데이터 벡터가 시간 단위 수만큼 순차적으로 집합을 이루어 벡터가 되어 하나의 데이터가 된다(그림 8-2B).

A

	CRP	ESR	WBC
Patient1	1.03	28.8	7,078
Patient2	1.63	31.4	7,212
Patient3	3.62	39.0	6,853

$X=\{x_1, x_2, x_3\}$

B

	Day(1)			Day(2)			Day(3)			...	Day(m)		
	CRP	ESR	WBC	CRP	ESR	WBC	CRP	ESR	WBC		CRP	ESR	WBC
Patient1	1.03	28.8	7,078	1.05	31.8	8,178	1.11	33.2	8,871		1.10	31.2	8,471
Patient2	1.63	31.4	7,212	1.60	29.4	6,814	1.52	26.4	6,121		1.02	24.4	6,231
Patient3	3.62	39.0	6,853	3.42	35.2	6,153	3.24	29.2	6,051		2.12	22.2	5,851

$x_1 = \{x^{(1)}, \ x^{(2)}, \ x^{(3)}, \ldots, \ x^{(m)}\}^T$

그림 8-2. A. 정적 데이터집합dataset 예시, B. 시계열time series 데이터집합dataset 예시

2. 순환신경망recurrent neural network의 기초

2.1. Feedforward neural network과의 비교

Deep neural network은 여러 개의 layer가 계층적으로 구성된 골격을 가지고 있다. 한 layer의 내부를 구성하는 각각의 단위는 node라고 한다. 한 layer 내부의 node들은 전 layer 그리고 후 layer에 있는 node들과 연결되어 정보를 전달하게 된다. 특별히 정보를 외부에서 입력받는 layer를 input layer라 하고, 최종적인 값을 출력하는 layer를 output layer라 한다. 일반적인 feedforward neural network의 작동 과정에서 하나의 데이터를 한번에 입력하면 데이터의 값은 각 layer에서 연산을 거쳐 output layer의 방향으로만 전달된다. 즉 각 layer 내 node에서의 연산은 전 layer에서 전달 받은 값만을 사용하여 수행된다. 이와 달리 순환신경망recurrent neural network에서는 하나의 데이터가 한번에 입력되지 않고 시점 단위의 값이 순차적으로 입력된다. 또한 시점별로 입력된 값들의 연관성을 표현하기 위해 node의 출력값이 다음 layer의 node에 입력으로 전달됨과 동시에 복제되어 다음 시점의 자기 node의 입력으로 되돌아오는 구조를 가진다(그림 8-3).

그림 8-3B는 그림 8-3A와 같이 하나의 hidden layer 내부에 다수의 node로 구성된 순환신경망recurrent neural network을 축약 형식으로 도식화한 것이다. 그림 8-3의 hidden layer 내 node에서 순차적으로 입력되는 데이터 값이 되돌아오는 경로를 recurrent edge라고 한다. Recurrent edge는 순환신경망recurrent neural network의 가장 특징적인 구조다. Recurrent

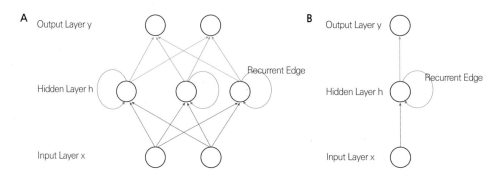

그림 8-3. Recurrent edge를 가진 순환신경망recurrent neural network
A. 기본형 표현, B. 기본형의 축약형 표현

edge는 *t-1*시점에 발생한 정보를 t시점으로 전달하는 역할을 수행한다. 가령 $x = (x^{(1)}, x^{(2)}, \cdots$ $, x^{(m)})^T$ 형태의 데이터가 입력될 경우 첫 번째 시점에는 $x^{(1)}$만이 input layer의 가중치와 곱셈 되어 hidden layer 내 node의 활성화함수activation function로 전달된다. 이어 이 활성화함수activation function에서 출력된 값이 output layer로 최종 전달된다. 두 번째 시점에는 $x^{(2)}$가 input layer의 가중치와 곱셈되어 hidden layer로 전달된다. 그러나 두 번째 시점의 hidden layer 내 node 활성화함수activation function에는 가중치와 곱한 $x^{(2)}$에 첫 번째 시점의 hidden layer 내 node 활성화함수activation function에서 출력된 값을 더한 값이 입력된다. 앞선 시점의 hidden layer node가 출력한 값이 다음 시점 hidden layer node 입력의 일부로 반영되는 순환 연산은 데이터를 이루는 마지막 시점까지 동일하게 반복된다.

2.2. 순환신경망recurrent neural network의 기본 단위와 활성화함수activation function

Node라고 불리는 신경망의 기본 단위는 순환신경망recurrent neural network에서는 특별히 cell 이라고 한다. 순환신경망recurrent neural network에서 node를 cell이라고 따로 명명하는 이유는 recurrent edge를 비롯하여 정보 순환에 필요한 부가적인 내부 구조가 cell 단위마다 존재하 므로 node와 구분할 필요가 있기 때문이다. 기본적인 순환신경망recurrent neural network 구조에 서 cell의 역할은 출력값을 다음 layer의 cell에 전달하는 것과 동시에 다음 시점의 자신 또는 이웃 cell에 전달하는 것이다. 이를 수식으로 나타내면 다음과 같다.

$$h^{(t)} = f(h^{(t-1)}, x^{(t)}; \theta)$$

f는 cell 단위의 활성화함수activation function이다. 따라서 $h^{(t)}$는 t시점에서 활성화함수activation function가 출력한 값을 의미한다. 이때 *t-1*시점에서 활성화함수activation function의 출력과 t

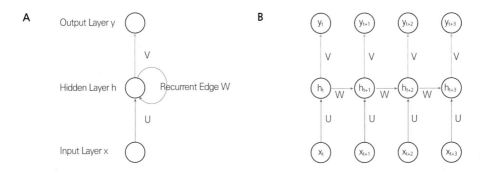

그림 8-4. A. 축약형으로 표현한 순환신경망 recurrent neural network**, B. 축약형 순환신경망**recurrent neural network**을 시간적으로 펼친 형태**

시점의 입력 x가 매개변수 θ에 의하여 적절하게 변환된 값이 활성화함수activation function의 입력이 된다. 매개변수 θ는 input layer와 hidden cell의 가중치를 의미한다. 경우에 따라 cell의 bias도 매개변수로 포함될 수 있다. 매개변수를 가중치와 bias로 세분화하여 앞의 식을 다음과 같이 표현할 수 있다.

$$h^{(t)} = f\left(Ux^t + Wh^{(t-1)} + b\right)$$

이 식에서 U는 input layer와 cell의 연결 가중치, W는 cell의 가중치를 의미한다. t−1시점에 대한 recurrent edge를 제외하면 일반적인 feedforward neural network node의 활성화함수activation function와 동일하다. 경우에 따라 cell에서 output layer로 연결된 가중치를 따로 나타내기도(그림 8-4의 V) 한다. 순환신경망recurrent neural network에서 시점 단위의 정보 흐름을 보다 시각적으로 표현하기 위해 순환신경망recurrent neural network을 시간적으로 펼쳐서 표현할 수 있다. 셀의 recurrent edge가 수평 방향으로 표현된 그림 8-4B는 그림 8-4A의 축약형 순환신경망recurrent neural network을 시간적으로 펼친 것으로 두 그림은 동일한 신경망을 나타낸다. 그림 8-4B를 통해 순환 cell에서는 현재의 정보뿐만 아니라 과거 시점의 정보가 계속 축적되어 처리되는 과정을 시각적으로 이해할 수 있다. 이때 그림 8-4B에서 같은 기호로 표기된 가중치는 시점의 경과에 무관하게 동일한 값을 가진다. 이를 순환신경망recurrent neural network에서의 가중치 공유 특성이라 한다.

컨볼루션 신경망convolutional neural network에서는 node의 활성화함수activation function로 ReLU 혹은 경우에 따라 sigmoid 함수를 사용한다. 이와 달리 순환신경망recurrent neural network의 cell은 주로 hyperbolic tangent (tanh) 함수를 사용한다.

$$\tanh(x) = \frac{e^x - e^{-x}}{e^x + e^{-x}}$$

Hyperbolic tangent (tanh) 함수는 sigmoid 함수와 유사한 형태의 연속 함수지만 함수 값이 *[-1,1]* 범위에서 정의된다.

신경망 모델의 training시 오차 역전파backpropagation 과정에서 손실함수loss function의 기울기gradient가 소실되는 현상이 흔히 나타난다. 기울기gradient 소실은 hidden layer가 깊어 오차 역전파backpropagation의 범위가 커질수록 증가하는데, 순환신경망recurrent neural network에서는 hidden layer의 깊이뿐 아니라 시계열time series의 넓은 시간 범위도 손실함수loss function의 기울기gradient 소실의 원인이 된다. 따라서 순환신경망recurrent neural network에서는 feedforward 신경망에 비해 손실함수loss function의 기울기gradient 소실이 발생할 가능성이 더욱 높다. Sigmoid 함수의 편미분 값은 최대 0.25이므로 이를 활성화함수activation function로 채택할 경우 오차 역전파backpropagation가 진행됨에 따라 0에 가까운 값이 지수적으로 곱해지므로 기울기gradient 소실이 발생할 가능성이 있다. ReLU함수는 이론적으로 0 또는 1의 미분값을 가지므로 sigmoid 함수에 비해 기울기gradient 소실 문제에 대하여 안정적이다. 그러나 순환신경망recurrent neural network에 적용할 경우 가중치 공유 특성으로 인하여 반대로 기울기gradient가 무한대를 향하여 발산할 수 있다. Hyperbolic tangent 함수는 매개변수에 대한 편미분 값이 최대 1의 범위에서 연속적인 값을 가지므로 이 함수를 활성화함수activation function로 채택한 순환신경망recurrent neural network은 기울기gradient 소실이나 발산에대해 보다 안정적이라고 할 수 있다. 그러나 hyperbolic tangent 함수를 적용한 신경망은 ReLU 등의 함수를 적용한 경우에 비해 신경망 모델의 training 속도(매개변수의 최적 값에 대한 수렴 속도)가 느리다는 단점이 있다.

2.3. 시계열time series 데이터에 따른 신경망의 설계

시계열time series 데이터의 복잡도에 따라 순환신경망recurrent neural network 내에 recurrent edge을 갖는 hidden layer를 여러 개로 설계함으로써 딥러닝deep learning을 구현할 수 있다(그림 8-5A). 심층 순환신경망recurrent neural network에서 recurrent edge는 동일한 cell 내부에서 순환하는 형태가 일반적이지만 앞선 layer의 cell로 순환하도록 할 수도 있다(그림 8-5B).

구조적 측면에서 순환신경망recurrent neural network은 입력과 출력에서 시계열time series의 크기를 달리 할 수 있는 특징이 있다. 이를 테면 심전도 데이터는 시계열time series 특성을 가지고 있지만 심전도에 대한 진단은 시계열time series이 아닌 하나의 정적인 값이다. 순환신경망recurrent neural network으로 심전도 데이터를 진단(분류)하는 문제를 다룬다면 데이터의 입력은 시점 단위로 받으면서 출력은 마지막 시점에 한 번만 이루어져야 한다. 이러한 형태의 순환신경망을 다대일many-to-one 구조라고 한다(그림 8-6B). 이와 달리 어떤 의료 영상(비 시계열time series)에 대한 판독문(시계열time series)을 출력하는 문제를 다룬다면 입력은 초기에 한 번

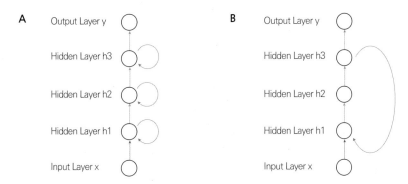

그림 8-5. 순환신경망recurrent neural network**의 확장**
A. 심층 순환신경망recurrent neural network, B. 확장된 recurrent edge

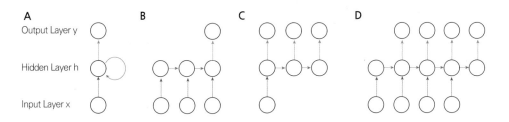

그림 8-6. 순환신경망의 다양한 설계 방식
A. 기본형, B. 다대일many-to-one, C. 일대다one-to-many, D. 다대다many-to-many 구조

만 이루어지면서 출력은 시점 단위로 계속 이어지는 형태의 일대다one-to-many 구조를 사용하여야 한다(그림 8-6C). 기계 번역이나 검색어 자동 완성 기능과 같이 입력과 출력이 모두 시계열time series인 경우 시간 단위마다 입력과 출력이 계속 이루어져야 한다. 이러한 형태의 순환 신경망은 다대다many-to-many 구조라고 한다(그림 8-6D).

3. 순환신경망recurrent neural network의 학습과 응용구조

3.1. 순환 정보 학습을 위한 오차 역전파backpropagation 방법
기계학습machine learning 모델이란 분류나 생성 등의 문제를 해결하기 위해 데이터를 가장 잘 설명할 수 있는 알고리즘과 매개변수의 집합으로 생각할 수 있다. 신경망 모델에서 매개변수란 node/cell들 간의 연결에 부여되는 가중치를 의미한다. 가중치가 주어지면 신경망이 이상적으로 출력하여야 하는 참값과 실제로 매개변수에 의해 연산되어 출력되는 예측값의 차이를 손실함수loss function로 정의할 수 있게 된다. 오차 함수는 매개변수에 대한 함수이므로 신경망의 training은 결국 손실함수loss function 값을 최소화하는 가중치를 찾아내는 것이다.

일반적인 feedforward 신경망은 오차 역전파backpropagation 방법으로 특정 가중치에 대한 손실함수loss function의 기울기gradient를 구한 뒤 경사하강법gradient descent을 적용하여 가중치를 갱신한다. 각 layer별 가중치에 대한 오차를 구하기 위해서는 후단으로부터 역전파backpropagation되어 오는 오차값을 모두 반영해야 하므로 input layer에 가까운 가중치일수록 오차 계산에 대한 부담이 커진다.

순환신경망recurrent neural network의 training은 기본적으로 feedforward 신경망과 동일한 오차 역전파backpropagation 방식을 따른다. 그러나 순환신경망recurrent neural network에서는 input layer에서 output layer로 이어지는 공간적인 정보 전달뿐 아니라 정보의 일부가 다음 시점으로 순환되는 시간적 흐름을 함께 고려하여 오차 역전파backpropagation가 이루어진다. Feedforward 신경망의 오차 역전파backpropagation가 output layer에서 input layer를 향하여 공간축을 거슬러 올라가듯이 순환신경망recurrent neural network의 오차 역전파backpropagation는 시간축을 거슬러 올라간다. 이와 같은 오차 역전파 방식을 시간 기반 오차 역전파backpropagation through time (BPTT)라고 한다.

그림 8-7은 동일한 크기의 feedforward 신경망과 비교하여 시점의 개수가 2인 순환신경망recurrent neural network에서의 BPTT를 보여 준다. 굵은 점선은 각 가중치에 대한 손실함수loss fucntion 기울기gradient를 구하기 위한 오차 역전파backpropagation의 방향을 의미한다. Feedforward 신경망에서 오차 역전파backpropagation의 방향은 공간적인 정보 흐름만 고려하면 된다(그림 8-7A). 이와 달리 순환신경망recurrent neural network에서는 각 시점마다 가중치에 대한 손실함수loss fucntion 기울기gradient를 구하고 모든 시점에 대해 합산하여 최종적인 손실함수loss fucntion 기울기gradient를 계산한다. 시점1에서 각 가중치에 대한 기울기gradient는 feedforward 신경망과 같이 공간적 정보 흐름만을 고려한다. 그러나 시점2에서는 시점1의 W와 U가 시점2의 오차에 영향을 주게 된다(시점1의 V는 시점2에 영향을 주지 않는다). 따라서 시점2에 국한한 W와 U의 손실함수loss fucntion 기울기gradient와 함께 시점2에서 시점1로 역전파backpropagation된 W와 U에 대한 손실함수loss fucntion 기울기gradient를 모두 반영하여 시점2의 손실함수loss fucntion 기울기gradient를 구하게 된다.

이와 같이 BPTT의 계산은 정보 흐름의 공간축 뿐만 아니라 시간축까지 고려하여야 하므로 계산 복잡도가 높고 재귀적인 기울기gradient 계산으로 인해 병렬 처리가 어렵다. 따라서 순환신경망recurrent neural network은 컨볼루션 신경망convolutional neural network 등 feedforward 신경망에 비해 training이 까다로운 구조라고 할 수 있다.

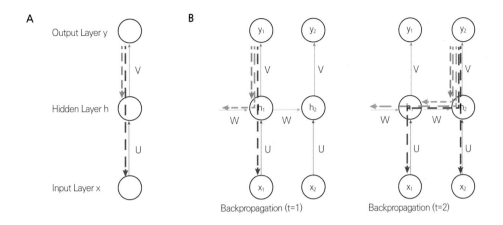

그림 8-7. A. Feedforward 신경망에서의 오차 역전파backpropagation **방향, B. 시점 개수가 2인 순환신경망**recurrent neural network**에서 오차 역전파**backpropagation **방향**
점선은 각 가중치에 대한 손실함수loss function 기울기gradient를 구하기 위한 오차 역전파backpropagation의 방향을 의미한다. 보라색 점선은 U, 주황색 점선은 V, 회색 점선은 W에 대한 오차 역전파backpropagation

3.2. Bidirectional 순환신경망recurrent neural network

일반적인 순환신경망recurrent neural network은 과거 시점의 입력, 즉 현재보다 앞선 시점 기억에 의존하여 출력을 생성한다. 그러나, 현재의 데이터가 현재 보다 미래 시점의 정보에 영향을 받는 경우도 있다. 예를 들어 다음의 문장에서 괄호 속에 어떤 단어가 적절한지 판단하는 문제를 생각해 보기로 한다.

The use of abdominal (   ) has become increasingly common in medical practice due to its portability and no risk of radiation exposure.

괄호보다 앞에 있는 단어만으로는 괄호 속의 적절한 단어를 생각하기 어렵다. 그러나 괄호 이후에 등장하는 단어와 문맥을 고려하면 괄호 속의 단어로 'ultrasound'를 유추할 수 있다.

이처럼 미래 시점의 정보를 활용하기 위해 양방향 구조의 순환신경망recurrent neural network이 제안되었다. Bidirectional 순환신경망recurrent neural network은 이전 시점의 데이터 $(x^{(1)}, \cdots, x^{(t-2)}, x^{(t-1)})^T$와 이후 시점의 데이터 $(x^{(t+1)}, x^{(t+2)}, \cdots)^T$ 그리고 현재의 데이터 $x^{(t)}$를 모두 고려하여 출력을 생성한다.

Bidirectional 순환신경망recurrent neural network은 출력을 생성하기 위해 두 개의 cell을 사용한다(그림 8-8). 첫 번째 cell은 이전 시점의 cell이 출력한 값을 전달받아 현재의 입력과 함

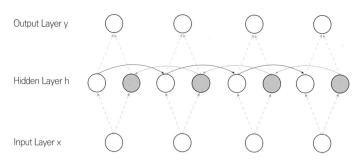

그림 8-8. Bidirectional 순환신경망recurrent neural network**의 예시**
분홍색 cell은 미래 시점의 정보를 참조한다

께 현재 상태를 추정한다. 두 번째 cell은 이후 시점의 상태를 전달받아 현재의 입력과 함께 현재 상태를 추정한다. 현재 시점의 output layer는 두 개의 cell로부터 전달받은 정보를 사용하여 최종 출력을 생성한다.

4. 장단기 기억long short-term memory 신경망

4.1. 순환신경망recurrent neural network의 문제점
이론적으로 순환신경망recurrent neural network은 시계열time series 특성 학습에 적합한 알고리즘이지만 시계열time series의 시점의 전체 개수가 많을 경우 학습 효과가 떨어진다. 시점의 간격이 커질수록 앞의 정보가 이후의 시점으로 충분히 전달되지 않게 된다. 이 현상은 순환신경망recurrent neural network이 학습 중의 손실함수loss function의 경사gradient 소멸 혹은 발산에 취약하기 때문에 발생한다. 실제 문제에서는 데이터의 시계열time series의 개수가 상당히 많거나 맥락 파악을 위해 먼 시점의 정보를 받아들여야 하는 경우가 많다. 그러나 시점이 경과하면서 새로운 값이 입력됨에 따라 과거의 기억 정보는 순환이 계속되면서 희석되고 결과적으로 신경망은 과거의 기억을 잊어버리게 된다. 시계열time series의 길이가 적지 않음에도 모든 시점에서 가중치를 공유하므로 가중치가 작거나 크면 손실함수loss function의 경사gradient 소멸 또는 발산의 가능성도 함께 증가한다. 이 같은 순환 신경망의 문제점에 대한 해결책으로 장단기 기억long short-term memory (LSTM) 신경망이 개발되었다. LSTM 신경망은 정보의 기억과 망각을 적절하게 제어할 수 있도록 cell의 구조를 변형한 순환신경망recurrent neural network의 한 종류이다.

4.2. Gate를 이용한 정보의 흐름 조절

그림 8-9는 기본 순환신경망recurrent neural network에서 발생하는 정보 소실 문제를 도식화한 것이다. 이해를 돕기 위해 순환신경망recurrent neural network을 수도관을 통해 흐르는 물에 비유할 수 있다. 시점1(t=1)에서 검은색 물감을 투입(입력)했다면 시점1의 출력에는 검은색의 출력이 나타날 것이다. 검은색 물감은 동시에 내부 순환을 거치므로 다음 시점에서도 셀 내부에 남아있게 된다. 그러나 다음 시점부터 순수한 물만 입력된다면 남아 있는 물감은 빠르게 희석되어 사라질 것이다. 이 비유는 순환 신경망에서 시계열time series 정보가 짧은 시간 단위에서만 보존될 수 있음을 설명한다.

검은 물감을 먼 시점까지 흘려 보내기 위해서는 각 시점마다 적절하게 물의 흐름을 조절하여야 한다. 가령 물이 흐르는 경로에 밸브를 설치하여 시점2(t=2)부터는 입력되는 물의 흐름을 차단한다면 검은 물감은 시점의 끝까지 보존될 것이다. 그러나 내부 순환 경로에 밸브를 설치하여 시점2부터 차단한다면 물감은 시점2부터 완전히 차단된다. 그림 8-9의 cell 주위에 보이는 3개의 작은 원은 정보의 흐름을 제어할 수 있는 밸브를 의미한다. 이를 순환신경

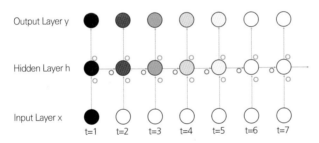

그림 8-9. 순환신경망recurrent neural network**에서 발생하는 정보 소실 문제의 도식화**
Cell의 음영은 t=1에서 입력 정보에 대한 민감도를 의미한다. Cell 주위의 주황색, 회색, 녹색 작은 원들은 순서대로 각각 input gate, forget gate, output gate를 나타낸다.

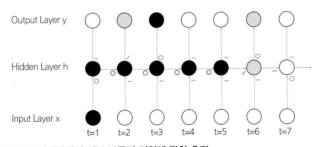

그림 8-10. LSTM 신경망에서 정보 보존과 기억에 관한 효과
Cell 주위 input gate, forget gate, output gate는 순서대로 각각 주황색, 회색, 녹색으로 표시되어 있다.
O, -, /는 순서대로 각각 gate가 열린 상태, 닫힌 상태, 반열림 상태임을 표시함.

망recurrent neural network에서는 gate라 한다. 이와 같이 순환신경망에서 정보가 흐르는 경로에 정보의 입력과 출력을 제어할 수 있는 gate를 설치하면 과거로부터 전달되어 오는 기억의 보존 정도를 조절할 수 있다.

그림 8-10에서 각 gate의 열림과 닫힘에 따른 정보 보존 효과를 확인할 수 있다. Cell의 음영이 기억된 정보량을 의미한다고 할 때 최초의 입력값은 망각 gate가 열려 있고, 입력 gate가 닫혀 있을 경우 계속 보존된다. 출력 gate는 영향을 주지 않고 각 시점마다 독립적으로 출력의 정도를 조절할 수 있다.

LSTM 신경망은 이와 같이 기본 순환신경망recurrent neural network의 cell 내부에 내부로 입력되는 정보의 흐름을 조절하는 input gate, 셀 내부 정보의 망각 정도를 결정하는 forget gate, 셀에서 외부로 출력되는 정보의 흐름을 조절하는 output gate를 설치한 것이다(그림 8-11). Gate가 포함된 cell을 기억블록memory block이라고도 한다. 기억블록memory block에서 각각의 gate는 cell 내부에 존재하는 일종의 하부 cell로 이해할 수 있다. 그 이유는 원래의 순환신경망recurrent neural network에서 cell이 현재 시점 t에서 입력되는 $x^{(t)}$와 과거 시점 t-1로부터 전달되어 오는 $h^{(t-1)}$을 입력받아 출력을 생성하듯이, gate도 자체적인 가중치를 가지고 $x^{(t)}$와 $h^{(t-1)}$를 입력받아 출력을 생성하기 때문이다. 그러나 gate의 출력값은 0과 1 사이의 실수 값이기 때문에 가중치의 역할은 gate의 개폐 정도를 결정하는 것에 국한된다. 게이트는 0과 1 사이를 출력하기 위해 sigmoid 활성화함수activation function를 사용하며 그 가중치는 신경망 전체의 training을 통해 동시에 학습된다. 따라서 training이 끝난 신경망이 동작할 때 시점마다 $x^{(t)}$와 $h^{(t-1)}$를 입력받아 가중치와 연산하여 gate의 개폐 정도를 다르게 조절할 수 있다.

4.3. 장단기 기억long short-term memory 신경망의 동작

기억블록memory block 내부의 정보 흐름은 기본적으로 기본 순환신경망recurrent neural network의 cell과 동일한 방향을 따른다. 그림 8-11의 하단에서 입력단 g는 기본 순환신경망recurrent neural network과 유사하게 현재 시점 t에서 cell에 입력되는 $x^{(t)}$와 $h^{(t-1)}$를 가중치와 곱하여 hyperbolic tangent 활성화함수activation function로 연산한 값을 의미한다. g는 상단을 향하는 화살표를 따라 전달되어 최종적으로 $h^{(t)}$가 된다. 그러나 기본 순환신경망recurrent neural network과는 달리 g는 연산을 제어하는 각각의 gate를 통과한다. 각 gate의 약자는 input, forget, output 순서로 i, f, o로 나타내기로 한다. 입력단과 각 gate의 수식은 다음과 같다.

입력단 $\quad : g = f_{tanh}(U^g x^{(t)} + W^g h^{(t-1)} + b^g)$

input gate $\quad : i = f_{sigmoid}(U^i x^{(t)} + W^i h^{(t-1)} + b^i)$

output gate $: o = f_{sigmoid}(U^o x^{(t)} + W^o h^{(t-1)} + b^o)$

forget gate $: f = f_{sigmoid}(U^f x^{(t)} + W^f h^{(t-1)} + b^f)$

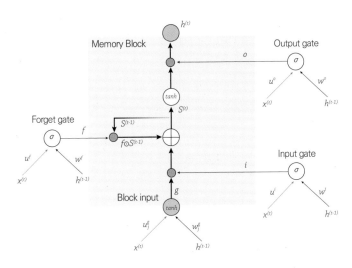

그림 8-11. LSTM 신경망의 기본 단위인 기억블록memory block**의 구조**

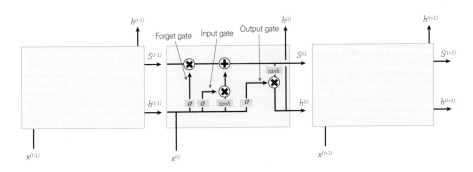

그림 8-12. 시간적으로 펼쳐 도시한 기억블록memory block**에서 내부 동작 과정**
X는 곱셈 연산, +는 덧셈 연산을 의미한다.

입력단과 각 gate를 이루는 함수는 유사한 매개변수(U, W, b)와 입력을 가진다. 그러나 각 매개변수는 모두 독립되어 있음을 강조하기 위해 위 첨자로 구분하였다.

기억블록memory block 내부의 정보 흐름을 단계 별로 살펴보기로 한다. 먼저 기억블록 memory block 내부에서 g는 i를 만나 곱해진다. Gate의 값은 0과 1 사이의 실수값을 가지므로 i의 값이 0에 가깝다면 입력단 g를 차단하는 효과가 발생한다. 반대로 1에 가깝다면 입력단 의 값을 그대로 전달하게 된다. 이때 g와 i는 행렬이므로 행렬의 원소 간 곱셈을 하여야 한 다. 이 연산을 $g \odot i$라고 표현한다.

$g \odot i$는 기억블록memory block 내부로 전달되어 $f \odot S^{(t-1)}$과 더해진다. 이 때 S는 LSTM 신경

망 구조에서 cell의 상태로 정의된 값이다. 이 값은 다른 기억블록memory block이나 출력으로 전달되는 것이 아니라 다음 시점의 동일한 기억블록memory block에만 순환 전달된다. 다시 말해 S는 출력의 민감도를 결정하기 위한 정보로서 동일한 기억블록memory block 내에서만 순환하는 값이다. 그러나 현재 시점 t에서 $g\odot i$에 덧셈 되는 S는 시점 t-1에서 출력된 것임을 유의해야 한다. 덧셈 연산의 결과는 다음과 같이 현재 시점 t의 cell의 상태를 의미한다.

$$S^{(t)} = f \odot S^{(t-1)} + g \odot i$$

즉 현재 시점 t에서 cell의 상태($S^{(t)}$)는 input gate를 거친 입력값에 앞 시점의 cell의 상태가 forget gate를 거친 값을 더한 값으로 스스로 정의된다. $S^{(t)}$는 hyperbolic tangent 활성화함수activation function를 거친 뒤 o와 곱셈 되어 최종적으로 현재 시점 t에서의 출력 h가 된다.

$$h^{(t)} = f_{tanh}(S^{(t)}) \odot o$$

LSTM 신경망의 동작 과정을 시간적으로 펼쳐 도식화하면 그림 8-12와 같다. 기억블록memory block과 외부 구조 사이에서 정보의 전달에는 기본 순환신경망recurrent neural network에서와 동일하게 입력 x와 출력 h가 관여한다. 그러나 기본 순환신경망recurrent neural network과는 달리 동일한 기억블록memory block 내부에서 전달되는 순환 정보에는 h뿐만 아니라 추가로 cell의 상태인 S가 있음을 유의해야 한다. S는 h와의 정보 교환을 통해 계산되며 다음 각 시점에서 출력의 민감도를 결정하는 정보를 전달한다.

5. 순환신경망recurrent neural network의 자연어 응용

순환신경망recurrent neural network은 다양한 변형과 심층 학습 기법이 결합되어 오늘날 다양한 전문 분야와 서비스 분야에서 광범위하게 활용되고 있다. 그 중 공통적으로 다루는 주제이면서 가장 빠르게 발전하고 있는 분야로 자연어처리natural language processing를 꼽을 수 있다. 자연어는 대표적인 시계열time series 데이터이면서 기계학습machine learning 알고리즘으로 처리하기 위해 다른 시계열time series 데이터와 달리 고려해야 하는 사항들이 있다. 이번 단원에서는 순환신경망recurrent neural network을 포함하여 기계학습machine learning에서 자연어를 다루기 위한 고려사항을 소개하고 의료분야에서 적용 가능성을 살펴본다.

5.1. 언어 모델

문장이나 문단 등 언어를 이루는 모든 단위는 개별 낱말들의 조합으로 구성된다. 낱말의 조합을 통해 만들 수 있는 문장의 개수는 이론적으로 무한대에 가깝다. 그러나 규칙 없이 무작위로 낱말을 선택하여 생성된 문장이나 문단은 의미를 갖기 어려울 것이다. 즉 모든 문장이나 문단은 존재할 가능성이 낮은 것에서부터 높은 것까지, 제각기 다른 확률을 가지고 있다. 이를 테면 '암은 정복될 것이다'라는 문장과 '정복될 암은 것이다'라는 문장이 있을 때, 두 문장 중 존재할 확률이 높은 문장은 전자임을 쉽게 알 수 있다. 이와 같이 언어 모델이란 언어 단위에 확률분포를 부여하여 자연어처리에 응용하는 것이다.

가령 의료 분야에서는 의료 녹취 시스템이 의료인의 음성을 듣고 문장으로 출력한 후보 문장이 여럿 있을 때, 언어 모델로 각 후보 문장의 확률을 계산한 다음 가장 확률이 높은 문장을 채택하는 경우를 들 수 있다.

순환신경망recurrent neural network은 현재까지 순차적으로 입력된 낱말 열을 기반으로 다음에 등장할 낱말을 예측하는 방식으로 언어 모델을 학습할 수 있다.

실제 세계에서 이미 존재하여 쉽게 구할 수 있는 문장들의 집합을 말뭉치corpus라고 한다. 말뭉치corpus에서 추출한 문장은 간단한 전처리 절차를 거쳐 쉽게 훈련 데이터집합dataset이 될 수 있다. 가령 '폐암의 발병률은 증가하고 있다.'라는 문장으로 만든 훈련 데이터집합dataset은 다음과 같다.

$$x=\{<\text{시작}>, 폐암의, 발병률은, 증가하고, 있다\}^T$$
$$y=\{폐암의, 발병률은, 증가하고, 있다, <\text{끝}>\}^T$$

이와 같이 말뭉치corpus의 문장들을 훈련 데이터집합dataset으로 변환하여 그림 8-13과 같이 순환신경망recurrent neural network에 학습시키면 어떤 낱말의 다음 시점의 낱말을 예측할 수 있게 된다.

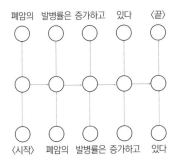

그림 8-13. 언어 모델 구현에 사용되는 순환신경망recurrent neural network**의 훈련 예시**

5.2. 심층 학습 기반 기계 번역

심층 학습 기반 기계 번역이란 심층 학습 알고리즘을 이용하여 자연어 문장이나 문단을 입력 받아 다른 언어로 번역한 결과를 출력하는 시스템을 의미한다. 심층 학습에서도 기계 번역 모델은 언어 모델에 비해 난이도가 높다. 그 이유는 첫째, 훈련 데이터집합dataset을 위해 원본에 해당하는 말뭉치corpus와 번역 말뭉치corpus가 모두 필요한 지도학습supervised learning이 요구되며 둘째, 원본과 번역문의 시계열time series 크기가 다를 가능성이 높고 셋째, 어순이 다를 경우 문맥을 파악하기 위한 학습 모델이 다를 것이기 때문이다.

이 같은 문제를 해결하기 위해 기계 번역을 위한 심층 학습에서는 원본과 번역본의 낱말들을 순차적으로 직접 대응시켜 훈련하는 방식 대신 잠재 벡터latent vector를 도입하는 방식을 사용한다. 잠재 벡터latent vector란 원본 데이터에서 단어들의 의미와 시계열time series 특성을 추출하여 고정된 크기의 벡터로 변환한 것이다. 잠재 벡터latent vector는 모델이 내부적으로 데이터를 표현하기 위해 생성한 값이므로 사람이 직접 그 의미를 해석하기는 어렵다.

기계 번역 신경망은 2개의 독립적인 LSTM 신경망을 가지고 있다. 이 중 하나는 원본 언어 문장에서 잠재 벡터latent vector를 출력하는 인코더encoder로 사용한다. 나머지 하나는 인코더encoder가 출력한 잠재 벡터latent vector를 번역하여 목적 언어 문장으로 생성하는 디코더decoder로 사용한다(그림 8-14).

5.3. 기계학습machine learning에서의 낱말 표현

자연어를 포함하여 기계학습machine learning에서 취급하는 모든 데이터는 숫자로 구성된 벡터로 표현할 수 있어야 한다. 그러나 자연어를 다루는 모델 구현에서 가장 난해한 부분은 낱말이나 문장을 숫자로 표현하는 것이다. 낱말을 벡터로 표현하는 문제를 보이기 위해 다음과 같이 말뭉치corpus에 6개의 낱말이 있다고 하자.

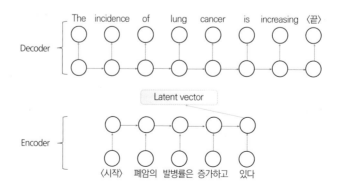

그림 8-14. 기계 번역 구현에 사용되는 순환 신경망recurrent neural network의 훈련 예시

Pneumonia　uteritis　adenomyosis　glioma　mesothelioma　encephalitis

　　낱말을 숫자로 바꾸는 가장 간단한 방법은 모든 낱말에 번호를 매기는 것이다. 가령 Pneumonia부터 encephalitis에 이르기까지 각각 1부터 6까지의 스칼라scalar를 부여하는 것이다. 그러나 이 방법은 낱말에 임의적 순서 특성을 부여하게 되어 낱말의 의미를 올바르게 반영하지 못한다. 따라서 전통적으로 낱말에 스칼라scalar를 부여하는 대신 단어의 전체 수만큼의 차원 벡터에서 스칼라scalar 값에 해당하는 벡터 요소에 1을, 나머지 요소는 0을 부여하는 방식을 적용했다. 이를 테면 Pneumonia에는 *[1,0,0,0,0,0]*의 벡터를 부여하고 순서대로 encephalitis에는 *[0,0,0,0,0,1]*을 부여하는 식이다. 이와 같이 낱말이 가질 수 있는 개수만큼의 차원 벡터로 모든 낱말을 표현하는 방식을 one-hot 인코딩encoding이라고 한다. One-hot 인코딩encoding에 의한 벡터 표현은 대부분의 *0*과 하나의 *1*로 표현되므로 sparse representation이라 한다.

　　One-hot 인코딩encoding의 단점으로는 표현해야 할 낱말의 수가 많을 경우 벡터의 크기가 함께 커진다는 점과 벡터 표현에서 낱말 사이의 의미 관계를 표현하기 어렵다는 점이 있다. 가령 glioma는 encephalitis와 뇌에서 발생하는 병변을 의미한다는 점에서 가깝고, adenomyosis와는 종양을 의미한다는 점에서 가깝다는 표현을 벡터에 담기 어렵다. 이와 같은 문제의 해법으로 낱말의 개수가 아닌 낱말이 가진 특성의 개수 만큼의 차원을 갖는 벡터에 낱말을 임베딩embedding하면 낱말의 특성에 따른 의미의 차이를 표현할 수 있다. 예시의 낱말들은 병변의 위치에 따라 머리에서 가까운 순으로 하나의 특성을 정의할 수 있고, 종양 질환인지 여부에 따라 또 하나의 특성을 정의하여 2차원 벡터로 표현할 수 있을 것이다. 이 같은 벡터 표현을 dense representation이라 한다. 낱말들의 dense representation은 기계학습machine learning으로 학습할 수 있으며 그 방법론으로 Word2Vec과 같은 알고리즘들이 제안되었다.

5.4. 영상 주석 생성기

기계학습machine learning으로 영상 데이터 속의 내용이나 맥락을 이해하고 의미를 요약하여 자연어로 설명하는 과제는 도전적인 분야이다. 이 과제는 의료 데이터를 판독하여 자연어로 설명하는 행위와 유사점이 있어 의료에 응용될 수 있다. 심층 학습을 이용하면 훈련 데이터에 해당하는 이미지 데이터와 label에 해당하는 판독문을 데이터집합dataset으로 구성하여 직접 모델을 구현할 수 있다. 훈련 데이터는 정적이고 라벨은 시계열time series이므로 일대다one-to-many 방식의 순환신경망recurrent neural network을 사용할 수 있다. 그러나 복잡한 지역 특성들을 갖는 이미지를 컨볼루션 신경망convolutional neural network 등으로 비선형 특성을 추출하지 않고 직접 순환신경망recurrent neural network의 학습에 적용하기는 어렵다. 따라서 영상 주석 생성기는 컨볼루션 신경망convolutional neural network과 순환신경망recurrent neural network을 결합한 형태

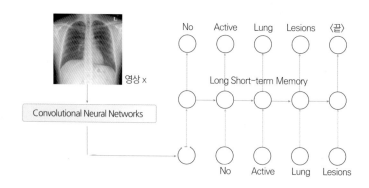

그림 8-15. 영상 주석 생성 신경망 구현 예시

의 복합 신경망을 사용하여 구현한다. 그림 8-15와 같이 영상 x가 컨볼루션 신경망convolutional neural network에 입력되면 이를 잠재 벡터latent vector로 변환하여 순환신경망recurrent neural network에 전달하며 잠재 벡터latent vector에 대응하는 자연어 문장을 만들게 된다.

6. 요약 및 정리

시계열time series 데이터는 정적 데이터와 달리 시간적 진행 순서가 중요한 특성이다. 의료영상의 추적 데이터집합dataset처럼 정적 데이터도 일정한 시간 범위에서 순서대로 획득되면 시계열time series 데이터가 될 수 있다. 순환신경망recurrent neural network은 시계열time series 데이터를 취급할 수 있는 대표적인 신경망 알고리즘이다. Feedforward 신경망과 비교하여 순환신경망recurrent neural network의 가장 큰 특징은 cell 내부로 정보를 되먹임하는 recurrent edge가 있다는 것이다. 순환신경망recurrent neural network은 학습 과정에서 정보 흐름의 공간축과 시간축을 모두 고려한 시간 기반 오차 역전파backpropagation through time를 이용한다. 순환신경망recurrent neural network은 모든 시점에서 가중치를 공유하게 되므로 오차 역전파backpropagation 시 손실함수loss function의 기울기gradient가 소실되거나 발산할 가능성에 취약하다. 한편 시간축을 따라 흐르는 정보가 단시간에 소실하는 문제에 대한 대안으로 장단기 기억long short-term memory 신경망이 개발되었다. 장단기 기억long short-term memory 신경망은 input, forget, output gate를 가진 기억블록memory block을 이용하여 정보의 망각과 보존 여부를 맥락에 따라 조절할 수 있다. 순환신경망recurrent neural network은 다양한 분야에 적용되고 있지만 가장 활발하게 발전하고 있는 분야는 자연어처리natural language processing이다. 언어 모델, 기계 번역, 영상 주석 생성 등의 분야에 순환신경망recurrent neural network이 사용된다.

◉ Capsule

순환신경망recurrent neural network**을 이용한 급성 신손상 예측 모델**

Tomašev N, et al. A clinically applicable approach to continuous prediction of future acute kidney injury. Nature. 2019 Aug;572(7767):116-119.

급성 신손상은 중증 입원 환자의 흔한 사망 원인 중 하나이다. 급성 신손상 발생을 조기에 예측할 수 있다면 이에 대처할 방법이 있지만, 만일 치료 시작이 늦어져서 신기능이 지나치게 떨어지면 회복이 어렵다. 더욱이 현재 임상진료에서 신기능 평가에 활용되는 혈청 크레아티닌 농도는 신기능이 현저히 손상되고 나서야 증가하기 때문에, 사실상 급성 신손상을 정확하게 예측할 방법이 없다고 할 수 있다. 이 연구는 순환신경망recurrent neural network 기반의 딥러닝deep learning 알고리즘을 이용하여 환자들의 전자의무기록 상의 방대한 정보를 토대로, 신기능 악화를 지속적으로 예측할 수 있음을 확인하였다. 특히 현 진료 방식보다 최대 48시간 일찍 급성 신손상을 예측함으로써, 적절한 치료를 더 조기에 시작하여 비가역적 신손상을 예방할 수 있다는 가능성을 보여주었다.

■■■■ **참고문헌**

1. Arun Mallya. Introduction to RNNs [Internet]. 2017 [cited 2019 Dec 22]. Available from: http://slazebni.cs.illinois.edu/spring17/lec02_rnn.pdf.

2. Bengio Y, Ducharme R, Vincent P, Jauvin C. A neural probabilistic language model. Journal of Machine Learning Research 2003;3;1137‐1155.

3. Bengio Y. Learning deep architectures for AI. Foundations and Trends in Machine Learning 2009;2;1‐127.

4. Jay Alammar. The Illustrated Word2vec [Internet]. 2019 [cited 2019 Dec 22]. Available from: https://jalammar.github.io/illustrated-word2vec/.

5. Yu Y, Si X, Hu C, Zhang J. A review of recurrent neural networks: LSTM cells and network architectures. Neural Computation 2019;31;1235-1270.

6. 오일석. 기계학습. 서울: 한빛아카데미; 2017.

7. 장병탁. 장교수의 딥러닝. 서울: 홍릉과학출판사; 2017.

8. 차유진. 의사를 위한 실전 인공지능. 서울: 군자출판사; 2017.

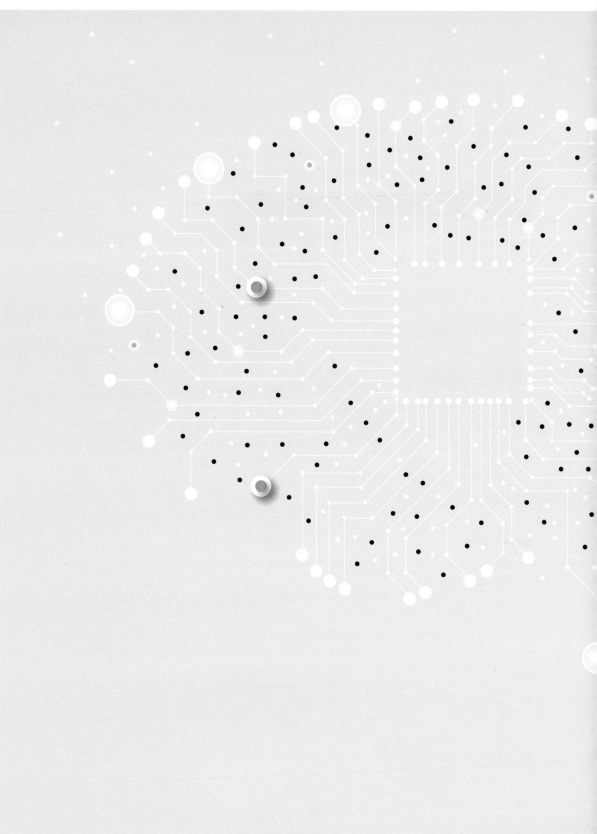

## 09

적대적 생성 신경망
generative adversarial network

이지민 PhD 과정

1. 생성 모델generative model

적대적 생성 신경망generative adversarial network (GAN)은 2014년 Ian Goodfellow가 처음 제안한 구조로, 영상, 음성, 자연어 등을 생성하는 분야에서 엄청난 성과를 보여주고 있다.[1] GAN을 이해하기 위해서는 생성 모델generative model이 왜 중요하게 다루어 지는지, 그리고 적대적adversarial 학습 방법이란 무엇인지에 대하여 알아야 한다. 그럼 먼저 생성 모델에 대해서 알아보도록 하겠다.

최근 우리는 딥러닝deep learning 모델을 적용하여 다양한 문제를 풀고 있다. 예를 들어 어떤 사진을 보고 개인지 고양이인지를 분류classification하는 문제가 있다고 생각해보자. 딥러닝deep learning 모델을 이용해 이 문제를 해결하려면, 컨볼루션 신경망convolutional neural network에 개와 고양이 사진을 보여주며, 두 군class을 분류하도록 학습시키면 된다. 그러나 이렇게 학습된 모델은 개와 고양이의 일부 특징(예: 고양이의 뾰족한 귀, 개의 꼬리 등)만을 배웠을 가능성이 매우 높다. 하지만 단순 분류 모델이 아닌, 개와 고양이 사진을 생성할 수 있는 어떤 모델이 있다면, 이 모델은 분류 모델보다는 개와 고양이를 제대로 이해하고 있다고 생각할 수 있다. 왜냐하면 개 혹은 고양이의 사진을 생성하려면 분류 모델처럼 일부 특징만을 학습해서는 불가능하기 때문이다. 개와 고양이의 모습에 대한 전반적이고 깊은 이해를 하고 있어야만 실제와 같은 사진이 생성될 것이다. 이렇게 개와 고양이를 제대로 이해하고 생성할 수 있다면, 이 모델에게 두 군을 분류하는 것은 매우 쉬운 문제가 될 수밖에 없다. 천재 물리학자 Richard Feynman이 남긴 유명한 문구, "What I cannot create, I do not understand." 역시 위와 같은 맥락에서 생성 모델의 의의를 설명하는데 종종 인용되고 있다.

영상 생성 모델generative model의 기본적인 구조는 그림 9-1과 같다. 어떤 분포(예: Gaussian 분포)로부터 생성된 latent vector (z)가 입력으로 들어오면 생성 모델은 z에 따라

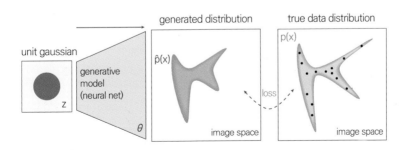

그림 9-1. 생성모델generative model**의 기본 구조**
원 그림 출처: https://openai.com/blog/generative-models/

다양한 영상을 출력으로 생성해낸다. 생성 모델은 생성된 영상의 분포generated distribution가 실제의 영상 분포true data distribution와 가까워지도록 학습된다. 학습된 생성 모델은 실제와 비슷한 영상을 생성해낼 수 있기 때문에, 다양한 분야에서 활용될 수 있으며, 대표적인 생성 모델로는 auto-regressive models, variational autoencoders (VAE), GAN 등이 있다. 생성 모델generative model이 각광을 받는 이유는 아래와 같이 정리할 수 있다.

- 고차원의 복잡한 확률 분포를 다룰 수 있다.
- 데이터의 일부가 소실된 경우, 해당 부분을 생성할 수 있다.
- 인공지능 모델 학습 시 데이터 증강augmentation을 위한 데이터 생성에 활용할 수 있다.
- 여러 종류의 출력 값을 동시에 생성할 수 있다(예: 영화 프레임 생성의 경우, 이미지와 소리가 동시에 생성된다).
- Latent vector (z)에 따라 생성되는 영상이 달라지며, 이 둘 사이의 관계를 명확히 알고 있다면, z를 이용해 원하는 영상을 생성할 수 있다. 이는 메모리 관점에서 매우 효율적이다(예: 통신의 경우 이미지를 전송하는 것보다 z를 전송하고 해독하는 것이 훨씬 빠르다).

2. 적대적 생성 신경망generative adversarial network의 구조와 학습 방법

GAN의 구조와 적대적 학습 방법에 대해 알아보도록 하겠다. 적대적 학습이란 두 개의 모델이 서로 경쟁하며 학습하여 서로의 성능이 올라가는 과정을 의미한다. 그림 9-2를 보면 generator (G)와 discriminator (D), 두 개의 모델이 등장한다. 쉬운 이해를 위해 generator를 지폐 위조범, 그리고 discriminator를 위조범을 찾아내는 경찰에 종종 비유하곤 한다. 지폐 위조범(G)은 경찰(D)을 속이기 위하여 진짜 같은 지폐를 만들고자 노력하는 반면, 경찰(D)은 진짜 지폐는 진짜로, 위조범(G)이 만든 지폐는 가짜로 잘 구분할 수 있는 변별 능력을 키우고자 노력한다. 서로가 서로를 이기기 위해 적대적으로 학습하다 보면, 위조범(G)의 위조 능력과 경찰(D)의 변별 능력 모두 점점 발전하게 되고, 어느 순간 위조범(G)은 정말 진짜와 같은 지폐를 만들 수 있게 되는 것이다.

그림 9-2에서, generator (G)는 latent vector (z)를 입력으로 받아 어떤 영상을 생성한다. 그리고 이 영상이 discriminator (D)에 입력되었을 때, discriminator (D)가 이를 진짜 영상, 1이라고 잘못 분류할 수 있도록 학습한다. 반면 discriminator (D)는 generator (G)가 만든 가짜 영상과 실제 존재하는 진짜 영상을 번갈아 입력으로 받으며, 진짜일 때에는 1, 가짜일 때에는 0으로 분류할 수 있도록 학습한다. Generator (G)와 discriminator (D)의 학습

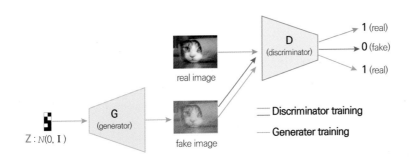

그림 9-2. GAN의 구조 및 학습 방법
원 그림 출처: https://www.slideshare.net/ssuser77ee21/generative-adversarial-networks-70896091

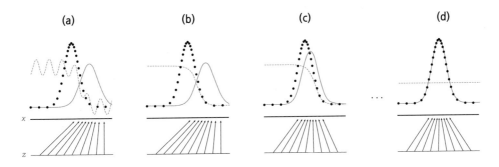

그림 9-3. GAN의 학습 과정
원 그림 출처: Goodfellow et al. NIPS Proceedings: Advances in neural information processing systems 2014;
2672-2680 (https://papers.nips.cc/paper/5423-generative-adversarial-nets.pdf)

은 번갈아 이루어지며, generator (G)는 점점 실제의 분포를 잘 모사할 수 있는 모델로 발전하게 된다. 2014년 Ian Goodfellow의 원 논문의 도식(그림 9-3)도 이와 같은 내용을 잘 보여주고 있다. 그림 9-3에서 검은색 점선은 실제 데이터의 분포, 파란색 선은 generator (G)가 생성한 분포, 그리고 주황색 점선은 실제 분포와 generator (G)가 생성한 분포를 구분하기 위한 discriminator (D)의 분포이다. (a)는 학습 초기를 나타내며, 이 시기에는 generator (G)가 생성한 분포(파란색 선)가 실제 데이터의 분포(검은색 점선)와 차이가 있으며, 이를 구분하기 위한 discriminator (D)의 분포 역시 불안정하다. (b)에서는 실제 분포와 생성된 분포를 구분하기 위해 discriminator (D)가 학습된 결과를 볼 수 있다. 그러나 이렇게 적대적 학습이 반복될수록 generator (G)는 discriminator (D)를 속이기 위해 실제 분포와 매우 유사한 분포를 생성하게 되며 (c)를 거쳐 결국에는 (d)처럼 두 분포가 매우 유사해서, discriminator (D)가 두 분포를 구분할 수 없는 상태에 이르게 된다. 이러한 학습 과정을 잘 담고 있는 GAN의 손실함수loss function는 아래와 같이 정의된다.

$$\min_G \max_D V(D, G) = \mathbb{E}_{x \sim p_{data}(x)}[\log D(x)] + \mathbb{E}_{z \sim p_z(z)}[\log(1 - D(G(z)))]$$

먼저 generator의 입장에서 위 식을 보면 첫 번째 항은 D에 대한 항이기 때문에 고려하지 않아도 된다. 그리고 두 번째 항의 경우, $D(G(z))$가 1일 때, 즉 생성된 영상, $G(z)$에 대해 discriminator가 진짜(1)라고 판단했을 때, 위 식이 최소가 된다. 반면 discriminator의 입장에서는 실제 데이터인 x가 들어왔을 때($D(x)$)에는 진짜(1), 생성된 데이터인 $G(z)$가 들어왔을 때($D(G(z))$)에는 가짜(0)라고 판단해야 위 식이 최대가 된다. 따라서 generator와 discriminator는 하나의 손실함수loss function를 각각 최대화와 최소화 하기 위하여 학습한다.

위 손실함수loss function가 GAN의 기본 개념을 잘 반영하고 있지만, 이 함수로 GAN의 학습을 진행하면 몇 가지 문제가 발생하게 된다. 먼저 학습이 매우 불안정하며, generator와 discriminator의 학습 속도의 균형을 세밀하게 맞춰 주어야 한다. 예를 들어 discriminator가 정확한 판단을 하지 못 하면, generator는 정확한 피드백을 받지 못 한다. 반대로 discriminator가 처음부터 너무 정확하게 판단을 하면, 손실함수loss function가 빠르게 0으로 가까워지면서 generator의 학습 속도가 매우 느려지거나 학습이 제대로 되지 않을 수도 있다. 이 외에도 generator는 discriminator가 자신이 생성한 영상을 진짜(1)라고만 판단해 주면 되기 때문에, 다양한 종류의 영상을 생성하는 것이 아니라 한 종류의 영상만을 계속해서 생성하게 될 수 있다(예: 다양한 종류의 고양이가 있지만, 한 종류의 고양이만을 생성). 이러한 현상을 mode collapsing이라고 한다. 마지막으로 GAN의 손실함수loss function는 다루기가 매우 어렵다. 위에 정의된 손실함수loss function를 전개하여 정리하면 결국 Jensen-Shannon Divergence로 귀결된다. 이 Jensen-Shannon Divergence는 비교하고자 하는 두 확률 분포가 완전히 동일할 때에만 0, 그 외에는 모두 log2의 일정한 값을 가지게 된다. 따라서 손실함수loss function의 값이 늘 동일하기 때문에, 학습이 원활하게 진행되고 있

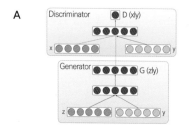
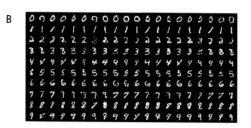

그림 9-4. A. Conditional GAN, B. MNIST를 조건(숫자 종류)에 따라 생성한 결과
A. Conditional GAN 의 구조이며, generator의 입력값으로 latent vector (z)와 조건condition y가 들어간다. 반면 discriminator의 입력값은 생성된 영상 (G(z)) 혹은 실제 존재하는 영상 (x)와 그에 해당하는 조건 (y)이 된다.
B. 주어진 조건(숫자의 종류)에 따라 영상이 생성됨을 알 수 있다.
원 그림 출처: Mirza, M, Osindero S. Conditional generative adversarial nets. arXiv:1411.1784. https://arxiv.org/abs/1411.1784.

느지 확인할 수가 없다. 이러한 문제를 해결하기 위해 제안된 구조로 Least Squares GAN (LSGAN)[2], Wasserstein GAN (WGAN)[3] 등이 있다. LSGAN은 기존 GAN의 sigmoid cross entropy loss 대신 least square loss를 사용하며, WGAN은 손실함수loss function를 Jensen-Shannon Divergence 대신 Wasserstein Divergence로 사용하였다. 그 결과 두 확률 분포의 차이를 측정하고 gradient로 사용할 수 있게 되었다.

이 외에도 Conditional GAN[4], Cycle GAN[5], Progressive Growing of GANs[6] 등 발전된 형태의 GAN 구조들이 무수히 많다. Conditional GAN은 generator의 입력을 두 부분으로 나누어 latent vector (z)와 조건condition (y)를 함께 넣어준다(그림 9-4A).[4] 이러한 방식으로 학습하게 되면, 조건에 따라 우리가 원하는 class의 출력을 얻을 수 있게 된다(그림 9-4B).[4] 다음으로 Cycle GAN은 원하는 두 domain (X, Y)을 변환할 수 있는 모델을 학습한다. Cycle GAN은 두 개의 mapping function G와 F를 이용하며, X → Y → X 혹은 Y → X → Y 로 생성된 영상의 cycle-consistency loss를 계산하여 학습한다(그림 9-5A).[5] 그림 9-5B 에서는 Cycle GAN을 통해 생성된 영상의 예시를 확인할 수 있다. Progressive growing of GANs는 generator의 학습을 4×4부터 1024×1024까지 점진적으로 진행하며, 매우 우수한 품질의 영상을 생성하는 결과를 보여주었다.

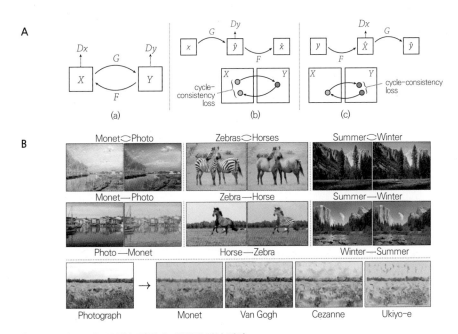

그림 9-5. A. Cycle GAN 학습 과정, B. 생성된 영상 예시
원 그림 출처: Zhu et al. Unpaired Image-to-Image Translation Using Cycle-Consistent Adversarial Networks. Proceedings of the IEEE international conference on computer vision 2017; 2223-2232. doi:10.1109/iccv.2017.244. Copyright: ⓒ 2017, IEEE.

3. 적대적 생성 신경망generative adversarial network을 의료에 접목한 사례

마지막으로 GAN을 의료 인공지능 연구에 접목한 사례를 몇 가지만 소개하도록 하겠다. 먼저 "Synthetic data augmentation using GAN for improved liver lesion classification" 논문은[7] liver lesion 분류 모델 학습을 위한 데이터 증강augmentation을 위해 GAN을 이용해 영상을 생성한 연구이다. Liver lcsion의 region of interest (ROI)를 잡아 영상을 생성하도록 학습하였으며, 단순히 기존의 증강augmentation 기법(예: 회전rotation, 반전flip 등)만 사용했을 때보다, 기존 증강augmentation 기법과 GAN으로 생성된 데이터를 함께 사용하였을 때, 분류 성능이 훨씬 증가함을 보고하였다. 또 다른 예로 "Low-dose CT image denoising using a generative adversarial network with Wasserstein distance and perceptual loss" 논문[8]은 WGAN을 Low-dose CT denoising에 접목하였다. 또한, "SegAN: Adversarial network with multi-scale L1 loss for medical image segmentation" 논문[9]은 GAN 구조를 brain MRI에 적용하여 brain tumor segmentation에 사용하였다. 마지막으로, "Deep MR to CT Synthesis Using Unpaired Data" 논문[10]은 CycleGAN을 활용하여 방사선치료radiotherapy를 위해 MR image로부터 simulated CT image를 생성하는 연구를 진행하였다.

이처럼 GAN이 단순한 영상 생성뿐만 아니라 denoising, segmentation 등에도 활용되는 것을 알 수 있다. 또한 데이터 보안 및 개인정보보호와 관련하여 인공지능 학습에 필요한 대량의 의료 데이터 수집이 어려운 상황에서, 학습에 필요한 데이터를 마련하는 방법의 하나로 GAN과 같은 생성 모델generative model로 생성된 데이터를 활용하고자 하는 시도들도 이어지고 있다.[11-13] 하지만, 생성 모델generative model을 통해 생성된 image는 실존하는 image가 아닌 simulated image이며 생성 모델generative model의 성능과 정확도는 이 모델을 학습하는데 사용된 원래 데이터가 가지고 있던 정보에 의해 결정되므로, 생성 모델generative model을 학습하는데 이용된 영상들이 대표성, 다양성, 데이터의 양 등의 측면에서 충분하였는지 어떤 오류를 가지고 있지는 않았는지에 대하여 확인이 필요하다. 인공지능 학습에 필요한 대량의 의료 데이터 수집이 어렵다는 것은 생성 모델generative model을 학습하는 데에도 해당되는 공통적인 제한점 이므로, 생성 모델generative model을 학습하는데 사용된 데이터에도 항상 여러 가지 약점들이 있을 수 있다. 따라서, 생성 모델generative model로 생성된 영상들이 실제 여러 임상상황으로 얼마나 일반화가 가능한지에 대한 검증이 필수적으로 진행되어야 한다.

■■■■ 참고문헌

1. Goodfellow I, Pouget-Abadie J, Mirza M, Xu B, Warde-Farley D, Ozair S, et al. Generative adversarial nets. NIPS Proceedings: Advances in neural information processing systems 2014; 2672-2680

2. Mao X, Li Q, Xie H, Lau RY, Wang Z, Paul Smolley S. Least squares generative adversarial networks. Proceedings of the IEEE International Conference on Computer Vision 2017; 2794-2802

3. Arjovsky M, Chintala S, Bottou L. Wasserstein GAN. arXiv:1701.07875. https://arxiv.org/abs/1701.07875. Accessed December 25, 2019

4. Mirza M, Osindero S. Conditional generative adversarial nets. arXiv:1411.1784. https://arxiv.org/abs/1411.1784. Accessed December 25, 2019

5. Zhu J-Y, Park T, Isola P, Efros AA. Unpaired image-to-image translation using cycle-consistent adversarial networks. Proceedings of the IEEE international conference on computer vision 2017; 2223-2232

6. Karras T, Aila T, Laine S, Lehtinen J. Progressive growing of GANs for improved quality, stability, and variation. arXiv:1710.10196. https://arxiv.org/abs/1710.10196. Accessed December 25, 2019

7. Frid-Adar M, Klang E, Amitai M, Goldberger J, Greenspan H. Synthetic data augmentation using GAN for improved liver lesion classification. 2018 IEEE 15th international symposium on biomedical imaging (ISBI 2018) 2018; 289-293

8. Yang Q, Yan P, Zhang Y, Yu H, Shi Y, Mou X, et al. Low-dose CT image denoising using a generative adversarial network with Wasserstein distance and perceptual loss. IEEE transactions on medical imaging 2018;37:1348-1357

9. Xue Y, Xu T, Zhang H, Long LR, Huang X. SeGAN: Adversarial network with multi-scale L1 loss for medical image segmentation. Neuroinformatics 2018;16:383-392

10. Wolterink JM, Dinkla AM, Savenije MH, Seevinck PR, van den Berg CA, Išgum I. Deep MR to CT synthesis using unpaired data. International Workshop on Simulation and Synthesis in Medical Imaging 2017; 14-23

11. Deshmukh A, Sivaswamy J. Synthesis of Optical Nerve Head Region of Fundus Image. 2019 IEEE 16th International Symposium on Biomedical Imaging (ISBI 2019) 2019; 583-586

12. Shin H-C, Tenenholtz NA, Rogers JK, Schwarz CG, Senjem ML, Gunter JL, et al. Medical image synthesis for data augmentation and anonymization using generative adversarial networks. International Workshop on Simulation and Synthesis in Medical Imaging 2018; 1-11

13. Guibas JT, Virdi TS, Li PS. Synthetic medical images from dual generative adversarial networks. arXiv:1709.01872. https://arxiv.org/abs/1709.01872. Accessed December 25, 2019

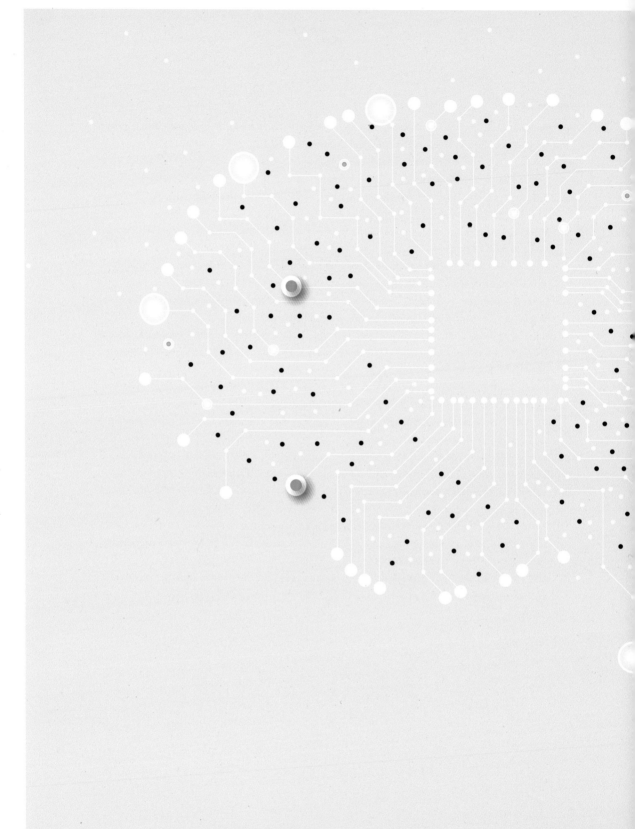

## 10

인공지능의
결과를 해석, 설명이
가능하게 하려면

김휘영 PhD

Capsule: **선우준** MD, PhD

1. 설명가능성explainability과 해석가능성interpretability
2. 영상분석을 위한 딥러닝deep learning 모델에 해석가능성interpretability을 더하는 방법
Capsule: 인공지능이 해석, 설명이 가능한지 여부가 특히 더 중요한 경우

1. 설명가능성explainability과 해석가능성interpretability

2016년도 즈음 딥러닝deep learning으로 대변되는 인공지능 기술이 각광받기 시작하면서 인공지능이 의사도 대체할 수 있지 않겠냐는 "예측"[1]이 있기도 하였고, 이런 생각을 뒷받침하듯, 인공지능 기술을 이용하여 일부 질환에 대해 제한된 조건하에서는 특정 의료영상 판독 task를 전문의료진 수준 이상으로 잘하는 컴퓨터 모델을 만들 수 있다는 개념이 많은 연구들과 상용화된 제품들을 통해 실제로 구현되었다. 하지만, 현재의 의료인공지능 기술이 실제 임상에 적용되어 당장 의사를 대체할 수 있을 것이란 기대는 여전히 하기 어렵다. 예컨대, 비둘기에게 유방 병변에 대한 병리영상을 보여주고 양성종양인지 악성종양인지를 선택하게 한 후, 그 결과에 따라 모이를 주는 것을 피드백으로 이용해 학습을 유도한 재미있는 연구가 있다.[2] 놀랍게도 30일 간의 학습을 통해 비둘기가 병리영상을 보고 90% 이상의 정확도로 유방 병변을 감별할 수 있다는 연구결과가 발표된 바 있지만, 이 결과를 인용하며 비둘기가 의사를 대체할 수 있다고 주장할 수 있는 사람은 없을 것이다.

어떤 차이로 인해 비둘기는 의사를 대체할 수 없는 것일까? 여러 가지 이유가 있겠지만 가장 중요한 것은 설명가능성explainability이다. 사람은 자신이 내린 결정에 대해 설명할 수 있다. 의학 또한 근거중심의학evidence-based medicine에 기초하여 임상적 결정에 대해 설명력을 확보하는 방향으로 발전해왔다.[3] 역시 문제가 되는 경우는 환자의 outcome이 좋지 못했을 경우이다. 의학이 발전하기 위해서는 환자의 치료 결과가 원하는 바와 다른 경우에 대해 '왜?'라는 질문을 받으면, 이에 답할 수 있어야 하기 때문이다. 꽤 쓸만한 의료인공지능 기반의 의사결정 시스템이 완성되어 우리가 어떤 의학적 결정을 할 때 인공지능의 제안을 받는 상황을 가정해보자. Price 등에 따르면[4], 아래와 같은 두 가지 경우에 의사들에게 책임소재가 있을 수 있다고 설명하고 있다.

1) 인공지능이 표준치료를 제시하였고 실제로 정확한 판단이었는데 의사가 이를 거절하였고, 환자의 outcome이 좋지 않은 경우

2) 인공지능이 표준치료가 아닌 치료를 제시하였고 틀린 판단이었는데 의사가 이를 받아들였고, 환자의 outcome이 좋지 않은 경우

전자는 인공지능이 옳은 판단을 한 것인데 의사가 어떠한 이유로 이를 받아들이지 않은 경우이고, 후자는 인공지능이 틀린 판단을 했지만 의사가 이를 신뢰해버린 경우이다.

핵심은 결국 인공지능도 옳거나 틀릴 확률이 존재하는 의사결정 시스템이기 때문에, 인공지능이 제시하는 의견을 의료진이 신뢰하고 따르기 위해서는 시스템의 정확도뿐 아니라

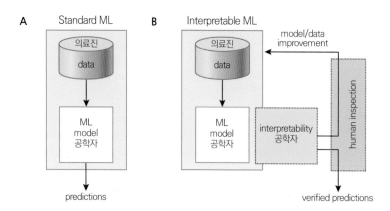

그림 10-1. 기존 인공지능 모델과 설명가능한 인공지능 모델의 차이

A. 기존 인공지능 모델은 별도의 설명을 제시하지 않아 모델의 결과만을 보고 의료진이 판단해야 한다. ML=machine learning.

B. 설명가능한 인공지능 모델은 별도의 설명을 제시하여 의료진의 검증된 판단에 도움을 주며, 또한 모델의 약점을 파악할 수 있으므로 피드백을 통해 모델의 개선을 도모할 수 있다. ML=machine learning.

원 그림 출처: Wojciech S, Alexander B. MICCAI 2018: Tutorial on Interpretable Machine Learning. http://heatmapping.org/slides/2018_MICCAI.pdf

제시하는 의견에 대한 근거 혹은 설명이 필요하다는 것이다. 즉, 모델의 신뢰성confidence을 정량화하여 의료진의 판단에 도움을 줄 수 있어야 한다. 이를 확보하기 위한 인공지능의 궁극적 기술적 목표는 설명가능성explainability의 확보이다. 학습데이터로 모델을 학습하여 만들어진 의료인공지능 의사결정 시스템의 결과를 별도의 설명 없이 그대로 받아 의료진이 판단하여 최종결정을 내리는 것이 기존의 인공지능 활용방식이라면(그림 10-1A), 설명가능성explainability이 확보된 인공지능 모델은 시스템의 결과에 적어도 모종의 해석interpretation이 더해져 이 근거를 바탕으로 의료진이 검증된 최종결정을 내리는 방식이 될 것이다.[5] 또한 이러한 방식을 따른다면 의료인공지능 의사결정 시스템의 보완점도 파악할 수 있어, 시스템이 올바른 판단을 내리지 못한 케이스는 시스템에 피드백으로 활용되어 시스템의 개선에 활용될 수 있을 것이다(그림 10-1B).

　　인공지능 모델의 설명가능성explainability에 대해 본격적으로 논하기 전에, 엄밀한 의미에서는 설명가능성explainability과 해석가능성interpretability 은 차이가 있음을 명확히 하자. 어떠한 모델이 추론결과를 내놓았을 때, 해석가능성interpretability은 '어떻게?'에 관한 분석이며, 설명가능성explainability은 '왜?'에 관한 분석이라고 할 수 있다. 예를 들어 나이와 수축기혈압systolic blood pressure 간의 상관관계를 정의하는 모델을 만드는 문제가 있다고 하자(그림 10-2). 우리가 상상할 수 있는 가장 간단한 선형회귀linear regression 알고리즘을 이용하여 나

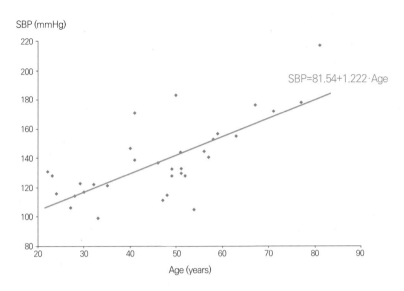

그림 10-2. 나이에 따른 수축기 혈압 변화 그래프
SBP=systolic blood pressure.

이와 수축기 혈압이 선형적으로 양의 상관관계를 갖는 모델을 만들 수 있다. 즉, 선형회귀 모델은 나이와 수축기 혈압 간의 상관관계를 '어떻게' 정의했냐고 물으면, 선형적인 관계로 정의했다고 보는 '해석가능한' 모델이다. 이로서 우리는 나이가 들수록 수축기 혈압이 대체로 증가한다는 일관된consistent 해석을 할 수 있다. 하지만 여전히 설명가능성explainability은 의문으로 남는다. 우리가 이 모델을 궁극적으로 신뢰하고 쓰고자 한다면, '왜' 나이가 들수록 수축기 혈압이 증가하는가에 대해 설명을 듣고 납득하기를 원한다. 나이가 들수록 동맥경화로 인해 수축기에 혈관이 유연하지 못해 혈압이 오른다는 등의 어떤 현상의 기저에 깔린 원인에 대한 대답까지를 요구하는 것이 설명가능성explainability의 영역이다.[6]

사실 인공지능 모델의 설명가능성explainability을 논의하고 있지만 현재 공학적으로 확보가 가능한 것은 엄밀하게는 해석가능성interpretability의 영역이다. 따라서, 이 장의 이후 부분에서는 "설명가능성"을 이야기 하지만 엄밀한 의미의 설명가능성explainability이 아닌 공학적으로 어떻게 인공지능 모델의 해석가능성interpretability을 확보하기 위해 노력해 왔는지 기술하고자 한다. 구체적으로는 주로 영상분석을 위한 딥러닝deep learning 모델에 대한 해석가능성interpretability에 대한 논의를 하고자 한다.

2. 영상분석을 위한 딥러닝deep learning 모델에 해석가능성interpretability을 더하는 방법

선형회귀linear regression나 의사결정트리decision tree 모델과 같이 모델 자체가 이미 내재적 intrinsic으로 설명가능성이 확보된 경우도 있지만, 딥러닝deep learning이나 support vector machine과 같은 대부분의 기계학습machine learning 모델들은 추가적으로 설명가능성 확보를 위한 별도의 알고리즘이 필요하다.

영상분석에 이용되는 컨볼루션 신경망convolutional neural network (CNN) 모델의 해석가능성을 확보하기 위해 쉽게 생각해 볼 수 있는 방법은 각 layer의 activation, 즉 특징맵feature map을 시각화하는 것이다(그림 10-3). 컨볼루션 신경망convolutional neural network (CNN) 장에 이미 소개한 ZFNet은 이러한 특징맵feature map의 시각화를 통해 AlexNet 등의 기존의 CNN 모델의 약점을 파악하고 개선하는 데에 활용하였다. 각 layer의 activation을 복원하는 데에는 convolution, ReLU activation, max pooling 등 세 개의 과정을 되돌리는 작업이 필요하였다. 이 중 가장 문제가 되는 것은 max pooling된 정보를 복원하는 것이었는데, max pooling 과정에서 최대값을 갖는 위치정보를 저장해 뒀다가 복원하는 'switch'라는 방법으로 문제를 해결하였다.[7]

Activation maximization 방법은 각 특징맵feature map에 대한 해석을 더욱 적극적으로 하고자 하였다. 한 번 학습한 CNN 모델의 가중치와 확인하고자 하는 출력을 고정한 상

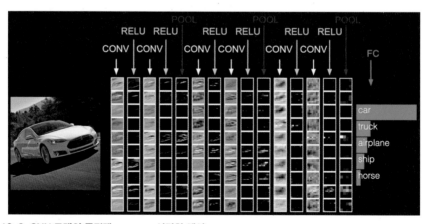

그림 10-3. CNN 모델의 특징맵feature map **시각화 예시**
좌측 입력영상(자동차)로부터 convolution 과정을 통해 획득된 특징맵feature map들을 시각화한 것이다. 자동차를 분류하는 데에 도움이 되는 특징들을 특징맵feature map 시각화를 통해 확인할 수 있다.
원 그림 출처: http://cs231n.github.io/convolutional-networks/

태에서 역으로 입력 영상을 학습데이터에서 찾아내거나(그렇게 찾아낸 영상을 maximally activating image라 한다) 복원하는 방법이다.[8] 예를 들어, 사자에 대한 출력값을 두고 이와 가장 관련성이 높은 특징맵feature map을 activation하는 영상을 학습데이터 셋에서 찾아내거나, convolution 과정 등에 대한 deconvolution 과정 등을 통해 입력 영상을 복원하였을 때 사자 그림이 복원되었다면 우리는 이 모델이 사자에 대해 학습이 잘 되었다는 신뢰를 확보할 수 있다(그림 10-4).

　　Activation maximization 방법을 응용하여 최적화를 통한 maximization을 하는 방법도 소개되었다. 이는 CNN의 학습방법인 gradient descent를 역으로 활용한 gradient ascent를 수행하여 특정 분류결과에 크게 기여하는 특징맵feature map을 더욱 강하게 activation하는 입력영상을 복원하는 방법으로, 고양이에 대해서는 일반적으로 기대되는 고양이에 대한 특징인 뾰족한 귀라든가 꼬리 등의 형상이 재현되는지를 확인함으로써 모델의 해석가능성을 확보하는 것이다.[9]

　　이러한 방법들로 인공지능 모델에 대한 전반적인 평가를 할 수 있다. 이를 global한 관점에서 해석가능성을 확보했다고 말한다. 하지만 개별 입력 케이스에 대한 각각의 해석가능성은 여전히 미흡하다. 우리가 궁극적으로 원하는 해석가능한 인공지능 기술은 모델이 특정 질환을 평균적으로 잘 판단한다는 것을 확인하는 것을 넘어서 개별 환자에 대한 판단 기준을 확인하고자 함이다. 따라서 local한 관점에서 해석가능성을 확보하기 위한 방법론들도 이후에 연구가 되었다.

　　제일 간단한 방법은 occlusion 실험이다. 이는 입력영상의 일부를 가려서 테스트한 후

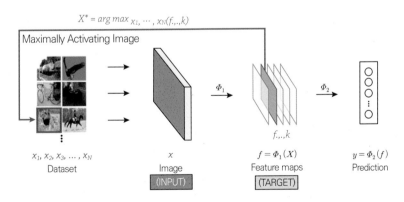

그림 10-4. Activation maximization 방법
해당 prediction에 가장 크게 기여하는 maximally activating image (특징맵feature map에 대해 이를 가장 잘 activation하는 입력영상)을 데이터셋에서 찾아내는 것이다. 사자에 대한 출력값에 사자 입력 영상이 찾아지면 이 모델이 사자에 대해서 잘 학습되었다는 것을 확인할 수 있다.
원 그림 출처: http://research.sualab.com/introduction/2019/10/23/interpretable-machine-learning-overview-2.html

결과로 나오는 예측확률의 변화를 관찰함으로써 해당 모델이 얼마나 일관되게 입력에 대해 옳은 출력을 내는지, 혹은 입력의 어느 부분에서 가장 높은 확률의 출력을 내놓는지를 파악하는 방법이다. 이를 통해, 입력 데이터에서 해당 모델이 판단을 내리는 데에 주요한 부분을 확인할 수 있다. 특히 후자는 CNN 모델이 분류 판단을 하는 데에 attention한 영역을 확인함으로써 해석가능성을 확보하는 것이다. 같은 정확도의 성능을 확보한 모델이라도 attention을 제대로 하고 판단하는 모델과 그렇지 않은 모델의 실제 성능은 차이가 클 수 있으므로 입력에서 attention한 부분을 파악하는 설명가능성 확보기술(attribution 기술이라 함)은

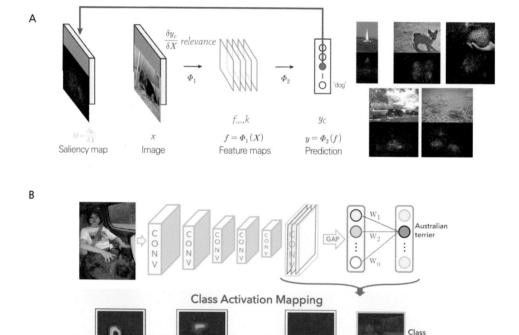

그림 10-5. 영상분석에서 모델이 attention한 부분을 파악하는 attribution 기술의 예
A. 분류 결과의 입력 영상에 대한 gradient를 계산함으로써 출력 결과에 기여도가 높은 부분을 표시하는 saliency map을 얻을 수 있음.
원 그림 출처: http://research.sualab.com/introduction/2019/10/23/interpretable-machine-learning-overview-2.html
B. 분류 결과에 대한 최종 특징맵feature map들(여러 채널의 특징맵feature map이 존재하므로)의 평균적인 기여도를 global average pooling (GAP)을 통해 확인할 수 있다. 보통 heatmap의 형태로 확인이 가능하지만 saliency map에 비해서는 다소 넓은 부분에 대해 rough하게 기여도를 확인하게 된다.
원 그림 출처: Zhou et al. Learning Deep Features for Discriminative Localization. Proceedings of the IEEE conference on computer vision and pattern recognition 2016; 2921-2929. doi: 10.1109/CVPR.2016.319. Copyright: © 2016, IEEE.

중요하다고 할 수 있다.

인공지능 학습모델이 attention을 잘하도록 학습하는 것 혹은 이를 확인하는 것 또한 별도의 연구주제가 된다. 이를 지도학습supervised learning 방법으로 달성하고자 한다면, 의료영상 분석의 경우에 검출detection 혹은 분할segmentation 문제에서 요구되는 수준의 attention 해야 하는 영역에 대한 별도의 annotation (hard label이라 한다)이 필요하다. 많은 수의 영상에 대해 일일이 hard label을 갖추기 어려운 경우에는 attention해야 하는 곳에 대략적으로 점을 찍어놓는 수준의 weak label을 이용한 약한지도학습weakly supervised learning[10] 혹은 전혀 label없이도 작동하는 자기지도학습self-supervised learning[11]을 시도해볼 수 있다.

다시 본론으로 돌아가, 영상분석에서 모델이 attention한 부분을 파악하는 대표적인 기술은 saliency map[12]과 class activation map (CAM)[13]이다. 두 기술은 영상 분류를 위한 CNN 모델이 특정 입력에 대하여 분류결과를 내었을 때에 그 결과에 기여한 중요도에 따라 입력영상에 그 위치를 표시해 줄 수 있다(그림 10-5). Saliency map은 분류결과 y의 입력 이미지 x에 대한 $gradient$ $\partial y / \partial x$를 계산하는 것으로 간단히 구해진다(그림 10-5A). CAM은 분류결과에 대한 최종 특징맵feature map들(여러 채널의 특징맵feature map이 존재하므로)의 평균적인 기여도를 global average pooling (GAP)을 통해 확인하는 방법이다(그림 10-5B).

Local Interpretable Model-Agnostic Explanation (LIME)[14]은 앞서 언급한 local한 관점의 해석가능성을 극대화하기 위한 방법으로, CNN과 같은 블랙박스black box 모델에 대해 전체 모델 관점에서 해석하는 것 대신에, 개별 입력 샘플로부터 전체 모델을 근사할 수 있는 매우 단순한(선형 모델을 포함하여) 모델을 가정하여 해석력을 확보하는 방법이다(그림 10-6). 예를 들어, 특정 입력 샘플로부터 일부 특징이 교란된(영상의 경우 영상의 일부를 가

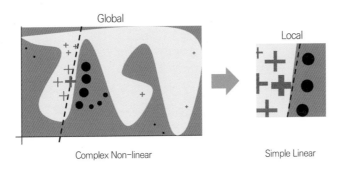

그림 10-6. LIME 알고리즘에 대한 직관적 예시

인공지능 모델은 복잡한 decision boundary를 갖게 되어 global한 관점에서 선형 모델로 설명이 불가능하지만, 특정 샘플(진한 빨간 십자가)에 대해서는 local한 관점에서 모델의 decision boundary를 근사하는 간단한 선형 모델을 학습함으로써 해석력을 확보할 수 있다.

원 그림 출처: Ribeiro MT, Singh S, Guestrin C. "Why Should I Trust You?": Explaining the Predictions of Any Classifier. arXiv: 1602.04938. https://arxiv.org/abs/1602.04938. Copyright: © 2016, Owner/Author

린) 입력 샘플들을 생성한 후, 원본 샘플과의 유사성에 따라 가중치를 부여하고 이들 특징을 이용한(특징들을 다시 LASSO 등의 방법으로 추려낸 후 학습하기도 한다) 선형회귀 모델을 학습시켜 해석력을 확보하는 것이다.

그 외에도 exploratory data analysis 관점에서, 분류 결과에 따른 입력영상이나 그에 해당하는 특징맵feature map에 대한 PCA[15], t-SNE[16] 등의 dimensional reduction 방법을 통하여 시각화를 시도하여 군집된 경향과 그 정도를 확인함으로써 해석가능성을 확보하는 방법 또한 시도해볼 수 있다.

◎ Capsule

인공지능이 해석, 설명이 가능한지 여부가 특히 더 중요한 경우

인공지능이 제시하는 결과가 맞는지 틀리는지를 의료진이 쉽게 확인할 수 없는 상황이라면(바꾸어 말하면, 인공지능의 결과를 어쩔 수 없이 그대로 받아들여야 하는 상황이라면), 인공지능이 왜 특정 결과를 제시하는지 설명을 제공하는 것이 더욱 중요하다. 최근 Lancet에 실린 아래 연구를 예로 생각해보자.

Attia ZI, et al. An artificial intelligence-enabled ECG algorithm for the identification of patients with atrial fibrillation during sinus rhythm: a retrospective analysis of outcome prediction. Lancet. 2019 Sep 7;394(10201):861-867.

이 논문의 저자들은 컨볼루션 신경망convolutional neural network을 이용하여 normal sinus rhythm으로 판독된 심전도에서 심방세동 환자들을 찾아낼 수 있는 딥러닝deep learning 알고리즘을 개발하였다. 45만여 장의 심전도를 학습데이터로 개발된 이 알고리즘은 민감도 79%, 특이도 79.5%, 그리고 area under the ROC curve 0.87의 괜찮은 성능으로 심방세동을 진단할 수 있었다. 이 연구의 결과를 해석하면, 기존의 의학 지식으로는 정상으로 판독해 왔던 심전도에 의료진이 찾아낼 수 없는 아주 미세한 이상 징후가 포함되어 있었고, 컨볼루션 신경망convolutional neural network에 기반한 딥러닝deep learning 알고리즘을 이용하여 대량의 심전도 데이터를 학습하면 이러한 이상 징후를 미리 발견해 낼 수 있었다고 볼 수 있다. 즉, 딥러닝deep learning과 같은 빅데이터 분석 방법을 이용하여 기존의 의학지식으로 해결할 수 없는 문제를 풀 수 있음을 시사하는 연구이다. 이 연구는 아직 external validation을 통해 연구 결과가 다른 병원들과 외부자료로 일반화가 될 수 있는지 확인이 필요한 단계에 있다. 이와 더불어 또 하나 중요한 점은, 인공지능이 심방세동이란 결과를 제시해도 의료진이 보기에는 심전도가 정상으로 보이므로, 이 알고리즘을 의료진이 실제로 사용하기 위해서는 최소한 saliency map이나 class activation map 등을 이용해 인공지능이 왜 심방세동이란 결과를 제시하게 되었는지 설명이 필요하다는 것이다. 만일 saliency map이나 class activation map에 표시되는 부위가 심방세동의 진단과는 전혀 관계없는 부위라면 인공지능의 결과를 받아들이기 어려울 것이다.

■■■■ 참고문헌

1. Obermeyer Z, Emanuel EJ. Predicting the Future - Big Data, Machine Learning, and Clinical Medicine. N Engl J Med 2016;375:1216-1219

2. Levenson RM, Krupinski EA, Navarro VM, Wasserman EA. Pigeons (Columba livia) as Trainable Observers of Pathology and Radiology Breast Cancer Images. PLoS One 2015;10:e0141357

3. Masic I, Miokovic M, Muhamedagic B. Evidence based medicine - new approaches and challenges. Acta Inform Med 2008;16:219-225

4. Price WN, 2nd, Gerke S, Cohen IG. Potential Liability for Physicians Using Artificial Intelligence. JAMA 2019;322:1765-1766.

5. Ahmad MA, Eckert C, Teredesai A. Interpretable machine learning in healthcare. Proceedings of the 2018 ACM International Conference on Bioinformatics, Computational Biology, and Health Informatics; 559-560

6. Samek W, Wiegand T, Müller K-R. Explainable artificial intelligence: Understanding, visualizing and interpreting deep learning models. arXiv:1708.08296. https://arxiv.org/abs/1708.08296. Accessed December 27, 2019

7. Zeiler MD, Fergus R. Visualizing and understanding convolutional networks. European conference on computer vision 2014; 818-833

8. Springenberg JT, Dosovitskiy A, Brox T, Riedmiller M. Striving for simplicity: The all convolutional net. arXiv:1412.6806. https://arxiv.org/abs/1412.6806. Accessed December 27, 2019

9. Szegedy C, Liu W, Jia Y, Sermanet P, Reed S, Anguelov D, et al. Going deeper with convolutions. Proceedings of the IEEE conference on computer vision and pattern recognition 2015; 1-9

10. Shah MP, Merchant S, Awate SP. Ms-net: mixed-supervision fully-convolutional networks for full-resolution segmentation. International Conference on Medical Image Computing and Computer-Assisted Intervention 2018; 379-387

11. Guan Q, Huang Y, Zhong Z, Zheng Z, Zheng L, Yang Y. Diagnose like a radiologist: Attention guided convolutional neural network for thorax disease classification. arXiv:1801.09927. https://arxiv.org/abs/1801.09927. Accessed December 27, 2019

12. Simonyan K, Vedaldi A, Zisserman A. Deep inside convolutional networks: Visualising image classification models and saliency maps. arXiv:1312.6034. https://arxiv.org/abs/1312.6034. Accessed December 27, 2019

13. Zhou B, Khosla A, Lapedriza A, Oliva A, Torralba A. Learning deep features for discriminative localization. Proceedings of the IEEE conference on computer vision and pattern recognition 2016; 2921-2929

14. Ribeiro MT, Singh S, Guestrin C. "Why should I trust you?": Explaining the predictions of any classifier. Proceedings of the 22nd ACM SIGKDD international conference on knowledge discovery and data mining 2016; 1135-1144

15. Howley T, Madden MG, O'Connell M-L, Ryder AG. The effect of principal component analysis on machine learning accuracy with high dimensional spectral data. International Conference on Innovative Techniques and Applications of Artificial Intelligence 2005; 209-222

16. Maaten Lvd, Hinton G. Visualizing data using t-SNE. Journal of machine learning research 2008;9:2579-2605

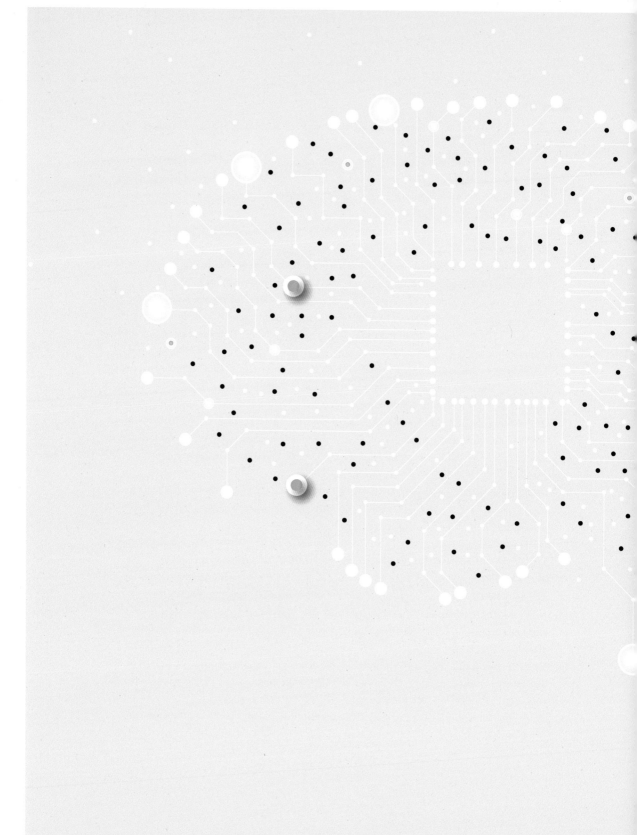

11

(실습)인공지능 학습과정 따라 해보기

이가은 MS

이준구 PhD

1. 실습을 위한 준비
2. 필요한 모듈을 import 하기
3. Fashion-MNIST 데이터
4. 인공지능 모델로 학습하기

딥러닝deep learning은 기계학습machine learning 분야에서 인간의 신경망을 본따 만든 인공신경망 artificial neural network의 일종이며, 이 신경망의 계층이 깊은 형태를 말한다. 이 장에서는 실습을 통해 이러한 인공신경망artificial neural network 기반의 알고리즘들이 왜 지난 오랜 기간 동안 주목을 받지 못하고 있다가 오늘날에 와서야 이렇게 획기적인 성능을 보여주고 있는지를 처음부터 따라가 보고자 한다.

1. 실습을 위한 준비

본 실습과정은 구글의 Colab (colab.research.google.com)을 이용하여 따라해 볼 수 있으며, 아래 링크를 구글의 크롬 웹브라우저를 통해 열게 되면,

https://colab.research.google.com/github/mi2rl/ai_handson

여러 IPython notebook을 선택할 수 있는 화면이 뜨게 되며, 이 중 첫 번째 파일인 *"Ko-SAIM_Summer_School_2019_Handson_01_Fashion_MNIST_Tutorial_with_Keras.ipynb"*을 클릭하면, 실습 내용을 별도의 프로그램 설치 없이 클라우드 환경에서 동일하게 실행해 볼 수 있다.

인공지능 코드code를 실행하기 위해서는 하드웨어 및 관련 라이브러리들이 설치되어 있는 컴퓨터 환경이 필요한데, 구글의 Colab은 각자의 컴퓨터에 이러한 요소들을 따로 설치하지 않고 웹 브라우저를 통해 클라우드에 접근하여 이러한 기능들을 이용할 수 있도록 해준다. 다만, Colab은 사용에 시간제한이 있어 Colab을 이용하면 최대 12시간까지만 연속으로 인공지능 학습을 실행시킬 수 있다는 제한점이 있다.

이번 실습과정에서 사용할 데이터셋은 Fashion-MNIST 데이터셋[1]으로 학습데이터 60,000장과 테스트 데이터 10,000장으로 구성되어 있으며, 영상의 크기는 모두 28 pixels ×28 pixels로 동일하다. **표 11-1**에서 보는 바와 같이 10개의 서로 다른 label을 가지고 있어, 분류 모델에 속한다.

*"KoSAIM_Summer_School_2019_Handson_01_Fashion_MNIST_Tutorial_with_Keras. ipynb"*을 클릭하면 그림을 포함한 설명과 실행 가능한 코드code가 포함된 웹페이지가 열린다. 실행 가능한 코드code는 코드code 왼쪽 상단 구석에 [ ] 괄호로 표시되어 있다. [ ] 괄호에 마우스를 위치시키거나 코드code 부분 안에 마우스를 위치하고 아무 곳이나 클릭하면 [ ] 괄호가 ▶ 플레이 버튼으로 바뀌고 이를 클릭하여 코드code를 실행할 수 있다(물론,

표 11-1. Fashion-MNIST 데이터셋의 label번호에 대응하는 물건 카테고리

Label	Description
0	T-shirt/top
1	Trouser
2	Pullover
3	Dress
4	Coat
5	Sandal
6	Shirt
7	Sneaker
8	Bag
9	Ankle boot

keyboard를 사용하는데 익숙한 사람은 Ctrl + Enter 버튼을 눌러 실행시킬 수도 있다). 코드code를 실행하여 실습을 해 보기 전, 구글 Colab 사용관련 한 가지 중요한 팁을 이야기하면, 웹페이지 상단에 위치한 메뉴 바(파일, 수정, 보기, 삽입, 런타임, 도구, 도움말)의 '런타임'을 클릭 → '런타임 유형 변경' → 노트 설정 '하드웨어 가속기'를 'GPU'로 설정하고 '저장'을 누른다. 보통은 'GPU'가 초기 세팅 값으로 되어 있으나 간혹 'CPU'로 세팅되어 있는 경우도 있으니 한 번 확인을 해 보면 좋다. 만일 'CPU'로 세팅되어 있으면 코드code 실행시간이 매우 오래 걸리게 된다.

프로그래밍을 직접 해 보는데 관심이 있는 독자라면, 이러한 방법이 아닌 아래에 코드code를 하나하나 따라서 입력하며 직접 작성해 보는 것도 프로그래밍에 익숙해지는데 많은 도움이 될 것이다.

본 따라하기의 구성은 1) 영상데이터를 읽어들이고 전처리하는 단계, 2) 단일계층의 인공신경망artificial neural network인 퍼셉트론perceptron을 이용한 분류 모델 실험, 3) 점차 계층을 깊게 하여 실험 수행, 4) 깊은 계층의 학습 문제 파악, 5) 컨볼루션convolution을 이용한 영상 분류 실험으로 이루어진다. 이 과정을 통해 독자는 인공신경망artificial neural network 모델들이 어떻게 발전되어 왔는지를 살펴볼 수 있고, 최근 영상연구에 독보적인 우수한 성능을 보이고 있는 컨볼루션 신경망convolutional neural network (CNN) 기술에 대한 이해도 함께 할 수 있을 것이다.

준비가 되었으면 이제 들어가보자.

2. 필요한 모듈을 import 하기

```
import numpy as np
from keras.utils import np_utils

from keras.models import Sequential
from keras.layers import Dense
from keras.layers import Flatten
from keras.layers import Activation
from keras.layers.convolutional import Conv2D
from keras.layers.convolutional import MaxPooling2D
from keras.layers.normalization import BatchNormalization

from keras import optimizers

from keras import backend as K

%matplotlib inline
import matplotlib.pyplot as plt
```

본 과정은 TensorFlow와 Keras 라이브러리를 사용하여 구성되었으며, 사용환경인 구글 Colab에서는 추가적인 설치없이 기본 세팅으로 실행 가능하다. 위 코드code에서 보이듯이 필요한 다양한 Keras 기반의 모델과 계층을 사용한다.

3. Fashion-MNIST 데이터

3.1. 데이터 읽어들이기

```
from keras.datasets import fashion_mnist
((trainX, trainY), (testX, testY)) = fashion_mnist.load_data()

# initialize the label names
labelNames = ["top", "trouser", "pullover", "dress", "coat",
              "sandal", "shirt", "sneaker", "bag", "ankle boot"]
```

이제 학습에 사용할 데이터를 읽어들이자. 위 링크로 들어가서 직접 데이터를 다운받고 불러와도 되지만, 이미 Keras에는 Fashion-MNIST데이터를 단 한 줄만으로 불러올 수 있도록 제공하고 있다. 데이터를 불러올 때, train 영상과 label (1에서부터 10까지의 정수)을 각각 'trainX', 'trainY'로 할당하고, 테스트 영상과 label도 마찬가지로 'testX', 'testY'에 각각 할당한다. 이 후에도 X는 영상(혹은 데이터), Y는 label로 명시되니 잘 기억해두도록 하자. 그리고 label name도 순서에 맞게 정의해준다.

3.2. 데이터 살펴보기

```
plt_row = 5
plt_col = 5

width = height = 28

plt.rcParams["figure.figsize"] = (15,15)

f, axarr = plt.subplots(plt_row, plt_col)

for i in range(plt_row*plt_col):
    sub_plt = axarr[int(i/plt_row), i%plt_col]
    sub_plt.axis('off')
    sub_plt.imshow(testX[i].reshape(width, height), cmap='gray')
    sub_plt_title = 'R: ' + labelNames[testY[i]]
    sub_plt.set_title(sub_plt_title)

plt.show()
```

위 코드code를 실행하면 불러온 데이터를 보여주는 코드code이다. 25개 영상과 label을 가져와 thumbnail 형태로 볼 수 있다. 그림 11-1은 위 코드code를 실행하여 살펴본 thumbnail 예다.

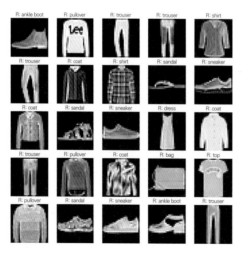

그림 11-1. Fashion-MNIST 데이터 샘플
총 7만장의 데이터로 28×28크기 영상과 주로 옷 종류를 포함한 10가지 카테고리가 label되어 있다.

3.3. 딥러닝deep learning을 위한 데이터 전처리

```
# flatten 28*28 images to a 784 vector for each image
width = height = 28
num_pixels = width * height
trainX = trainX.reshape(60000, num_pixels).astype('float32') / 255.0
testX = testX.reshape(10000, num_pixels).astype('float32') / 255.0

# 훈련셋과 검증셋 분리
valX = trainX[50000:]
valY = trainY[50000:]
trainX = trainX[:50000]
trainY = trainY[:50000]
# one hot encode outputs
num_classes = 10
trainY = np_utils.to_categorical(trainY, num_classes)
valY = np_utils.to_categorical(valY, num_classes)
testY = np_utils.to_categorical(testY, num_classes)
```

분류 모델 학습을 위해 데이터 형태를 모델 입력에 맞도록 변형시킨다.

28×28크기의 2D 영상을 1D 배열로 바꾸고, 0~255 범위의 데이터를 0~1로 rescale한다. 그리고 train set 데이터(trainX, trainY) 내에서 10,000개의 데이터는 모델 최적화를 위한 validation set (valX, valY)으로 할당한다. 끝으로 레이블(Y)는 one-hot encode 형태로 변환한다. 예를 들어 1~5번까지의 class가 있는 데이터에서 '3' label은 [0,0,1,0,0]으로 되고, '5' label은 [0,0,0,0,1]이 된다. 한 가지, 이 장에서 'validation'이란 용어는 공학적 용어 정의에 따라 tuning을 의미하는 용어로 쓰이고 있다. 의학문헌에는 'validation'이란 용어가 일반적으로 성능평가/검증(즉, test)의 의미로 사용되므로 용어의 의미에 혼선이 없기 바란다.

4. 인공지능 모델로 학습하기

4.1. 퍼셉트론perceptron

퍼셉트론perceptron은 가장 기본적인 인공지능 모델로, 다수의 입력 자극을 받아 신호를 출력하는 뉴런의 구조에서 나왔다. 이때 '입력 자극'을 퍼셉트론perceptron에서는 각각의 입력신호를 가중치와 곱하여 모두 더한 값으로 본다. 이러한 자극은 활성화함수activation function를 통해 비활성(0) 혹은 활성(1)으로 출력된다. 이러한 퍼셉트론perceptron 모델은 단일 계층single layer을 가진다.

```
def logistic_regression_model():
    # create model
    model = Sequential()
    model.add(Dense(num_classes, input_dim=num_pixels, kernel_initializ
er='normal', activation='softmax'))
    # compile model
    sgd = optimizers.SGD(lr=0.01, decay=1e-
6, momentum=0.9, nesterov=True)
    model.compile(loss='categorical_crossentropy', optimizer=sgd, metri
cs=['accuracy'])

    return model
```

위의 코드code는 퍼셉트론perceptron 모델을 만드는 것을 보여주는 함수이다. 퍼셉트론perceptron은 로지스틱 회귀logistic regression와 거의 같은 형태이며, Keras에서는 Dense함수로 쉽게 구현할 수 있다. 그리고 학습을 수행하기 위해서는 경사하강법gradient descent 기반의 최적화 방법을 설정하고, 손실함수loss function를 정의하여 주어야 한다. Keras에서는 optimizer를 선언하여 최적화 방법을 설정할 수 있고, compile 함수를 통해 분류에서 주로 사용되는 cross entropy를 손실함수로 정의해주었다.

이제 남은 것은 학습을 진행하는 것인데 이는 model 객체의 fit함수를 통해 가능하며 코드code는 아래와 같다.

```
# build the model
model = logistic_regression_model()
model.summary()
# fix random seed for reproductibility
seed = 7
np.random.seed(seed)
# FIT THE MODEL - OPTIMIZATION
hist = model.fit(trainX, trainY, validation_data=(valX, valY), epochs=2
0, batch_size=64, verbose=2)
model.save('logistic_regression_model.h5')
# 학습과정 살펴보기
fig, loss_ax = plt.subplots()

acc_ax = loss_ax.twinx()

loss_ax.plot(hist.history['loss'], 'y', label='train loss')
loss_ax.plot(hist.history['val_loss'], 'r', label='val loss')
loss_ax.set_ylim([0.0, 1.5])

acc_ax.plot(hist.history['acc'], 'b', label='train acc')
acc_ax.plot(hist.history['val_acc'], 'g', label='val acc')
acc_ax.set_ylim([0.5, 1.0])
```

```
loss_ax.set_xlabel('epoch')
loss_ax.set_ylabel('loss')
acc_ax.set_ylabel('accuray')

loss_ax.legend(loc='upper left')
acc_ax.legend(loc='lower left')

plt.show()
```

위 코드code는 만든 퍼셉트론perceptron 모델을 실행하고, 학습 수행과정 중의 loss 값을
그래프로 나타내 준다(그림 11-2).

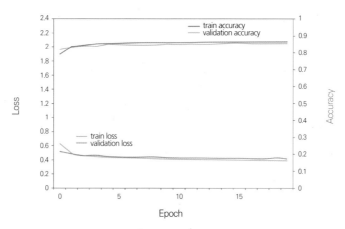

그림 11-2. 단층 퍼셉트론perceptron **모델의 학습결과 그래프**
가로축은 epoch, 세로축은 왼쪽은 loss 오른쪽은 accuracy를 나타낸다.

```
# Final evaluation of the model
scores = model.evaluate(testX, testY, verbose=0)
print("Baseline Error: %.2f%%" % (100-scores[1]*100))
```

위 코드code를 실행해서 테스트 데이터에서의 오류율을 구해보면, 퍼셉트론perceptron의
학습결과는 테스트 데이터에서 15.65%의 오류율을 나타냄을 알 수 있다. 이 값을 기억하자.
혹시 값이 약간 다르게 나왔다면, 인공신경망 기반의 모델들은 랜덤하게 학습인자들을 초기
화하기 때문에 수행할 때 마다 결과가 조금씩 다를 수 있기 때문이다. 그렇다고 너무 큰 차
이가 발생하지는 않으니 걱정하지 않아도 된다.

```
# Visualize weights
W = model.layers[0].get_weights()[0]
print("W shape : ", W.shape)

W = np.transpose(W, (1,0))

plt.figure(figsize=(15, 15), frameon=False)
for ind, val in enumerate(W):
    plt.subplot(5, 5, ind + 1)
    im = val.reshape((28,28))
    plt.axis("off")
    plt.imshow(im, cmap='gray',interpolation='nearest')
```

학습이 끝난 후, 위 코드code를 실행하면, 그림 11-3과 같이 각 label별 학습된 weight를 볼 수 있다. 우리가 가르쳐주지 않았음에도 불구하고 이렇게 간단한 퍼셉트론perceptron 모델로 도 전체적인 구분이 가능함을 알 수 있다. 특히 바지와 신발과 같은 것은 쉽게 구별 가능하다.

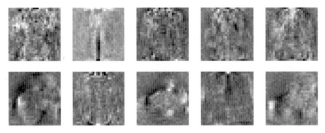

그림 11-3. Label 별 학습된 Weight들
학습된 Weight를 grayscale의 28×28 영상으로 나타낸 것으로, 왼쪽 위부터 오른쪽 아래로 0~9번 label이다.

4.2. 다층 퍼셉트론multi-layer perceptron

다층 퍼셉트론multi-layer perceptron은 말 그대로 4.1.의 단층 퍼셉트론perceptron을 여러 개 쌓은 모델이다. 다층 퍼셉트론multi-layer perceptron으로 인해 선형분류만으로 문제를 해결했던 단층 퍼셉트론perceptron의 한계를 비선형분류로 해결할 수 있게 되었다. 따라서, 4.2.의 학습 결과 가 4.1.보다 좋을 것이라고 예상해본다. 그럼 코드code를 실행해보자.

```
def multi_linear_perceptron_model():
    # create model
    model = Sequential()
```

```
    model.add(Dense(256, input_dim=num_pixels, kernel_initializer='norm
al', activation='sigmoid'))
    model.add(Dense(num_classes, kernel_initializer='normal', activatio
n='softmax'))

    # compile model
    sgd = optimizers.SGD(lr=0.01, decay=1e-
6, momentum=0.9, nesterov=True)
    model.compile(loss='categorical_crossentropy', optimizer=sgd, metri
cs=['accuracy'])

    return model
```

마찬가지로 다층 퍼셉트론multi-layer perceptron을 만드는 함수를 선언했다. 단층 퍼셉트론perceptron을 두 개 쌓은 모델이다.

```
# build the model
model = multi_linear_perceptron_model()
```

만들어진 함수를 실행하고 학습을 끝내면 **그림** 11-4의 학습 그래프를 볼 수 있다(학습 실행 및 error 확인 코드code는 동일하여 생략함). 미약하지만 단층 퍼셉트론perceptron 학습그래프(**그림** 11-2)보다 train loss 및 validation loss가 약간 더 낮아지고 accuracy는 좀 더 높아졌다. Error 확인 코드code를 실행해보면 테스트 데이터에서의 오류율 역시 14.03%로, 단층 퍼셉트론perceptron의 15.65%보다 약간 낮아짐을 알 수 있다. 그렇다면 욕심을 좀 더 내서 층을 더욱 깊게 쌓으면 분류를 더 잘할 수 있는 모델을 만들 수 있지 않을까?

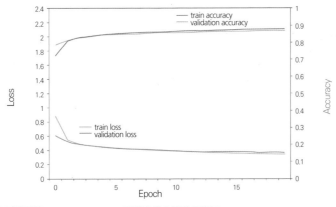

그림 11-4. **다층 퍼셉트론**multi-layer perceptron **모델의 학습결과 그래프**
가로축은 epoch, 세로축은 왼쪽은 loss 오른쪽은 accuracy를 나타낸다.

4.3. 깊은 다층 퍼셉트론multi-layer perceptron

```python
def deep_perceptron_initial_model():
    # create model
    model = Sequential()

    model.add(Dense(256, input_dim=num_pixels, kernel_initializer='normal', activation='sigmoid'))
    model.add(Dense(256, kernel_initializer='normal', activation='sigmoid'))
    model.add(Dense(256, kernel_initializer='normal', activation='sigmoid'))
    model.add(Dense(256, kernel_initializer='normal', activation='sigmoid'))
    model.add(Dense(256, kernel_initializer='normal', activation='sigmoid'))
    model.add(Dense(num_classes, kernel_initializer='normal', activation='softmax'))

    # compile model
    sgd = optimizers.SGD(lr=0.01, decay=1e-6, momentum=0.9, nesterov=True)
    model.compile(loss='categorical_crossentropy', optimizer=sgd, metrics=['accuracy'])

    return model
```

깊은 다층 퍼셉트론multi-layer perceptron을 만드는 함수이다. 단층 퍼셉트론perceptron, 다층 퍼셉트론multi-layer perceptron과 비교하여 층의 수가 확연히 깊어짐을 알 수 있다. 이전의 다층 퍼셉트론multi-layer perceptron은 2개의 층, 이번 깊은 다층 퍼셉트론multi-layer perceptron은 6개의 층으로 이루어져 있다.

```python
# build the model
model = deep_perceptron_initial_model()
```

만들어진 함수를 실행하고 학습을 끝내면 **그림 11-5**의 학습 그래프를 볼 수 있다(학습 실행 및 error 확인 코드code는 동일하여 생략). 그래프를 보면 알겠지만 뭔가 이상하다. 다층 퍼셉트론multi-layer perceptron 학습그래프(**그림 11-4**)보다 loss도 높고 accuracy도 더 낮은 상태에서 학습이 끝났다. error확인 코드code를 실행해보면 테스트 데이터에서의 오류율 또한 44.01%로, 단층 퍼셉트론의 15.65%보다 약 3배 가까이 오류율이 증가했다.

이처럼 층을 깊게 쌓기 시작하자, 이전에는 드러나지 않았던 기존 퍼셉트론perceptron의 문제점이 드러났다. 그것은 바로 복잡도가 크게 증가하여 학습이 잘 이루어지지 않는 것이

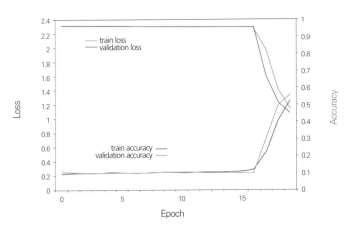

그림 11-5. 깊은 다층 퍼셉트론multi-layer perceptron **모델의 학습결과 그래프**
가로축은 epoch, 세로축은 왼쪽은 loss 오른쪽은 accuracy를 나타낸다.

다. 이 문제는 2000년대 초반까지도 인공신경망 연구의 가장 큰 문제점이었는데, 이를 극복한 것이 인공지능 분야의 가장 권위자 중 한 명인 Geoffrey Hinton이다. 핵심은 이렇게 복잡한 네트워크에 희소성sparsity을 갖게 하는 것이다. 아래에서는 이 문제들을 ReLU 활성화함수와 DropOut을 활용하여 해결해 볼 것이다. 구글의 Colab에는 ReLU와 DropOut은 연습문제의 형태로 제공되어 있다.

4.3.1. ReLU (Rectified Linear Unit)

앞에서 나온 모델을 만드는 함수들에서 볼 수 있듯, 퍼셉트론perceptron 층과 층 사이에는 활성화함수activation function가 있다. 이는 인공신경망artificial neural network을 언급할 때도 여러 자극을 하나의 활성 출력으로 만들어주는 함수로 언급한 바 있다.

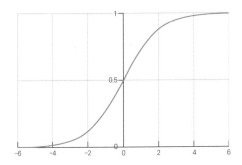

그림 11-6. Sigmoid 함수 그래프
원 그림 출처: https://en.wikipedia.org/wiki/
Activation_function

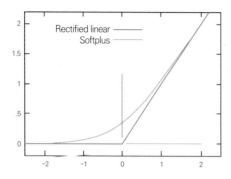

그림 11-7. ReLU 함수 그래프
원 그림 출처: https://en.wikipedia.org/wiki/Activation_function

Sigmoid 함수의 하나인 로지스틱 함수는 여러 입력을 합쳐 0~1범위의 범위로 변환해주는데, 이 함수의 문제는 바로 기울기gradient가 작다는 점이다. **그림 11-6**은 sigmoid 함수로, 출력이 0 혹은 1에 가까워질수록 기울기gradient가 급격히 작아진다. 이것은 역전파backpropagation 때 미분값이 점점 작아짐을 의미하고 층이 깊게 쌓이면 쌓일수록 결국은 사라지는 기울기 손실gradient vanishing을 야기한다. 이를 예방하기 위해 고안된 활성화함수activation function가 **그림 11-7**의 ReLU 함수이다.

```
def deep_perceptron_model_with_relu():
    # create model
    model = Sequential()

    model.add(Dense(256, input_dim=num_pixels, kernel_initializer='norm
al', activation='relu'))
    model.add(Dense(256, kernel_initializer='normal', activation='relu'
))
    model.add(Dense(256, kernel_initializer='normal', activation='relu'
))
    model.add(Dense(256, kernel_initializer='normal', activation='relu'
))
    model.add(Dense(256, kernel_initializer='normal', activation='relu'
))
    model.add(Dense(num_classes, kernel_initializer='normal', activatio
n='softmax'))
    # compile model

    sgd = optimizers.SGD(lr=0.01, decay=1e-
6, momentum=0.9, nesterov=True)
    model.compile(loss='categorical_crossentropy', optimizer=sgd, metri
cs=['accuracy'])

    return model
```

깊은 다층 퍼셉트론multi-layer perceptron 모델에서 다른 부분은 모두 그대로 두고, 활성화함수activation function만 ReLU로 변경한 모델이다.

```
# build the model
model = deep_perceptron_model_with_relu()
```

만들어진 함수를 실행하고 학습을 끝내면 **그림 11-8**의 학습 그래프를 볼 수 있다(학습 실행 및 error확인 코드code는 동일하여 생략).

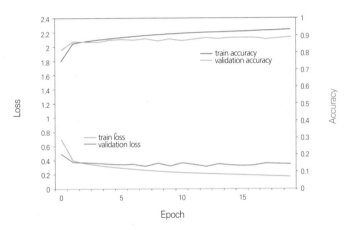

그림 11-8. 그림 11-5에 해당되는 깊은 다층 퍼셉트론multi-layer perceptron **모델에 활성화함수**activation function**를 sigmoid에서 ReLU로 수정한 모델의 학습결과 그래프**
가로축은 epoch, 세로축은 왼쪽은 loss 오른쪽은 accuracy를 나타낸다.

Sigmoid함수를 활성화함수activation function로 썼던 4.3.의 학습 그래프(**그림 11-5**)와 비교하여 훨씬 향상된 loss와 accuracy 변화를 볼 수 있다. 테스트 데이터에서의 오류율도 11.35%로 퍼셉트론을 두 층만 쌓은 4.2.의 오류율 14.03%과도 비교하면 성능이 개선되었음을 알 수 있다.

4.3.2. DropOut

그림 11-8에서 직접 볼 수는 없지만, 한정된 데이터에서 학습을 여러 번 반복하다 보면 학습이 train set에 편향되어 오히려 validation set에서의 loss는 높아지는(달리 말하면

accuracy가 낮아지는) 과적합overfitting이 발생하게 되는 경우가 있다. DropOut은 순전파forward propagation 시 계층의 node들을 랜덤하게 제거함으로써 네트워크의 구조를 단순하게 만들어 과적합overfitting을 방지하는 방법이다.

```python
from keras.layers import Dropout

def deep_perceptron_model_with_relu_dropout():
    # create model
    model = Sequential()
    model.add(Dense(256, input_dim=num_pixels, kernel_initializer='norm
al', activation='relu'))
    model.add(Dropout(0.2))

    model.add(Dense(256, kernel_initializer='normal', activation='relu'
))
    model.add(Dropout(0.2))

    model.add(Dense(256, kernel_initializer='normal', activation='relu'
))
    model.add(Dropout(0.2))

    model.add(Dense(256, kernel_initializer='normal', activation='relu'
))
    model.add(Dropout(0.2))

    model.add(Dense(256, kernel_initializer='normal', activation='relu'
))
    model.add(Dropout(0.2))

    model.add(Dense(num_classes, kernel_initializer='normal', activatio
n='softmax'))

    # compile model
    sgd = optimizers.SGD(lr=0.01, decay=1e-
6, momentum=0.9, nesterov=True)
    model.compile(loss='categorical_crossentropy', optimizer=sgd, metri
cs=['accuracy'])

    return model
```

4.3.1의 모델에 층과 층 사이에 DropOut을 추가한 모델이다.

```python
# build the model
model = deep_perceptron_model_with_relu_dropout()
```

만들어진 함수를 실행하고 학습을 끝내면 그림 11-9의 학습 그래프를 볼 수 있다(학습 실행 및 error확인 코드code는 동일하여 생략). 그림 11-8과 비교했을 때, validation set에서의 loss가 낮아지고 accuracy가 높아졌음을 볼 수 있다. 테스트 데이터에서의 오류율도 11.26%로 4.3.1모델보다 0.09% 감소되었다.

4.4. 컨볼루션 신경망convolutional neural network (CNN)

네 번째로 다룰 모델은 영상인식 분야에서 많이 사용되는 컨볼루션convolution을 이용한 것이
다. 컨볼루션convolution은 kernel을 이용하여 특징이 되는 영역을 높은 값으로 추출하게 되
며, 이렇게 추출된 feature들로 다중 퍼셉트론을 학습하게 되면 더 효율적이다. 모델의 앞쪽
에 여러 컨볼루션convolution 층을 쌓고, 뒤에 다중 퍼셉트론을 붙인 형태가 표준적인 컨볼루
션 신경망convolutional neural network 구조이다.

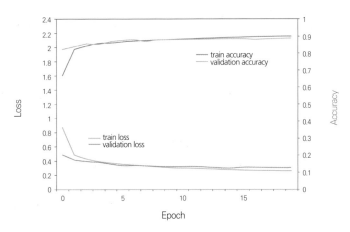

그림 11-9. 그림 11-8에 해당되는 깊은 다층 퍼셉트론multi-layer perceptron **모델에 층과 층 사이에 DropOut을 적용
한 모델의 학습결과 그래프**
가로축은 epoch, 세로축은 왼쪽은 loss 오른쪽은 accuracy를 나타낸다.

　　그럼, 지금부터 Fashion-MNIST데이터에 컨볼루션 신경망convolutional neural network 모델
을 적용해보자.

```
# reshape to be [samples][pixels][width][height]
trainX = trainX.reshape(50000, 28, 28, 1)
valX = valX.reshape(10000, 28, 28, 1)
testX = testX.reshape(10000, 28, 28, 1)
```

　　위의 퍼셉트론 모델들에서는 28×28 데이터를 1차원 벡터로 전처리한 뒤 학습을 했는
데, 이제는 그럴 필요가 없다. 그래서 다시 28×28로 만들어 준다.

```
def simple_cnn_model():
    # create model
    model = Sequential()

    model.add(Conv2D(32, (5,5), input_shape=(28, 28, 1), activation='re
lu'))
    model.add(MaxPooling2D(pool_size=(2,2)))

    model.add(Flatten())
    model.add(Dense(128, activation='relu'))
    model.add(Dense(num_classes, activation='softmax'))

    # Compile model
    sgd = optimizers.SGD(lr=0.01, decay=1e-
6, momentum=0.9, nesterov=True)
    model.compile(loss='categorical_crossentropy', optimizer=sgd, metri
cs=['accuracy'])

    return model
```

정말 간단한 분류 컨볼루션 신경망convolutional neural network 모델이다. 이 모델은, 1) 첫번째 컨볼루션convolution 층에서 28×28 입력 데이터를 입력 받아 5×5 kernel의 컨볼루션convolution 연산으로 32개의 feature map들을 출력하고, 2) max pooling 단계에서 이 feature map들의 해상도를 2배 줄여 연산복잡도를 줄인 뒤, 3) 다층 퍼셉트론 층으로 카테고리 분류를 수행한다.

```
# build the model
model = simple_cnn_model()
```

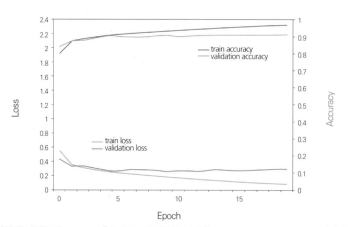

그림 11-10. 하나의 컨볼루션convolution **층을 갖는 컨볼루션 신경망**convolutional neural network **모델의 학습결과 그래프**
가로축은 epoch, 세로축은 왼쪽은 loss 오른쪽은 accuracy를 나타낸다.

만들어진 함수를 실행하고 학습을 끝내면 **그림 11-10**의 학습 그래프를 볼 수 있다(학습 실행 및 error확인 코드code는 동일하여 생략). 4.3.2의 학습그래프인 **그림 11-9**와 비교했을 때, 전체적으로 모든 dataset에서 loss가 보다 낮아지고 accuracy는 높아짐을 알 수 있다. 특히 train set에서 확연히 차이가 난다. 테스트 데이터에서의 오류율도 9.05%로 4.3.2모델 의 11.26%보다 2.21%가 감소되었다. 컨볼루션convolution 층 한 개를 추가했을 뿐인데, 뚜렷 한 성능의 향상을 보여준다. 학습된 모델의 내부는 어떤지 한번 살펴보도록 하자.

```
W1 = model.layers[0].get_weights()[0]
W1 = np.squeeze(W1)

W1 = np.transpose(W1, (2,0,1))

plt.figure(figsize=(15, 15), frameon=False)
for ind, val in enumerate(W1):
    plt.subplot(6, 6, ind + 1)
    im = val.reshape((5,5))
    plt.axis("off")
    plt.imshow(im, cmap='gray',interpolation='nearest')
```

위 코드code로 현재까지 학습된 컨볼루션convolution 층의 kernel들을 출력해보자. 실행을 하면 **그림 11-11**처럼 사람은 이해하기 힘든 weight값들이 gray색상으로 출력된다. 그렇다면 이런 weight들로 출력되는 값들은 어떤 형태일까?

```
convout1_f = K.function([model.layers[0].input], [model.layers[1].outpu
t])

x_rep = convout1_f([testX[0:1]])
x_rep = np.squeeze(x_rep)

for this_x_rep in x_rep:
    plt.figure(figsize=(15, 15), frameon=False)

    for i in range (this_x_rep.shape[2]):
        val = this_x_rep[:,:,i]
        plt.subplot(6, 6, i + 1)
        plt.axis("off")
        plt.imshow(val, cmap='gray',interpolation='nearest')
```

위 코드code는 모델 출력을 뽑아서 영상으로 볼 수 있도록 해준다. **그림 11-12**가 바로 그 영상들인데, 28×28 크기의 입력은 5×5 kernel과 max pooling을 거치면서 12×12 크기의 출력이 되었다. 32개의 feature map들 중 일부는 얼추 우리 사람의 눈으로 봤을 때 신발의 형태가 보이기도 한다.

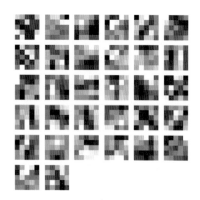

그림 11-11. 학습된 컨볼루션convolution kernel

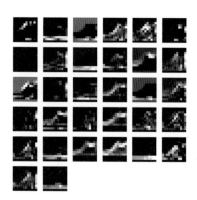

그림 11-12. 모델 마지막 층의 feature map

4.5. VGGNet 컨볼루션 신경망convolutional neural network

그렇다면 컨볼루션convolution layer를 깊게 쌓으면 어떨까? 우리는 이제 앞서 배웠던 것들을 통해 VGGNet[2] 형태의 컨볼루션 신경망convolutional neural network 모델 학습을 구현해볼 수 있다.

VGGNet은 구조가 간단하기도 하고 성능도 좋아서 한 때 인기가 높았던 컨볼루션 신경망convolutional neural network 모델이다. VGG16이란 여러 VGGNet 모델 중, 16개의 층으로 이루어진 모델로, 그림 11-13은 이를 모식화한 것이다. 총 13개의 convolution 층과 5번의 max pooling, 3개 층의 다층 퍼셉트론으로 이루어진 모델을 통해 분류 학습을 수행한다. 이 모델을 우리가 지금 분류하고자 하는 Fashion-MNIST 데이터에 맞게 수정하면 아래 코드code로 설계할 수가 있다.

```
def cnn_model():
    # create model
    model = Sequential()

    model.add(Conv2D(32, (3,3), input_shape=(28, 28, 1)))
    model.add(BatchNormalization())
    model.add(Activation(activation='relu'))

    model.add(Conv2D(32, (3,3)))
    model.add(BatchNormalization())
    model.add(Activation(activation='relu'))

    model.add(MaxPooling2D(pool_size=(2,2)))

    model.add(Conv2D(64, (3,3)))
    model.add(BatchNormalization())
    model.add(Activation(activation='relu'))

    model.add(Conv2D(64, (3,3)))
    model.add(BatchNormalization())
    model.add(Activation(activation='relu'))
```

```
    model.add(MaxPooling2D(pool_size=(2,2)))

    model.add(Flatten())
    model.add(Dense(128, activation='relu'))
    model.add(Dropout(0.5))
    model.add(Dense(num_classes, activation='softmax'))

    # Compile model
    sgd = optimizers.SGD(lr=0.01, decay=1e-
6, momentum=0.9, nesterov=True)
    model.compile(loss='categorical_crossentropy', optimizer=sgd, metri
cs=['accuracy'])

    return model
```

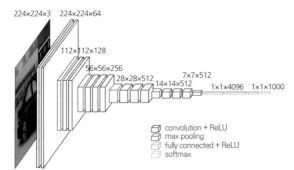

그림 11-13. VGG16 모델의 구조 모식도
원 그림 출처: https://neurohive.io/en/
popular-networks/vgg16/

그림 11-13이 보여주는 모델은 입력 영상의 크기가 224×224이나, Fashion-MNIST데이터는 28×28이므로 좀 더 간소화 시켰다고 보면 된다.

```
# build the model
model = cnn_model()
```

모델 만들기를 실행하고, 학습을 끝내면 **그림 11-14**의 학습 그래프를 볼 수 있다(학습 실행 및 error확인 코드code는 동일하여 생략). 4.4의 학습그래프 **그림 11-10**과 비교했을 때, validation set의 loss는 더욱 낮아지고 accuracy는 높아지고 있다. 테스트 데이터에서의 오류율은 8.08%로 좀 더 감소했으며, 단일 퍼셉트론perceptron 모델**(그림 11-2의 모델)**의 결과인 15.65%보다는 무려 7.57% 감소했다.

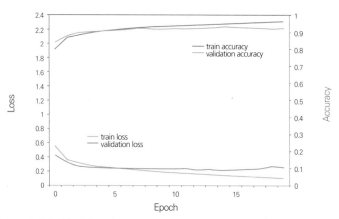

그림 11-14. VGG16 모델의 학습결과 그래프
가로축은 epoch, 세로축은 왼쪽은 loss 오른쪽은 accuracy를 나타낸다.

여기까지 단일 퍼셉트론perceptron부터 깊은 컨볼루션 신경망convolutional neural network 모델까지 설계하고 학습해 보았다. 마지막으로 가장 높은 성능의 마지막 모델이 어떤 것들을 잘못 분류하였는지 확인하며 마무리 해보도록 하자.

```python
# 7. 모델 사용하기
yhat_test = model.predict(testX, batch_size=32)

plt_row = 5
plt_col = 5

plt.rcParams["figure.figsize"] = (20,20)

f, axarr = plt.subplots(plt_row, plt_col)

cnt = 0
i = 0

while cnt < (plt_row*plt_col):

    if np.argmax(testY[i]) == np.argmax(yhat_test[i]):
        i += 1
        continue

    sub_plt = axarr[(int)(cnt/plt_row), cnt%plt_col]
    sub_plt.axis('off')
    sub_plt.imshow(testX[i].reshape(width, height), cmap='gray')
    sub_plt_title = 'R: ' + labelNames[np.argmax(testY[i])] + '(%.2f)'%
 (yhat_test[i][np.argmax(testY[i])]) + ' P: ' + labelNames[np.argmax(yh
at_test[i])] + '(%.2f)'% (  yhat_test[i][np.argmax(yhat_test[i])])
    sub_plt.set_title(sub_plt_title)

    i += 1
    cnt += 1

plt.show()
```

인공지능 소프트웨어 의료기기를 환자에게 사용하기 전에 소프트웨어 프로그램이 얼마나 정확한지, 환자 진료결과에 얼마나 도움이 되는지 충분히 임상검증을 하여야 한다. 모든 의약품이나 의료기기들은 환자에게 사용하기 전에 안전성과 유효성에 대해서 엄격한 사전검증 절차를 거쳐야 하며 인공지능 소프트웨어도 예외가 아니다. 충분한 임상검증이 필요한 이유는 이들이 우리의 소중한 신체와 건강에 직접 영향을 주기 때문이다. 충분히 검증되지 않은 의약품이나 치료용 의료기기가 환자에게 직접적으로 위해가 되는 상황과 달리 진단을 보조하는 인공지능 소프트웨어는 환자에게 위해를 가할 가능성이 낮다고 생각할지 모르나, 소프트웨어로 인한 진단의 오류는 환자에게 부적절한 검사나 치료를 유발할 수 있고 이로 인해 결과적으로 환자의 건강에 심각한 위해를 가할 수 있다. 또한, 환자의 진료 결과에 궁극적으로 도움을 주지 못하는 소프트웨어의 도입은 불필요한 의료비 증가를 초래한다.

　　의료에 이용되는 인공지능 소프트웨어는 다양한 기능과 형태로 만들어질 수 있고 이에 따라 임상검증 방법도 조금씩 달라진다. 임상진료에 적용되는 인공지능 소프트웨어 기기의 가장 흔한 형태는 computer-aided detection/diagnosis (CADe/CADx)나 임상의사결정보조시스템clinical decision support system (CDSS)과 같이 진단 및 의학적 판단/예측을 보조하는 소프트웨어 프로그램이며 이에 대한 임상검증 방법은 통상의 진단검사들에 대한 임상검증 방법과 비슷한 면이 있다.[1, 2] 이 장은 이러한 형태의 인공지능 소프트웨어의 임상검증 방법을 다루고자 한다. 이와 다른 기능을 하는 인공지능 소프트웨어들에 대한 임상검증 방법-가령, 영상분할image segmentation을 하는 소프트웨어에 대해서는 Dice coefficient라는 지표를 주로 이용하고 정량적인 측정값을 제공하는 인공지능 소프트웨어에 대해서는 측정값의 특성에 따라 여러 다른 분석 방법을 적용할 수 있다[3]-에 대해서는 구체적으로 다루지 않는다.

1. 'Validation'이란 용어의 의미에 대한 주의

임상검증의 '검증'에 해당하는 영어 단어는 'validation'이다. 하지만, 인공지능 관련 문헌에서 validation이란 용어가 다른 의미로도 사용되는 경우가 있어 주의를 요한다. 인공지능 알고리즘의 개발 과정은 training, tuning, test의 3단계로 이루어진다. 이 중 tuning 단계는 알고리즘의 hyperparameter를 조정하는 등 알고리즘을 최적화하는 과정으로 임상검증과는 무관한데, 인공지능 관련 문헌에서 이 과정을 validation이라고 기술하는 경우가 많다.[1, 2] 따라서, 관련 문헌을 읽을 때 주의가 필요하다.

2. 인공지능 알고리즘의 정확도/성능 지표

2.1. 민감도sensitivity, 특이도specificity, 양성예측도positive predictive value 및 음성예측도negative predictive value

그림 12-1은 인공지능 알고리즘의 결과와 reference standard와의 관계를 보여주는 교차표이다. 인공지능 관련 문헌들은 이러한 교차표를 'confusion matrix'라 기술하는 경향이 있다. 실제 질환이 있는 경우 중 인공지능이 질환이 있다고 판단하는 경우의 분율을 민감도sensitivity = TP/(TP+FN), 실제 질환이 없는 경우 중 인공지능이 질환이 없다고 판단하는 경우의 분율을 특이도specificity = TN/(FP+TN)라 한다. 민감도sensitivity와 특이도specificity는 인공지능 알고리즘의 정확도를 보여주는 가장 기본적인 지표들이다. 하지만, 이들은 실제 알고리즘의 사용자가 체감하는 정확도를 직관적으로 보여주지 못한다. 즉, 인공지능 알고리즘을 사용하는 의료인 입장에서는 "인공지능이 양성(또는 음성)의 결과를 제시할 때 질환이 실제로 있을(또는 없을) 확률이 얼마나 될 것인가"가 궁금하고 또 이것이 얼마나 정확한지에 관심이 있다. 인공지능이 양성(또는 음성)의 결과를 제시할 때 질환이 실제로 있을(또는 없을) 확률을 양성positive(또는 음성negative)예측도predictive value라 한다. 그림 12-2는, 90%의 민감도sensitivity와 90%의 특이도specificity를 가진 동일 인공지능 알고리즘이 유병률prevalence(전체 대상자 중 어떤 질환을 가지고 있는 환자의 비율)이 90%일 때는 양성예측도positive predictive value가 98.8%(81/82)로 매우 높지만 유병률prevalence이 10%일 때는 양성예측도positive predictive value가 50%(9/18)로 많이 낮아지는 것을 보여준다. 유병률prevalence이 10%인 경우는 이 인공지능 알고리즘이 양성 소견을 제시하더라도 절반의 경우는 질환이 있고 절반의 경우는 질환이 없어 인공지능의 결과가 의사결정에 사실상 도움을 주지 못한다. 즉, 동일한 인공지능 알고리즘이라도 유병률prevalence에 따라 사용자가 체감하는 정확도는 큰 차이를 보이게 된다. 유병률prevalence을 개별 환자의 측면에서는 pretest probability라는 개념으로 생각할 수 있다. 동일한 인공지능 알고리즘이라도 pretest probability가 높은 환자에 사용할 때와 낮은 환자에 사용할 때 사용자가 체감하는 성능은 달라지게 된다. 이를 달리 말하면, 인공지능 알고리즘을 사용하는 의료인은 인공지능이 제시하는 결과를 그대로 모든 환자에게 동일하게 적용하지 않고 환자의 상황에 따라 예상되는 pretest probability를 같이 고려하여 적절히 받아들여야 한다.

2.2. Receiver operating characteristic (ROC) curve와 Precision-recall curve

어떤 인공지능 알고리즘이 사용자에게 어떤 질환이 있음/없음 이란 최종 결과를 제시한다 하더라도, 먼저 프로그램 내부적으로는 연속변수 형태의 일종의 확률 개념의 숫자를 출력하고 여기에 임계값threshold을 적용하여 임계값threshold을 넘는 경우 질환이 있다는 최종 결과를

	Reference standard: 질환 있음(+)	Reference standard: 질환 없음(−)
AI 결과: 질환 있음(+)	TP	FP
AI 결과: 질환 없음(−)	FN	TN

Sensitivity = TP / (TP + FN)
Specificity = TN / (FP + TN)
Positive predictive value = TP / (TP + FP)
Negative predictive value = TN / (FN + TN)

그림 12-1. Diagnostic cross-table = confusion matrix
TP = true positive; FN = false negative; FP = false positive; TN = true negative

A

	Reference standard: 질환 있음(+)	Reference standard: 질환 없음(−)
AI 결과: 질환 있음(+)	81	1
AI 결과: 질환 없음(−)	9	9

Prevalence = 90/100 = 90%
Positive predictive value = 81/82 = 98.8%

B

	Reference standard: 질환 있음(+)	Reference standard: 질환 없음(−)
AI 결과: 질환 있음(+)	45	5
AI 결과: 질환 없음(−)	5	45

Prevalence = 50/100 = 50%
Positive predictive value = 45/50 = 90%

C

	Reference standard: 질환 있음(+)	Reference standard: 질환 없음(−)
AI 결과: 질환 있음(+)	9	9
AI 결과: 질환 없음(−)	1	81

Prevalence = 10/100 = 10%
Positive predictive value = 9/18 = 50%

그림 12-2. 양성예측도positive predictive value**에 대한 유병률**prevalence**의 효과**
90%의 민감도sensitivity와 90%의 특이도specificity를 가진 가상의 동일 인공지능 알고리즘에 대한 결과이며,
A, B, C는 유병률prevalence만 차이가 있다.

표 12-1. 특정 질환을 진단하는 가상의 인공지능 알고리즘 결과

인공지능 알고리즘의 내부 출력 결과	Reference standard*	
	질환 있음	질환 없음
0	0	5
0.1	2	103
0.2	6	90
0.3	5	21
0.4	5	8
0.5	8	5
0.6	15	8
0.7	20	5
0.8	25	4
0.9	11	1
1.0	3	0
합계	100	250

*숫자는 환자 수.
출처: Park SH, Han K. Methodologic Guide for Evaluating Clinical Performance and Effect of Artificial Intelligence Technology for Medical Diagnosis and Prediction. Radiology 2018;286:800–809. Copyright: © 2018, RSNA.

표 12-2. 표 12-1의 인공지능 알고리즘의 내부 출력 결과에 임계값을 적용하여 계산한 민감도sensitivity, 특이도 specificity, 1 – 특이도 결과

인공지능의 최종결과를 양성(질환 있음)으로 출력하는 임계값	민감도 (sensitivity)*	특이도 (specificity)*	1 - 특이도*
≥0.1	100.0	2.0	98.0
≥0.2	98.0	43.2	56.8
≥0.3	92.0	79.2	20.8
≥0.4	87.0	87.6	12.4
≥0.5	82.0	90.8	9.2
≥0.6	74.0	92.8	7.2
≥0.7	59.0	96.0	4.0
≥0.8	39.0	98.0	2.0
≥0.9	14.0	99.6	0.4
≥1.0	3.0	100.0	0.0

*숫자는 %.
출처: Park SH, Han K. Methodologic Guide for Evaluating Clinical Performance and Effect of Artificial Intelligence Technology for Medical Diagnosis and Prediction. Radiology 2018;286:800–809. Copyright: © 2018, RSNA.

제시하게 된다. 따라서, 임계값threshold을 얼마로 정하는가에 따라 알고리즘의 민감도sensitivity, 특이도specificity, 양성예측도positive predictive value 및 음성예측도negative predictive value가 모두 바뀌게 된다. 표 12-1은 어떤 특정 질환을 진단하는 가상의 인공지능 알고리즘의 결과이다. 표 12-2를 보면 인공지능 알고리즘이 내부적으로 출력한 결과에 대해 다른 임계값threshold을 적용함에 따라 민감도sensitivity와 특이도specificity가 변화되는 것을 확인할 수 있다. 임계값 threshold을 내리면 민감도sensitivity가 증가하나 특이도specificity는 감소하고, 임계값threshold을 올리면 반대로 민감도sensitivity는 감소하고 특이도specificity는 증가한다. 이렇게 얻어진 결과를 가지고 민감도sensitivity를 y축 1−특이도specificity를 x축으로 해서 그래프를 그려볼 수 있다(그림 12-3). 이렇게 만들어진 그래프를 receiver operating characteristic (ROC) curve라 한다. 알고리즘의 정확도가 높을수록 그래프는 좌상방으로 좀 더 볼록한 형태가 된다. ROC curve 아래의 면적을 area under the ROC curve (AUROC) 또는 줄여서 area under the curve (AUC)라고 부르는데 이론적으로 최대 1의 값을 가질 수 있고 1과 가까울수록 알고리즘의 정확도가 높다. 이론적으로는 AUROC값이 큰 경우 알고리즘의 정확도가 높다고 생각할 수 있으나, AUROC가 높다고 하더라도 임계값threshold을 적절히 정할 수 없다면 알고리즘을 실제 사용할 수 없다. 따라서, ROC curve를 이용하여 인공지능 알고리즘의 정확도를 분석할 때에는 AUROC값 뿐 아니라 어떤 임계값threshold을 어떤 이유로 사용하여야 하는지 그리고 그 임계값threshold에서 알고리즘은 어느 정도의 민감도sensitivity와 특이도specificity를 갖는지를 같이 제시하여야 한다.

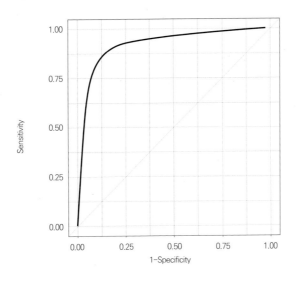

그림 12-3. 표 12-2의 결과로부터 얻은 receiver operating characteristic (ROC) curve
Area under the ROC curve (AUROC)는 0.9230이다.

ROC curve를 만드는 과정과 유사하게 임계값threshold을 변경해가며 민감도sensitivity와 양성예측도positive predictive value를 구하고 양성예측도positive predictive value를 y축 민감도sensitivity를 x축으로 하여 그래프를 만들 수 있다. 이렇게 해서 만들어진 그래프를 precision-recall curve라 한다(그림 12-4). Precision-recall curve라는 이름이 붙은 이유는 이 그래프는 양성예측도positive predictive value를 precision이란 용어로 민감도sensitivity를 recall이란 용어로 사용하기 때문이다. Precision-recall curve는 y축 값이 양성예측도positive predictive value 이므로 ROC curve와는 달리 유병률prevalence에 의한 영향이 반영된 결과를 보여주게 된다. 앞 절에서, 동일한 인공지능 알고리즘의 양성예측도positive predictive value가 유병률prevalence이 변화함에 따라 변화하는 것을 설명하였다. 이와 마찬가지로 precision-recall curve의 모양이나 precision-recall curve 아래 면적은 유병률prevalence에 따라 달라진다(그림 12-4). 반면, ROC curve는 민감도sensitivity와 특이도specificity 결과로 만들어지는 그래프로 유병률prevalence에 영향을 받지 않는다. 민감도sensitivity와 특이도specificity가 높은 알고리즘이라도 유병률prevalence이 낮은 상황에서는 양성예측도positive predictive value가 많이 낮아질 수 있는 것처럼 높은 AUROC를 보이는 알고리즘이라도 유병률prevalence이 낮은 상황에서는 precision-recall curve아래 면적이 작아지게 된다. 즉, 알고리즘이 양성소견을 보이더라도 실제 질환이 있을 확률이 높지 않음을 알 수 있다. 인공지능 관련 문헌을 보면 "imbalanced dataset에서는 precision-recall curve가 ROC curve보다 인공지능 알고리즘의 성능 평가에 보다 적절

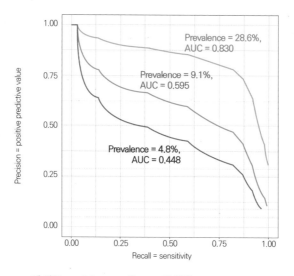

그림 12-4. 유병률prevalence에 따른 precision-recall curve의 변화
그림 12-3의 area under the ROC curve (AUROC) = 0.923인 알고리즘에 대한 precision-recall curve이다. 이 예는 유병률prevalence이 28.6%에서 4.8%까지 감소하는 경우를 보여주고 있다. 유병률prevalence이 감소될 경우 AUROC는 변함이 없이 0.923이지만 precision-recall curve 아래 면적은 0.830에서 0.448까지 감소되는 것을 볼 수 있다.

한 방법이다"라는 설명을 볼 수 있다.[4-6] 인공지능 문헌들은 유병률prevalence이 낮은 상황을 'imbalanced dataset'이라 기술하는 경향이 있는데, 따라서, 이 이야기는 유병률prevalence이 낮은 상황에서는 ROC curve가 제시하는 결과보다 precision-recall curve가 제시하는 결과가 사용자가 체감하는 알고리즘의 정확도를 좀 더 직관적으로 반영한다는 의미로 앞 절에서 설명한 양성예측도positive predictive value의 설명과 같이 이해하면 된다.

3. 인공지능 알고리즘의 정확도/성능 평가에 영향을 미치는 인자들

인공지능 알고리즘의 정확도에 여러 인자들이 영향을 미칠 수 있다. 인공지능 알고리즘 개발자들은 인공지능 알고리즘의 정확도에 영향을 미치는 여러 기술적 요소들에 대해서 좀 더 관심이 있을 것으로 생각된다. 이 부분에서는 높은 정확도를 가지는 인공지능 알고리즘을 만들기 위한 기술적 요소들에 대해서 설명을 하려는 것이 아니고 이미 만들어진 인공지능 알고리즘의 성능을 임상검증 할 때 유병률prevalence과 환자 스펙트럼spectrum이 알고리즘의 정확도에 어떠한 영향을 미치는 지를 설명하고자 한다.

유병률prevalence이 인공지능 알고리즘의 양성예측도positive predictive value 및 음성예측도negative predictive value와 precision-recall curve의 결과에 미치는 영향을 앞에서 설명하였다. 같은 이유로, 유병률prevalence은 인공지능 알고리즘의 내부 출력결과를 어떤 질환이 있음/없음과 같이 사용자에게 제시되는 최종 결과로 변환하기 위해 설정하는 적절한 임계값threshold에도 영향을 미친다. 또한, 이 장에서 구체적으로 다루지는 않지만, 어떤 질환이 있을 확률을 제시하는 인공지능 알고리즘이 있다면 유병률prevalence은 이 인공지능 알고리즘이 제시하는 확률의 정확도에 영향을 미친다. 따라서, 인공지능 알고리즘이 사용자에게 보다 정확한 결과를 제시하도록 만들려면 환자의 pretest probability에 따라 적절히 다른 임계값threshold을 적용하여야 한다.

같은 질환이라 하더라도 질환의 발현 양상은 임상적 상황에 따라 다양하게 나타날 수 있으며 어떤 질환과 구별을 해야 하는 질환이 없는 상태도 임상적 상황에 따라 매우 다양하게 나타날 수 있다. 이러한 다양한 환자의 양상을 스펙트럼spectrum이라 한다. 스펙트럼spectrum은 앞에서 설명한 모든 정확도 지표들과 임계값threshold에 모두 영향을 미친다. 따라서, 인공지능 알고리즘의 임상적 성능을 정확히 검증하기 위해서는 단지 질환이 있는 환자와 질환이 없는 환자를 임의로 조합하여 구성한 자료가 아니라 인공지능 알고리즘을 사용하고자 하는 구체적 임상적 상황에 해당하는 환자들의 스펙트럼spectrum을 잘 반영하는 자료를 이용하여

검증하는 것이 바람직하다.

4. Internal validation vs. external validation

딥러닝deep learning과 같이 수학적으로 매우 복잡한 인공지능 알고리즘들은 데이터에 대한 의존도가 높아 학습데이터 내에서는 정확도가 매우 높으나 학습에 사용되지 않은 데이터에서는 정확도가 낮아지는 특징이 있다. 이러한 현상을 과적합overfitting이라고 하며, 이와 같은 문제를 줄이기 위해 다양한 regularization 방법들을 이용한다.[1] 하지만, 특히 의학적 진단/예측 알고리즘의 경우 많은 경우 regularization만으로는 한계가 있다. 인공지능 알고리즘 개발을 위한 training, tuning, test의 과정 중, test는 만들어진 인공지능 알고리즘의 성능을 확인하기 위한 과정으로 training과 tuning에 사용되지 않은 별도의 독립적 데이터를 이용하여 성능 평가를 하는 것이 중요하며 이를 external validation이라 한다. 이에 반하여, training이나 tuning에 사용된 데이터를 가지고 인공지능 알고리즘의 성능을 평가하는 것을 internal validation이라고 하는데 이는 마치 시험문제를 알려주고 시험을 보는 것에 비유할 수 있고 과적합overfitting 현상 등으로 인해 알고리즘의 성능을 과대평가할 가능성이 높다.

5. Split-sample validation의 제한점

Split-sample validation은 인공지능 알고리즘을 만들기 위해 모은 대량의 데이터 중 일부를 떼어(예, 무작위로 전체 데이터의 10%를 떼어 냄) training이나 tuning에 사용하지 않고 test에 사용하는 것을 말한다. Training과 tuning에 전혀 사용하지 않은 데이터를 test에 이용한다는 이유만으로 split-sample validation을 external validation으로 기술하는 문헌들을 볼 수 있으나, 이는 부적절한 기술이며 다음에 설명하는 것과 같은 이유로 split-sample validation은 internal validation으로 여겨진다.[7, 8]

　최근의 딥러닝deep learning 방식의 인공지능 학습을 위해서는 매우 많은 양의 데이터가 필요한데, 인공지능 학습에 사용 가능한 형태의 대량의 디지털 임상자료를 모으는 것은 매우 어려운 일이다. 따라서, 여러 가능한 방법들을 이용해 자료를 모으다 보면 일반적으로 어쩔 수 없이 자료 수집과정에 다양한 selection bias가 일어나게 된다. 또한, 이미 구축되어 대중에게 공개된 대량의 의료자료를 인공지능 학습에 이용하기도 하는데, 이러한 자료들은 자료의 수집 과정에 어떠한 bias가 있었는지 잘 알기 어려운 경우가 많다. 아울러, 수학적 알고리즘을 효과적으로 만들기 위해서 진단/예측하고자 하는 질병상태와 그렇지 않은 상태의 자료의 비율을 실제 임상상황에서 볼 수 있는 자연적 분포나 비율이 아닌 임의의 선택에 따라 수집하게 되는 경우가 많다. 이러한 요인들로 인해 의학적 진단/예측 목적의 인공지능 알고리즘을 만들기 위해 모은 대량의 데이터들과 실제 임상진료 현장에서 마주치는 환자자료들 사이에는 다양한 괴리가 발생할 가능성이 높으며,[2, 9-11] 이렇게 수집된 대량의 데이터에서 일부 떼어 낸 데이터도 마찬가지로 실제 임상진료 현장에서 마주치는 환자자료들과 괴리를 보일 가능성이 높다. 이러한 괴리는 앞에서 설명한 환자 스펙트럼spectrum의 영향, 유병률prevalence의 영향 등을 통해 개발단계에서 보였던 알고리즘의 정확도와 실제 임상진료 현장에서 보이는 알고리즘의 정확도 간에 차이를 만들게 된다. 아울러, 의료자료는 의료기관, 지역, 의료진, 의료제도 등 다양한 요인에 따라 변이가 큰 특징을 가지고 있다.[7, 11] 따라서, 일반적으로, split-sample만을 가지고는 인공지능 알고리즘이 여러 의료기관의 실제 임상진료 현장에서 어떤 성능을 나타낼지 충분히 평가하기 어렵다.

6. 인공지능 알고리즘의 정확도/성능 검증을 위한 바람직한 external validation 방법

의학적 진단/예측을 위한 인공지능 알고리즘의 성능을 적절히 임상검증하기 위해서는, 단지 training과 tuning에 사용하지 않은 자료를 사용하는 것뿐 아니라 인공지능 알고리즘이 사용될 실제 임상적 상황을 그대로 잘 반영하는 별도의 독립적 자료를 가능한 여러 의료기관들로부터 수집하여 성능을 평가하는 것이 좋다. 즉, 인공지능 알고리즘의 성능을 평가할 자료를 수집할 때 1) 실제 진료에서 인공지능 소프트웨어가 사용될 구체적 적응증(대상 환자군, 임상적 상황)을 먼저 분명히 정의하고 2) 정의된 적응증을 만족하는 환자들로부터 최대한 bias없이 평가 자료를 수집하는데 3) 인공지능 학습에 사용된 자료를 수집했던 기관이 아닌 가능한 다수의 외부 의료기관들로부터 4) 후향적 방법 보다는 전향적으로 자료 수집을 하는 것이 바람직하다. 이 중, 첫 번째와 두 번째 항목에 대해서 보충 설명하면, 가령 흉부단순촬영 영상에서 폐암을 진단하는 인공지능 알고리즘의 성능을 평가한다고 할 때, 폐암이 있는 흉부단순촬영 영상과 폐암이 없는 영상을 임의의 비율로 섞어 성능 평가를 하는 것이 아니라, 만일 이 인공지능 알고리즘을 오랜 흡연력이 있는 사람들에서 폐암 검진의 목적의 흉부단순촬영 분석에 이용할 계획이라면 "OO년 이상의 흡연력이 있는 폐암증상이 없는 OO세 이상의 성인"과 같이 폐암 검진의 대상 환자군을 먼저 분명히 정의하고 이 정의를 만족하는 환자들을 일정 기간 빠짐없이 모두 포함하거나 정의를 만족하는 환자들 중 무작위 선발을 통해 환자를 선택하는 방식이 바람직하다. 이러한 연구설계를 "diagnostic cohort study" 라 한다.[12] 이러한 방법을 통해 자연스런 spectrum과 prevalence를 보이는 환자군을 구성할 수 있다. 세 번째 항목은 인공지능 알고리즘의 성능이 얼마나 일반화 될 수 있는지 좀 더 엄밀하게 검증을 하기 위함이다. 딥러닝deep learning과 같이 수학적으로 매우 복잡한 방법으로 만든 인공지능 알고리즘은 자료의존성이 강한데 의료자료와 환자는 의료기관, 지역, 의료진, 의료제도 등 다양한 요인에 따라 변이가 큰 특징을 가지고 있기 때문에 의학적 진단/예측을 위한 인공지능 알고리즘은 많은 경우 일반화 측면에 있어 취약한 것으로 알려져 있다.[10] 따라서, 어떤 인공지능 알고리즘이 특정 병원이 아닌 여러 병원들에 잘 적용될 수 있는지를 확인하는 것이 중요하다. 실제로, 개발과정에서 보인 인공지능 알고리즘의 높은 성능이 실제 임상진료 현장으로 일반화되지 못하고 정확도가 감소되는 여러 사례들이 보고되어 있다.[10, 13, 14]

7. 인공지능 알고리즘의 정확도/성능만 검증하면 충분할까?

의학적 진단/예측을 위한 인공지능 알고리즘 중 일부의 경우에는 알고리즘의 정확도/성능을 적절히 검증하는 것만으로 충분한 임상검증이 이루어질 것으로 생각된다. 반면, 다른 일부의 경우는 정확도/성능에 대한 검증뿐 아니라 인공지능을 사용함으로써 환자 진료결과가 궁극적으로 좋아지는지를 직접 확인해야 하는 경우도 있을 것이다. 인공지능을 의료에 도입하는 궁극적인 목적은 환자들에게 보다 나은 진료결과를 제공하기 위함인데, 인공지능 알고리즘의 높은 정확도가 반드시 향상된 진료결과로 이어지는 것은 아니다. 인공지능 알고리즘의 사용이 환자 진료결과에 궁극적으로 어떤 영향을 주었는지를 검증한 좋은 예시 연구가 있다. 영국의 K2 Medical Systems라는 회사는 진통 중인 산모의 자궁수축과 태아의 심장박동을 지속적으로 자동 감시/분석하여 태아에게 문제가 의심될 경우 주의 경고를 담당 의사에게 실시간으로 보내주는 정확도가 높은 인공지능 소프트웨어를 만들었다. 이어 영국과 아일랜드의 24개 병원에서 약 47,000명의 고 위험 산모들을 무작위 배정에 따라 두 군으로 나누어 한 군은 의료진이 이 소프트웨어를 쓰면서 도움을 받아 진료를 하고 다른 군은 이 소프트웨어 없이 통상의 진료방식에 따라 진료를 한 후 두 군에서 진료 결과를 비교하는 대규모 임상시험을 수행하였다.[15] 인공지능 알고리즘의 높은 정확도에도 불구하고 아기와 산모의 진료 결과 모두에 있어 두 군 간에 유의한 차이가 없었다. 이 연구는, 인공지능 알고리즘을 사용함으로써 기대되는 진단정보의 정확도 향상과 진료결과의 향상 사이에는 다른 여러 인자들이 같이 관여하고 있다는 것을 잘 보여준다. 첫째, 환자 진료의 궁극적 결과는 여러 가지 진단적 정보 및 판단과 이에 따른 치료의 합으로 나타나는 것이며 인공지능 알고리즘이 제공하는 특정 진단적 정보가 전체 정보 중 얼마나 중요한 부분을 차지하고 전체 진료 결과에 얼마나 큰 영향을 미칠지는 의학적 상황에 따라 달라질 것이다. 둘째, 진단에 따르는 적절한 치료가 없다면 실제 진료 결과에는 큰 영향이 없을 것이다. 셋째, 추가의 치료가 행해지더라도 추가의 치료는 일부 환자에게는 과잉 치료가 되거나 치료부작용을 초래할 수도 있다. 넷째, 컴퓨터가 제공하는 정보를 의료진이 어떤 식으로 받아들이고 이에 따라 어떻게 행동할 것인가에는 여러 인자들이 영향을 미칠 수 있으며 인공지능과 인간 사이의 상호작용에 대한 보다 깊은 이해가 필요하다.

인공지능 알고리즘을 진료에 사용하는 것이 환자 진료결과에 궁극적으로 어떠한 영향을 미치는지 알아보기 위해 여러 가지 형태의 연구 설계를 이용할 수 있다.[2] 이 중, 앞에서 예시로 제시한 연구와 같은 무작위 임상시험이 가장 이상적인 연구 형태이다.[2, 10]

8. 요약

의학적 진단/예측을 위한 인공지능 알고리즘의 개발 및 임상검증 과정을 도식으로 그림 12-5에 요약해 놓았다. "어떤 인공지능 알고리즘에 대해서 어느 정도의 임상검증을 해야 하는지? 모든 인공지능 알고리즘에 대해 그림 12-5의 임상검증 과정을 다 거쳐야 하는 것인지?"라는 질문을 받는 경우가 있다. 필요한 임상검증의 수준은 추구하는 목표에 따라 다르다. 가령, 인공지능 알고리즘에 대한 식품의약품안전처의 허가 획득이 목표라면 비교적 낮은 수준의 검증만으로도 가능할 것이다. 반면, 인공지능 기기가 임상현장에서 널리 쓰이기를 바란다면 가능한 가장 높은 수준의 임상검증을 거치는 것이 좋을 것이다. 동일한 기능을 하는 다수의 인공지능 알고리즘들이 여러 연구진들과 회사들에 의해 동시다발적으로 개발되는 현실을 고려할 때, 만일 어떤 알고리즘이 다른 알고리즘들에 비하여 임상검증이 더 잘 되어 있다면 그 알고리즘은 다른 알고리즘들에 비하여 당연히 우월한 경쟁력을 갖게 될 것이다. 다른 모든 기술과 마찬가지로, 의료인공지능 기술도 소비자인 의료인과 환자들의 신뢰를 얻을 때 의료현장에서 소비가 될 것이다. 깐깐한 임상검증은 의료기술에 대한 소비자의 신뢰 형성을 위해 가장 중요한 요소이며, 따라서, 철저한 임상검증의 중요성은 아무리 강조해도 지나치지 않다.

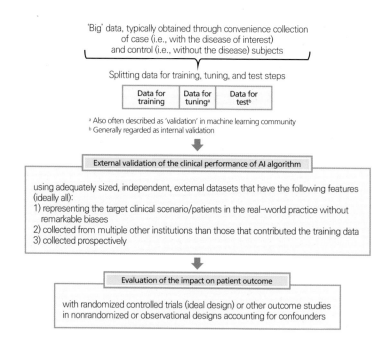

'Big' data, typically obtained through convenience collection
of case (i.e., with the disease of interest)
and control (i.e., without the disease) subjects

Splitting data for training, tuning, and test steps

Data for training	Data for tuning[a]	Data for test[b]

[a] Also often described as 'validation' in machine learning community
[b] Generally regarded as internal validation

External validation of the clinical performance of AI algorithm

using adequately sized, independent, external datasets that have the following features
(ideally all):
1) representing the target clinical scenario/patients in the real-world practice without
   remarkable biases
2) collected from multiple other institutions than those that contributed the training data
3) collected prospectively

Evaluation of the impact on patient outcome

with randomized controlled trials (ideal design) or other outcome studies
in nonrandomized or observational designs accounting for confounders

그림 12-5. 의학적 진단/예측을 위한 인공지능 알고리즘의 임상검증 단계 요약

◉ Capsule

의학적 진단/예측을 위한 인공지능 알고리즘들의 정확도에 대한 external validation이 얼마나 되어 있을까?

MEDLINE과 Embase에 포함되고 2018년 1월 1일에서 8월 17일 사이에 출간된, 의학영상을 분석하여 진단을 내리는 기계학습machine learning 알고리즘의 정확도를 보고한 총 516편의 논문들에 대하여 분석을 한 연구가 있다 (Korean J Radiol 2019;20:405-410). 이 연구에 따르면, 단지 6%의 연구만 external validation을 이용해 알고리즘의 정확도를 평가하였으며, diagnostic cohort study 연구 설계의 external validation을 이용해 정확도를 평가한 논문은 1%에 불과하였다. 인공지능 알고리즘의 정확도를 적절히 검증하기 위해 보다 많은 관심과 노력이 필요하다는 것을 보여준다.

External validation을 잘 한 사례로 2017년 JAMA에 출간된 (JAMA 2017;318:2211-2223) 안저영상을 자동분석하여 당뇨망막병증을 진단하는 딥러닝deep learning기반 인공지능 알고리즘에 대한 연구를 소개한다. 싱가폴 의료진이 주축이 되어 수행한 이 연구는 7만 건이 넘는 영상으로 학습한 인공지능 소프트웨어를 중국, 싱가폴, 미국, 오스트레일리아, 멕시코, 홍콩에 있는 10개의 의료기관의 자료를 이용하여 정확도를 검증하였다. 이러한 높은 수준의 근거를 바탕으로 이 인공지능 소프트웨어는 다른 인공지능 소프트웨어들과 비교하여 더 빠르게 의료현장에 널리 도입될 수 있을 것으로 예상되며, 이를 통해 당뇨병 환자들의 망막 선별검사에 대한 접근성이 높아지고 더욱 많은 환자들이 현재보다 빠른 시기에 적절한 치료의 기회를 얻게 되어 궁극적으로 당뇨망막병증으로 인한 시력 손실을 줄일 수 있을 것이라 기대된다.

■■■■■ 참고문헌

1. Liu Y, Chen P-HC, Krause J, Peng L. How to Read Articles That Use Machine Learning: Users' Guides to the Medical Literature. JAMA 2019;322:1806-1816

2. Park SH, Han K. Methodologic Guide for Evaluating Clinical Performance and Effect of Artificial Intelligence Technology for Medical Diagnosis and Prediction. Radiology 2018;286:800-809

3. Park JE, Han K, Sung YS, Chung MS, Koo HJ, Yoon HM, et al. Selection and Reporting of Statistical Methods to Assess Reliability of a Diagnostic Test: Conformity to Recommended Methods in a Peer-Reviewed Journal. Korean J Radiol 2017;18:888-897

4. Saito T, Rehmsmeier M. The precision-recall plot is more informative than the ROC plot when evaluating binary classifiers on imbalanced datasets. PLoS One 2015;10:e0118432

5. Döring M. Interpreting ROC Curves, Precision-Recall Curves, and AUCs [Internet]. 2018 [cited 2019 Dec 23]. Available from: https://www.datascienceblog.net/post/machine-learning/interpreting-roc-curves-auc/.

6. Yu M, Tham Y-C, Rim TH, Ting DSW, Wong TY, Cheng C-Y. Reporting on deep learning algorithms in health care. Lancet Digit Health 2019;1:e328-e329

7. Van Calster B, Wynants L, Timmerman D, Steyerberg EW, Collins GS. Predictive analytics in health care: how can we know it works? J Am Med Inform Assoc 2019;26:1651-1654

8. Luo W, Phung D, Tran T, Gupta S, Rana S, Karmakar C, et al. Guidelines for Developing and Reporting Machine Learning Predictive Models in Biomedical Research: A Multidisciplinary View. J Med Internet Res 2016;18:e323

9. Nsoesie EO. Evaluating artificial intelligence applications in clinical settings. JAMA Network Open 2018;1:e182658

10. Kelly CJ, Karthikesalingam A, Suleyman M, Corrado G, King D. Key challenges for delivering clinical impact with artificial intelligence. BMC Med 2019;17:195

11. Ghassemi M, Naumann T, Schulam P, Beam AL, Chen IY, Ranganath R. Practical guidance on artificial intelligence for health-care data. Lancet Digit Health 2019;1:e157-e159

12. Park SH. Diagnostic Case-Control versus Diagnostic Cohort Studies for Clinical Validation of Artificial Intelligence Algorithm Performance. Radiology 2019;290:272-273

13. Zech JR, Badgeley MA, Liu M, Costa AB, Titano JJ, Oermann EK. Variable generalization performance of a deep learning model to detect pneumonia in chest radiographs: A cross-sectional study. PLoS Med 2018;15:e1002683

14. Ridley EL. Deep-learning algorithms need real-world testing [Internet]. 2018 [cited 2019 Dec 23]. Available from: https://www.auntminnie.com/index.aspx?sec=nws&sub=rad&pag=dis&ItemID=123871

15. INFANT Collaborative Group. Computerised interpretation of fetal heart rate during labour (INFANT): a randomised controlled trial. Lancet 2017;389:1719-1729

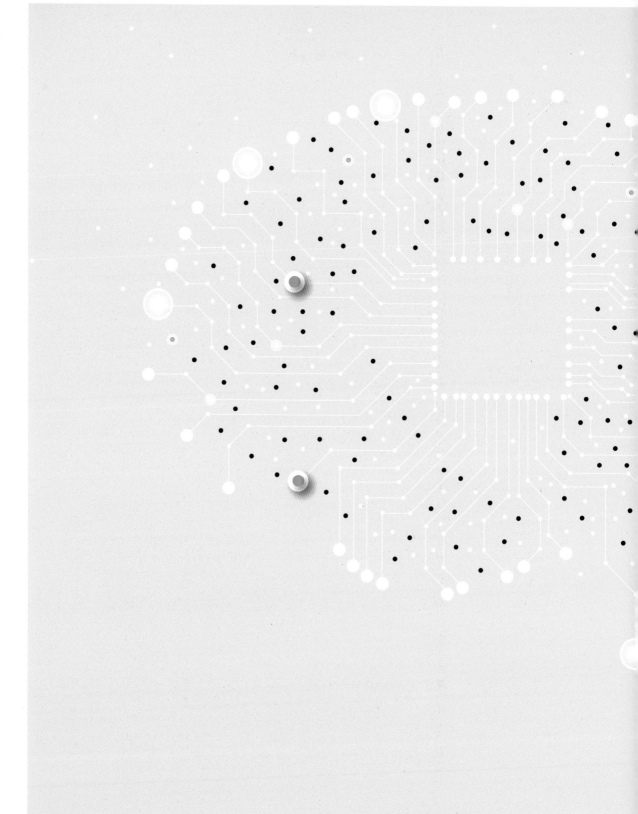

의료 빅데이터big data 및 인공지능 관련 법과 제도

유소영 PhD

박성호 MD, PhD

Capsule: **선우준** MD, PhD

1. 의료 빅데이터big data의 이용 관련 법과 제도
2. 인공지능 의료기기의 허가
3. 인공지능 의료기기에 대한 의료보험 적용
4. 지속적인 학습을 통해 변하는 인공지능 의료기기에 대한 평가 및 관리
5. 의료인공지능 사용으로 인한 오진에 대한 법적 책임은 누구에게?

Capsule: 의료 빅데이터big data를 사용할 때 개인정보 보호는 어떻게 해야 하나?

이 장에서는 인공지능 의료기기의 개발에서 임상도입에 이르는 전 과정에 걸쳐 관련된 여러 법과 제도들에 대해서 알아보고자 한다. 여기에는 인공지능 의료기기 개발을 위한 의료 빅데이터big data의 활용, 인공지능 의료기기의 임상검증, 허가, 의료보험 적용, 그리고 인공지능 의료기기 사용 과정에서 발생할 수 있는 법적 책임에 대한 법과 제도들이 포함된다. 법과 제도는 학술적인 이론이나 원칙과 비교하여 일반적으로 시간과 상황에 따라 변화가 많은 특징이 있다. 이 장의 설명은 2020년 2월에 맞추어 기술되었으며, 따라서, 책이 출간된 이후 새로이 추가되거나 변동된 법과 제도가 있는지 같이 확인을 해 보면 좋을 것이다.

1. 의료 빅데이터big data의 이용 관련 법과 제도

데이터 3법으로 불리는 「개인정보 보호법」, 「정보통신망 이용촉진 및 정보보호 등에 관한 법률(약칭: 정보통신망법)」, 「신용정보의 이용 및 보호에 관한 법률(약칭: 신용정보법)」 개정법안이 2020년 1월 9일 국회를 통과하였고 이어 개정 「개인정보 보호법」이 2월 4일 공포되었다(공포된 시점에서 6개월 후인 2020년 8월 5일 시행 예정). 이로 인하여 의료인공지능 연구 및 개발에는 어떠한 변화가 있을까? 이들 중 「개인정보 보호법」은, 개인정보와 관련된 개념을 명확히 하여 혼선을 줄이고 안전하게 데이터를 활용하기 위해 개인정보, 가명정보, 익명정보에 대한 기준을 새롭게 마련했다(표 13-1). 개정법에 따라, 의료 데이터가 1) 추가 정보의 사용 또는 결합 없이는 특정 개인을 알아볼 수 없도록 의도적으로 가명처리 되었거나 또는 2) 연구 목적으로 사용하기 전부터 가명정보로 생성되어 있는 경우, 이 가명정보를 정보주체인 개개인의 동의 없이 의료인공지능 연구 개발에 활용할 수 있는지 여부에 많은 관심이 쏠리고 있다. 연구대상자 개개인들로부터 동의를 획득하지 않고 가명정보로 인공지능 의료기기 연구와 개발을 수행하기 위해서는 아래 세 가지 사항을 확인하여야 한다.

1.1. 가명정보를 처리할 수 있는 "과학적 연구"의 범위

첫째, 동의 없이 가명정보를 사용할 수 있는 조건 중 하나인 "과학적 연구"에 무엇이 포함되는지 정확한 해석이 필요하다. 특히, 가명정보를 활용한다면 연구대상자로부터 동의를 받지 않고 의료 데이터를 이용하여 상용화 목적으로 인공지능 의료기기를 개발하여 판매할 수 있는지에 대하여 현재 시점(2020년 2월)에는 분명하게 답하기 어렵다. 이는, 「개인정보 보호법」의 개정 제안 이유에는 가명정보를 활용할 수 있는 범위에 "산업적 목적을 포함하는 과학적 연구"가 기술되어 있지만, 실제 개정 「개인정보 보호법」 신설 조항에는 과학적 연구에는 산업적 목적이 포함된다는 내용이 명시되지 못하고 가명정보 활성화에 대한 정보주체 권리

표 13-1. 개정 「개인정보 보호법」의 개인정보, 가명정보, 익명정보 정의 및 활용 범위

	개념	활용가능 범위
개인정보	• "개인정보"란 살아 있는 개인에 관한 정보로서 다음 각 목의 어느 하나에 해당하는 정보를 말한다. 　가. 성명, 주민등록번호 및 영상 등을 통하여 개인을 알아볼 수 있는 정보 　나. 해당 정보만으로는 특정 개인을 알아볼 수 없더라도 다른 정보와 쉽게 결합하여 알아볼 수 있는 정보. 이 경우 쉽게 결합할 수 있는지 여부는 다른 정보의 입수 가능성 등 개인을 알아보는 데 소요되는 시간, 비용, 기술 등을 합리적으로 고려하여야 한다. 　다. 가목 또는 나목을 제1호의2에 따라 가명처리함으로써 원래의 상태로 복원하기 위한 추가 정보의 사용 · 결합 없이는 특정 개인을 알아볼 수 없는 정보(이하 "가명정보"라 한다)	• 구체적인 동의를 받은 범위 내에서 활용 가능 • 당초 수집 목적과 합리적으로 관련된 범위 내에서 정보주체에게 불이익이 발생하는지 여부, 암호화 등 안전성 확보에 필요한 조치를 정하였는지 여부 등을 고려하여 대통령령이 정한 바에 따라 정보주체의 동의 없이 개인정보를 이용 · 제공 가능
가명정보	• 개인정보의 일부를 삭제하거나 일부 또는 전부를 대체하는 등의 방법으로 추가 정보가 없이는 특정 개인을 알아볼 수 없도록 처리한 정보 [*'개인정보' 정의에서 "다. 가목 또는 나목을 제1호의2에 따라 가명처리함으로써 원래의 상태로 복원하기 위한 추가 정보의 사용·결합 없이는 특정 개인을 알아볼 수 없는 정보"에 해당]	• 가명정보는 개인정보의 범주에 포함되어 개인정보와 동일한 수준으로 개정 「개인정보 보호법」 적용을 받음 • 통계작성, 과학적 연구, 공익적 기록보존 등을 위하여 정보주체의 동의 없이 가명정보를 처리 가능 (EU GDPR 반영)
익명정보	• 개정 「개인정보 보호법」에서 별도의 정의를 하고 있지 않으나 '익명처리'라는 용어를 도입하여, '익명정보' 개념을 "추가 정보를 이용·연계·결합하여도 특정 개인을 알아볼 수 없는 정보" 정도로 유추 가능	• 개정 『개인정보 보호법』의 적용 대상이 아님

EU GDPR = European Union General Data Protection Regulation

표 13-2. 개정 「개인정보 보호법」의 가명정보 처리 가능한 과학적 연구 범위

개인정보 보호법 일부개정법률안(대안), 의안번호 24495
제28조의2(가명정보의 처리 등) 1 개인정보처리자는 통계작성, 과학적 연구, 공익적 기록보존 등을 위하여 정보주체의 동의 없이 가명정보를 처리할 수 있다. 제2조(정의) 8. "과학적 연구"란 기술의 개발과 실증, 기초연구, 응용연구 및 민간 투자 연구 등 과학적 방법을 적용하는 연구를 말한다.

[소수 의견]
　1) 가명정보 활용 범위를 "통계작성, 연구, 공익적 기록보존 (이 경우, 통계작성에는 시장조사 등 상업적 목적의 통계작성을 포함하며, 연구에는 산업적 연구를 포함한다.)"로 명시적으로 규정할 필요가 있음.
　2) 정보주체의 동의 없이 특정 목적 하에서 가명정보를 활용하게 되는 경우 정보주체의 권리가 침해될 가능성이 높으므로, 개인정보의 보호와 활용이 조화되도록 할 필요가 있음.

침해 우려와 함께 단지 소수 의견으로만 남았기 때문이다(표 13-2). 따라서, 개정 「개인정보 보호법」으로는, 판매를 위한 의료인공지능 소프트웨어 개발과 같이 산업적 목적으로 가명정보를 사용할 수 있는지는 모호하며 추후 이에 대한 구체적 해석이나 하위 법령에서의 명시적 기술이 필요할 것이다. 또한, 다른 관련 법인 「생명윤리 및 안전에 관한 법률」, 「의료기기법」, 「의료법」 등도 상용화 등 산업적 목적이 포함된 경우라도 가명정보를 처리하여 의료인 공지능을 개발할 수 있는지를 구체적으로 제시하고 있지 않다. 따라서 현행법으로는 institutional review board (IRB)−식품의약품안전처에서는 '임상시험심사위원회'로 표기하고, 보건복지부에서는 '기관생명윤리위원회'로 명명한다−로부터 연구대상자의 동의 면제를 거쳐 개발된 인공지능 의료기기라고 할지라도, 학술적 연구 목적이나 임상적 유효성을 검증하는 연구 단계를 지나 실제 상업적 목적으로 판매하여 임상에 적용할 수 있다고 적극적으로 해석하기에는 한계가 있다.

1.2. 의료 데이터와 임상연구 관련된 여러 법령의 개정 방향

둘째, 의료데이터와 임상연구 관련된 여러 법령들인 「의료법」, 「생명윤리 및 안전에 관한 법률」, 「의료기기법」 등의 개정 방향을 확인할 필요가 있다. 관련 법령의 개정 방향에 따라 정확한 가명정보 활용 범주가 결정될 것으로 보인다. 또한, 개정 「개인정보 보호법」을 반영하여, 여타 관련법에서 가명정보로 연구대상자의 동의 없이 연구 또는 개발에 활용할 수 있도록 명시한 경우라도, 임상연구 수행 전 1) 연구계획에 대한 IRB 승인과 2) 연구대상자로부터 동의 면제에 대한 IRB 승인을 받아야 하는 임상연구의 핵심적 가치는 반드시 유지될 것으로 보인다.

인공지능 의료기기 관련 전향적 연구의 경우 「의료기기법」에 따라 연구대상자에게 동의를 획득하여야 한다(표 13-3). 기존의 의료 데이터를 활용하는 후향적 임상연구에서는 연구대상자로부터 연구에 대한 동의를 받는 것이 현실적으로 어렵거나 동의를 면제하여도 연구대상자에게 미치는 위험이 매우 낮을 수 있다. 따라서, 기존의 의료 데이터를 활용하여 인공지능 의료기기에 대한 연구를 진행하고자 하는 연구자는 연구 시작 전 IRB에 동의 면제 신청을 해볼 수 있으며, IRB에서 "동의 면제"에 대해 승인하는 경우에만 연구대상자의 동의 없이 연구를 시작할 수 있다. IRB에서는 "동의 면제" 적절성을 심의하기 위해 표 13-4와 같은 사항을 검토하고 심의할 수 있다. 연구자는 IRB에 동의 면제 신청을 하는 경우 해당 연구가 표 13-4의 조건에 해당하는지를 미리 점검할 필요가 있다. 의료 big data를 이용하는 인공지능 관련 연구의 경우 인공지능 알고리즘을 개발하는 연구는 거의 모두 후향적 연구이며, 개발된 알고

표 13-3. 의료기기에 해당하는 소프트웨어 임상연구 관련 연구대상자 동의 획득 의무

「의료기기법」 [법률 제16402호, 2019. 4. 23., 일부개정]
제10조(임상시험계획의 승인 등) ④ 제1항에 따라 임상시험을 하려는 자는 다음 각 호의 사항을 지켜야 한다. 〈개정 2013. 3. 23.〉 3. 임상시험의 내용과 임상시험 중 시험대상자에게 발생할 수 있는 건강상의 피해와 그에 대한 보상 내용 및 절차 등을 임상시험의 대상자에게 설명하고 그 대상자의 동의를 받을 것

리즘에 대한 임상검증 연구는 전향적 또는 후향적 연구가 모두 가능하다. 의료 데이터를 이용하여 의료기기로 분류되지 않는 의료관련 인공지능 소프트웨어 기기를(표 13-5)[1] 연구 개발할 때에도 의료기기를 연구 개발할 때와 마찬가지로 앞에서 설명한 사항들이 적용된다.

표 13-4. 후향적 연구에 대한 IRB의 연구대상자 동의 면제 심의 때 고려되는 주요 기준들

1. 대상자에게 동의를 받는 것이 현실적으로 불가능한가?	[예] 연구대상자의 사망, 연락두절 등 연구대상자의 동의 의사를 묻기 위한 대면이 불가능하여 임상시험에 대한 연구대상자의 설명과 동의가 현실적으로 가능하지 않은 경우인지 검토
2. 대상자가 동의를 거부할 특별한 사유가 없고, 동의를 받지 아니하여도 연구대상자에게 미치는 위험이 극히 낮은 임상연구인가?	[예] 임상연구 중 연구대상자와 접촉이 없거나 연구대상자에게 물리적 위해를 줄 가능성이 없는지 검토
3. 개인정보를 익명 또는 가명 처리하여 연구를 진행하는가? 또한, 익명 또는 가명처리하는 방법이 타당하고, 개인정보를 보호하기 위한 안전조치가 적절한가?	[예] 1. 임상연구에 사용되는 데이터가 익명 또는 가명 처리되어 연구자에게 제공됨으로써 임상연구에 참여하는 모든 인력 (연구책임자, 연구자, 의뢰자 등)이 임상연구의 연구대상자에 대하여 해당 연구에 필요한 최소한의 임상정보를 제외하고는 특정 연구대상자를 알아볼 수 없거나 다른 정보와 쉽게 결합하여 특정 연구대상자를 알아볼 수 없는 경우인지 검토 2. 개인식별자의 분리는 해당 연구와 무관하고 해당 연구를 진행하는 연구진과 이해관계가 없는 신뢰할 수 있는 제3자(honest broker)에 의하여 진행되어, 연구자 등 연구에 참여하는 모든 인력은 해당 데이터를 재식별reidentification할 수 없으므로 연구대상자가 누구인지 알아볼 가능성이 없는지 검토* 3. 연구가 종료된 후 데이터 파기 등의 계획 수립이 되어있는지 여부
4. 연구의 대상과 성격이 한정되어 있는가?	[예] 연구의 목적을 달성하기 위해 해당 데이터가 반드시 필요하며, 필요한 최소 데이터를 처리하여 수행되는 연구인지 여부 검토
5. 연구의 필요성이 인정되는가?	[예] 연구의 필요성과 가치가 인정되며, 해당 데이터를 사용하는 것 이외의 대안적인 연구방법이 존재하지 않는지 여부 검토
6. 관련 규정에서 동의 면제를 허용하는 연구인가?	[예] 관련 규정에서 연구대상자/정보 주체의 동의를 면제할 수 있는 구체적 기준이 있으며 해당 연구가 이에 해당하는지 여부 검토

*Choi HJ, Lee MJ, Choi CM, Lee J, Shin SY, Lyu Y, Park YR, Yoo S. Establishing the role of honest broker: bridging the gap between protecting personal health data and clinical research efficiency. PeerJ 2015;3:e1506.

표 13-5. 의료기기에 해당하지 않는 의료용 소프트웨어(비의료기기) 예시

"빅데이터 및 인공지능 기술이 적용된 의료기기의 허가·심사 가이드라인 [민원인 안내서]", 2019, 식품의약품안전처 식품의약품안전평가원 의료기기심사부
의료기기에 해당하지 않는 의료용 소프트웨어 　가) 의료기관의 행정사무(병실·재고관리, 전자수속 등)를 지원하는 소프트웨어 　나) 운동·레저 및 일상적인 건강관리 목적의 소프트웨어 　다) 교육·연구 목적의 소프트웨어 　라) 질병 치료·진단 등과 관계없는 의료기록 관리 목적의 소프트웨어 　마) 의료인에게 환자의 건강정보 또는 진료정보를 정리 및 추적하는 툴을 제공하거나 의학정보에 쉽게 접근하도록 도움을 주는 소프트웨어

1.3. 가명처리의 적정성 검토

셋째, 가명처리의 적정성은 반드시 검토되어야 한다. 만일 위의 첫째와 둘째 조건이 모두 만족되어 의료인공지능 연구, 개발 및 산업적 활용에 가명정보로 의료 데이터가 활용될 수 있을 경우라도, 개정 「개인정보 보호법」은 개인정보처리자의 책임을 강조하기 위해 과징금 도입 등 처벌도 강화하였기 때문에 가명처리 적정성과 가명정보의 보호는 연구자와 기관의 주요한 의무가 된다. 개정법에 따르면, 개인정보처리자가 특정 개인을 알아보기 위한 목적으로 정보를 처리한 경우 전체 매출액의 100분의 3 이하에 해당하는 금액을 과징금으로 부과할 수 있다(표 13-6). 하지만, 현 개정법에서는 어떠한 정보를 가명처리하였을 경우, 이를 가명정보로 판단할 수 있을지 아직 구체적 기준을 갖고 있지 않다. 특별히, 의료데이터는 그 종류와 특성(예, 영상, 텍스트, 음성, 인체유래물, 유전체 등)에 따라 가명처리를 해야 할 구체적 정보가 상이할 가능성이 있어, 각 의료데이터별로 가명처리 정보에 대한 구체적 기준이 마련될 필요가 있다. 이를 통해 다양한 이해관계자(예, 정부부처, 연구자 및 개발자, IRB, 일반 대중 등)가 동일한 기준을 근거로 의료데이터의 가명처리 적정성을 판단할 수 있으며, 안전하게 임상연구 현장에 그 기준을 적용할 수 있을 것이다.

이렇듯 인공지능 관련 의료 데이터 이용에 대한 여러 법에도 불구하고 그레이 존gray zone이 있기 때문에 향후 좀 더 분명한 규정이 구축될 필요가 있다는 의견이 제안되고 있다. 아울러, 이상의 법은 개인정보 보호에 대한 것으로 의료 데이터 사용에서 얻어지는 이익을 정보주체인 연구대상자를 포함한 여러 이해당사자 간에 어떻게 분배/공유하여야 하는지에 대해서는 전혀 다루고 있지 않아 이에 대해서도 많은 사회적인 논의와 합의가 필요하다.[2]

표 13-6. 개정 「개인정보 보호법」 내 가명처리의 적정성과 가명정보 보호 의무

개인정보 보호법 일부개정법률안(대안), 의안번호 24495
제28조의4(가명정보에 대한 안전 조치의무 등)
① 개인정보처리자는 가명정보를 처리하는 경우에는 원래의 상태로 복원하기 위한 추가 정보를 별도로 분리하여 보관·관리하는 등 해당 정보가 분실·도난·유출·위조·변조 또는 훼손되지 않도록 대통령령이 정하는 바에 따라 안전성 확보에 필요한 기술적·관리적 및 물리적 조치를 하여야 한다.
② 개인정보처리자는 가명정보를 처리하고자 하는 경우에는 가명정보의 처리 목적, 제3자 제공 시 제공받는 자 등 가명정보의 처리 내용을 관리하기 위해 대통령령으로 정하는 사항에 대한 관련 기록을 작성하여 보관하여야 한다.
제28조의5(가명정보 처리 시 금지의무 등)
① 누구든지 특정개인을 알아보기 위한 목적으로 가명정보를 처리해서는 아니 된다.
② 개인정보처리자는 가명정보를 처리하는 과정에서 특정 개인을 알아볼 수 있는 정보가 생성된 경우에는 즉시 해당 정보의 처리를 중지하고, 지체 없이 회수·파기하여야 한다.
제28조의6(가명정보 처리에 대한 과징금 부과 등)
① 보호위원회는 개인정보처리자가 제28조의5제1항을 위반하여 특정 개인을 알아보기 위한 목적으로 정보를 처리한 경우 전체 매출액의 100분의 3 이하에 해당하는 금액을 과징금으로 부과할 수 있다. 다만, 매출액이 없거나 매출액의 산정이 곤란한 경우로서 대통령령으로 정하는 경우에는 4억원 또는 자본금의 100분의 3 중 큰 금액 이하로 과징금을 부과할 수 있다.

2. 인공지능 의료기기의 허가

인공지능 기술을 적용한 의료기기는 다양한 형태를 가질 수 있으나 가장 대표적 형태는 진단을 보조하는 각종 소프트웨어들로 먼저 computer-aided detection/diagnosis (CADe/CADx)와 임상의사결정보조시스템clinical decision support system (CDSS) 소프트웨어를 생각할 수 있다. CAD의 예로 흉부단순촬영 영상에서 폐 결절을 찾는 소프트웨어를 들 수 있고, CDSS의 예로서는 IBM에서 만든 암환자의 진료에 대한 참고 정보를 제공하는 Watson for Oncology를 생각할 수 있다. 이러한 소프트웨어들을 모두 일컬어 software as a medical device (SaMD)라고 부르기도 한다. 의료용 인공지능 소프트웨어들은 다른 모든 의료기기들과 마찬가지로 환자에 사용하기 전에 국가기관의 허가를 받아야 하며 우리나라는 식품의약품안전처(식약처)가 이러한 허가를 담당하고 미국의 경우 Food and Drug Administration (FDA) 유럽의 경우 CE Marking을 통해 허가가 이루어진다.

우리나라의 경우 인공지능 소프트웨어의 허가와 관련하여 식품의약품안전처가 2017년 11월과 12월에 각각 「빅데이터 및 인공지능(AI) 기술이 적용된 의료기기의 허가·심사 가이드라인(민원인 안내서)」과 「인공지능(AI) 기반 의료기기의 임상 유효성 평가 가이드라인(민원인 안내서)」을 발표하였고 2019년 10월 일부 내용이 개정된 「빅데이터 및 인공지능 기술이 적용된 의료기기 허가심사 가이드라인(민원인 안내서)(개정안)」과 「인공지능 기반 의료기기의 임상 유효성 평가 가이드라인(민원인 안내서)(개정안)」을 발표하였다. 이 안내서들은 식품의약품안전처 홈페이지에서 전문을 내려 받을 수 있으니[1, 3] 자세한 내용은 전문을 직접 참고하기 바란다.

의료기기에 대한 허가 심사는 개별 의료기기에 대하며 각각 별도로 이루어지는 것이 통상적인 방법이다. 통상적인 의료기기 허가 심사와는 달리 인공지능 소프트웨어 의료기기에 대한 허가 심사를 보다 효율적으로 하려는 시도들이 있는데, 미국 FDA는 의료용 인공지능 소프트웨어 제조사들을 먼저 평가하여 적절한 자격 요건을 갖춘 제조사를 선정한 후 이 제조사가 개발한 인공지능 소프트웨어 기기들에 대해서는 통상의 개별 의료기기에 대한 허가 심사 과정을 면제하거나 간소화된 과정만을 거치도록 하는 Pre-Cert라는 예외적 허가 제도를 부분적으로 시도해 보고 있다.[4] 우리나라에도 식품의약품안전처가 2020년 상반기에 미국의 Pre-Cert와 비슷한 제도를 도입하려 계획하고 있다. 이와 함께, 식품의약품안전처의 허가를 받기 위한 모든 임상시험은 먼저 임상시험계획을 식품의약품안전처장에게 승인을 받고 하여야 하는데, 인공지능 소프트웨어 의료기기에 대하여 식품의약품안전처의 허가를 받기 위해 임상시험을 하는 경우에는 일정 조건을 만족한다면 식품의약품안전처장의 임상시험계획승인 없이 개별 연구기관 IRB의 승인만으로 임상시험을 할 수 있도록 하는 제도도 도입하려 하고 있다. 이 책이 쓰인 시점에는 아직 이러한 새로운 제도의 구체적 내용을 이야기하기는 어렵고, 향후 인공지능 소프트웨어 의료기기에 대한 임상시험을 수행하게 되는 사람들은 사전에 이러한 제도의 실제 실시 여부와 구체적 내용을 먼저 확인해 보면 좋을 것이다.

인공지능 소프트웨어가 의료기기 허가를 받는 경우 현재도 뉴스 기사가 되는 경우를 가끔 볼 수 있다. 허가된 인공지능 소프트웨어의 개수가 많지 않던 과거에는 지금보다 좀 더 주목 받는 뉴스 기사가 되기도 하였다. 이러한 기사들 중에는 부분적으로 정확하지 않은 설명을 포함하는 경우가 있다. 특히, 의료기기 허가의 의미를 정확하게 설명하지 않는 경우가 있어 보건의료 분야의 전문가라면 허가의 의미를 정확하게 이해할 필요가 있다. 식품의약품안전처 또는 미국 FDA 등으로부터 인공지능 의료기기가 허가를 받았다는 것은, 환자를 대상으로 해당 기기를 합법적으로 사용할 수 있고 이러한 목적으로 해당 기기를 판매할 수 있다는 의미이나 해당 기기가 환자에게 도움이 되고 진료현장에서 사용할 만한 가치가 있다는 것을 직접적으로 증명하는 것은 아니다.[5] 진단을 보조하는 인공지능 소프트웨어와 같은 성격의 의료기기의 경우, 식품의약품안전처나 미국 FDA 모두 안전성과 유효성efficacy에 대하여 어느 정도 검증을 하기는 하지만 일반적으로 의약품에 대한 허가 심사 때와 같은 높은 수준의 임상연구 근거를 요구하지 않으며 비교적 낮은 단계의 근거만으로도 허가가 이루어진다.[6, 7] 즉, 인공지능 소프트웨어에 대한 의료기기 허가는 안전성과 유효성efficacy에 대한 임상적 평가가 완료된 것이 아니라 "안전성과 유효성efficacy이 어느 정도 확인되어 이제 환자에게 합법적으로 사용을 할 수 있으니 환자와 진료에 정말 도움이 되는지 본격적으로 임상검증을 해 볼 수 있게 되었다"는 의미로 즉 "End가 아닌 End of Beginning"으로 생각을 하는 것이 보다 적절하다. 따라서, 이러한 인공지능 소프트웨어 기기를 환자에게 사용하게 되는 의료전문가들은 기기를 사용하는 것이 환자와 진료에 궁극적으로 도움이 되는지 예상치 못한 피해가 발생하지는 않는지 잘 관찰하고 임상적 근거를 축적하며 필요한 경우 개발자들에게 적절한 feedback을 주려는 노력을 하여야 한다.

3. 인공지능 의료기기에 대한 의료보험 적용

인공지능 의료기기에 대한 의료보험 적용은 앞에서 설명한 의료기기 허가와 비교하여 일반적으로 더 높은 수준의 임상적 근거를 요구한다. 의약품이나 치료용 의료기기와는 달리 진단을 보조하는 소프트웨어는 환자에게 직접적으로 위해를 가할 가능성이 낮다고 오해할 수도 있으나 충분히 검증되지 않은 소프트웨어로 인한 진단의 오류는 궁극적으로 환자에게 부적절한 검사나 치료를 유발할 수 있고 결과적으로 환자의 건강에 심각한 위해를 초래할 수 있다. 또한, 환자의 치료 결과에 궁극적으로 도움을 주지 못하는 소프트웨어의 도입은 불필요한 의료비의 상승으로 이어지게 된다. 충분히 검증되지 않은 소프트웨어에 대하여 의료보험 급여가 제공될 경우, 이는 제한된 의료보험 재원의 소모를 유발하고 이로 인해 꼭 필요한 의료행위를 급여하기가 더 어려워지는 이중의 문제를 야기할 수 있다. 따라서, 인공지능 소프트웨어 의료기기의 의료보험 적용은 앞에서 설명한 의료기기 허가 심사와 비교하여 안전성 및 유효성efficacy에 대해 보다 엄격한 평가를 하고 이를 통해 임상적 유용성clinical utility를 확인하며 아울러 경제성을 포함한 보다 심도 있고 종합적인 평가를 기반으로 한다. 이는 의료용 인공지능 소프트웨어 뿐 아니라 다른 모든 의료기기나 행위에 공통적으로 적용되는 원칙이다.[5]

우리나라의 경우, 식품의약품안전처의 허가를 받은 인공지능 의료기기에 대해서 건강보험심사평가원(심평원)이 국민건강보험 등재 여부에 대한 판단을 하는데 필요한 경우 한국보건의료연구원NECA으로부터 추가의 평가를 받아 건강보험심사평가원이 최종적으로 국민건강보험 등재에 대하여 판단을 내리게 된다. 식품의약품안전처의 허가를 받은 인공지능 의료기기는 환자에게 사용할 수 있으나 이 단계만으로는 환자에게 인공지능 의료기기를 사용한 것에 대해서 별도의 진료비를 부과할 수 없다. 건강보험심사평가원이 국민건강보험 등재 허가를 한 이후에는 허가의 구체적 내용에 따라 인공지능 의료기기를 사용한 것에 대해서 별도의 진료비를 부과할 수 있게 된다. 2019년 12월 26일 보건복지부와 건강보험심사평가원이 발표한 「혁신적 의료기술의 요양급여 여부평가 가이드라인」에 따르면[8], 인공지능 소프트웨어 기기를 사용함으로써 기존 의료행위 대비 현저한 진단능력의 향상, 새로운 진단적 가치 창출 또는 치료효과성(즉, 궁극적으로 환자의 진료 결과가 향상됨), 또는 비용효과성이 적절한 근거를 통해 입증된 경우에 인공지능 의료기기를 사용한 것에 대하여 의료보험을 통한 별도의 보상이 고려된다. 이때, 적절한 근거의 형태는 전문가 동료심사peer review를 거쳐 발표된 diagnostic cohort study 설계의 external validation을 통한 정확도 연구, 교란변수를 보정한 전향적 또는 후향적 환자 outcome연구, 무작위 임상시험, 비용효과성 연구 등이 포함된다. 연구의 형태에 대한 자세한 내용은 이 책의 '제12장. 인공지능 알고리즘의 임상검증 방법' 및 관련 참고 문헌을 확인하기 바란다.[9] 좀 더 쉽게 비유를 하면, 의료보험을 통한 보상을 한다는 것은 환자들이 의료보험료를 내서 모아 놓은 재원을 가지고 국가가 환자들을 대신해서 환자들에게 필요한 의료행위를 구입하는 과정으로 생각할 수 있다. 따라서, 환자들이 지출에 동의를 할 수 있을 정도로 인공지능 소프트웨어 기기의 사용이 환자들에게 도움이 된다는 것을 보여주는 적절한 임상적인 근거를 제시할 필요가 있다. 이러한 근거가 없다면 환자들로부터 지출에 대한 동의를 얻기 어려울 것이다.

4. 지속적인 학습을 통해 변하는 인공지능 의료기기에 대한 평가 및 관리

허가를 받은 인공지능 소프트웨어를 허가 시점과 동일하게 알고리즘이 고정된 상태로 이용할 수도 있지만 소프트웨어를 임상진료에 사용하는 과정 중 임상진료를 통해 새로이 획득된 자료들을 이용하여 알고리즘을 계속해서 추가적으로 학습/변경시키는 방식으로 이용할 수도 있다. 인공지능 알고리즘은 학습데이터에 대한 의존성이 높아 대다수의 경우 여러 병원의 다양한 실제 진료 환경으로 일반화되기 어려운 것으로 알려져 있다.[10] 이로 인하여 인공지능 알고리즘의 정확도가 실제 진료 환경에서는 개발단계와 비교하여 현저히 낮아지는 사례들이 보고되고 있다. 따라서, 개별 병원과 특정 진료 환경의 데이터를 이용하여 인공지능 알고리즘을 추가로 학습시키는 것은 인공지능 알고리즘의 일반화에 대한 취약성을 보완하여 알고리즘이 개별 병원이나 특정 진료환경에서 보다 정확하게 작동하도록 하는데 도움을 줄 수 있다. 반면, 오류나 편향이 있는 자료들로 추가의 학습을 할 경우 원래 알고리즘이 가지고 있는 정확도가 오히려 낮아져 문제가 될 우려도 있다. 따라서, 지속적인 학습을 통해 변할 수 있는 인공지능 의료기기를 어떻게 평가 관리할 것인가에 대하여 제도와 체계가 필요한데, 이 책이 쓰인 시점을 기준으로 관련 제도와 체계가 아직 충분히 마련되어 있지 않다. 향후 연구, 검토, 보강이 필요한 부분이다.

5. 의료인공지능 사용으로 인한 오진에 대한 법적 책임은 누구에게?

어떠한 범죄에 있어서 행위의 주체로 인정될 수 있는가와 관련된 행위능력의 문제는 전통적으로 '법인(法人)'의 범죄능력에 관한 문제로 다루어져 왔다. 그러나 현재의 의료인공지능은 행위의 주체가 되는 법적 인격을 부여할 수 있다고 판단된 적이 없으며, 현행법상으로도 의료인공지능을 법적 인격으로 인정하는 명문화된 규정이 존재하지 않는다.[11] 의료기기의 사용주체는 의료행위자인 의료인으로 한정되며, 「의료법」상 의료인은 "보건복지부장관의 면허를 받은 의사, 치과의사, 한의사, 조산사 및 간호사"이기 때문에, 의료인공지능은 의료인이 아니므로 의료행위자가 될 수 없으며, 이에 따라 의료행위에 있어 범죄능력이 없다. 따라서, 현재 수준의 의료인공지능에 대해서는 독립적인 법인격을 부여하기 어렵기 때문에 의료인공지능 그 자체에는 민·형사책임을 부여할 수 없으며, 이에 따라 현 시점에는 의료인공지능 사용 시 오진에 대한 의료인의 책임은 무엇이며 이 때 무엇이 쟁점인지에 대해 집중할 필요가 있다.

의료사고에 대해 의료인의 법적 책임을 묻기 위해서는 환자의 손해에 대한 의료인의 주의의무 위반 등 과실이 인정되어야 한다. 의료인의 주의의무는 "의료행위를 할 당시 의료기관 등 임상의학 분야에서 실천되고 있는 의료행위의 수준을 기준으로 삼되 그 의료수준은 통상의 의사에게 의료행위 당시 일반적으로 알려져 있고 또 시인되어 있는 이른바 의료상식을 뜻하므로 진료환경 및 조건, 의료행위의 특수성 등을 고려하여 규범적인 수준으로 파악되어야 한다.[12]" 이 때 규범적인 수준의 판단이란, 대법원 판시[13]에 따르면 "진단상의 과실 유무를 판단함에 있어서는 그 과정에 있어서 비록 완전무결한 임상진단의 실시는 불가능하다고 하더라도 적어도 임상의학분야에서 실천되고 있는 진단 수준의 범위 내에서 그 의사가 전문직업인으로서 요구되는 의료상의 윤리와 의학지식 및 경험에 터 잡아 신중히 환자를 진찰하고 정확히 진단함으로써 위험한 결과 발생을 예견하고 그 결과 발생을 회피하는 데에 필요한 최선의 주의의무를 다하였는지 여부를 따져 보아야 하고, 진료상의 과실 여부는 그 의사가 환자의 상태에 충분히 주의하고 진료 당시의 의학적 지식에 입각하여 환자에게 발생 가능한 위험을 방지하기 위하여 최선의 주의를 기울여 진료를 실시하였는가 여부에 따라 판단되어야 한다".

예컨대 의료인이 여러 진료 옵션 중 의료인공지능의 권고에 따라 어떠한 선택을 한 경우라도, 신중히 환자를 진찰하고 정확히 진단함으로써 위험한 결과 발생을 예견하고 그 결과 발생을 회피하는 데에 필요한 최선의 주의의무를 다하였는지는 의료인의 책임이다. 따라서 의료인공지능의 권고에 따라 환자를 진료하였지만 환자의 치료 성과가 좋지 않았을 경우에도 부정적인 결과에 대한 예견가능성과 회피가능성이 의료인공지능이나 개발업체의 책임이 아닌 의료인의 책임으로 귀속된다. 즉, 현행법에서는 의료인이 의료인공지능의 권고 여부와 관계없이 표준치료를 따르는 선택을 하는 것이 가장 안전한 선택이 된다.[14]

그러나 현행법을 그대로 유지하여 의료인에게만 의료인공지능 사용 결과에 대한 모든 책임이 오롯이 부과되는 것이 과연 적절한가? 인공지능에 '책무'라는 새로운 개념을 도입하여 인공지능을 둘러싼 책임 귀속의 관점 전환을 요구하는 목소리도 있다. 정보철학자인 Floridi와 Sanders에 따르면, 책임responsibility과 책무accountability는 구별되어야 한다.[15] '책임'이란, 동기에 유래하기 때문에 어떤 행위자의 행위가 자신의 의도와 의지에 따라 자발적이어야 한다. 반면, '책무'는 책임이 있는 행위자에 의해 명령된 것으로 맡겨진 직무를 의미한다. 앞서 살펴본 바와 같이, 현재의 의료인공지능은 인간과 같은 수준의 행위의 자발성을 지니고 있지 않기 때문에 법적 '책임'은 부여될 수 없다. 이 대신 인공지능에게 '책무'를 부여한다면 이를 개발하고 설계하거나 작동하게 한 자, 또는 시스템을 점검한 자에게도 법적 책임을 묻게 될 가능성이 있다. 만일 이처럼 두 개념을 구분하여 적용한다면, 현행법에서 의료인에게만 부여된 의료인공지능 사용으로 인한 오진에 대한 법적 책임이 의료인공지능과 관계된 여러 이해관계자들에게 확대될 가능성이 있다.

⊙ **Capsule**

의료 빅데이터big data**를 사용할 때 개인정보 보호는 어떻게 해야 하나?**

의료데이터는 민감한 개인정보이다. 따라서 의료데이터를 연구목적으로 사용할 때 개인의 사생활 침해가 없도록 항상 노력과 주의를 기울여야 한다. 개인정보 보호를 위해 사용되는 대표적인 방법은 자료로부터 개인을 알아 볼 수 있는 개인의 고유한 정보들을 삭제하는 것이다. 하지만 이것으로 충분할까? 이와 관련하여 톡특한 연구 결과가 있어 소개한다.

Schwarz CG, et al. Identification of Anonymous MRI Research Participants with Face-Recognition Software. N Engl J Med 2019;381:1684-1686

Mayo Clinic의 연구진들이 84명의 성인에서 얻은 head MRI 영상을 이용하여 얼굴의 3차원 영상을 재구성하고, 이들을 널리 쓰이는 얼굴인식 프로그램인 Microsoft Azure를 이용해 환자들의 실제 사진과 맞추어 보는 실험을 하였다. 놀랍게도, 70명의 환자(83%)에서 정확하게 실제 환자들을 맞출 수 있었다. 이 연구는 의료데이터에 따라서는 단지 메타데이터metadata 내 환자 고유정보 뿐 아니라 다른 정보를 모두 삭제한다 하더라도 익명화anonymization가 완벽하지 않다는 것을 잘 보여준다. 이 연구의 결과와 같은 맥락으로, 미국 상황에서 수행된 다른 한 연구는(Nat Commun 2019;10:3069) Massachusetts 주 정도의 인구 규모에서 개개인을 구분하는 고유정보가 아닌 15가지의 demographic 속성들을 조합하여 사용하더라도 99.98%의 개개인을 구분해 낼 수 있다는 결과를 제시하였다. 따라서, 인공지능과 관련하여 의료 빅데이터를 다루는 연구자들은 개인정보 보호에 있어 예상하지 못한 허점이 있을 가능성을 생각하고 환자들의 개인정보 보호에 항상 많은 관심과 주의를 기울여야 한다. 최소한 각자가 속한 기관과 사회의 관련 제도와 규정을 잘 이해하고 따라야 할 것이다.

■■■ **참고문헌**

1. 식품의약품안전처. [의료기기] 빅데이터 및 인공지능 기술이 적용된 의료기기 허가심사 가이드라인(민원인 안내서) (개정안) [Internet]. 2019 [cited 2020 Jan 18]. Available from: http://www.nifds.go.kr/brd/m_15/view.do?seq=12743.

2. McCoy MS, Joffe S, Emanuel EJ. Sharing Patient Data Without Exploiting Patients. JAMA 2020 Jan 16. doi: 10.1001/jama.2019.22354. [Epub ahead of print]

3. 식품의약품안전처. [의료기기] 인공지능 기반 의료기기의 임상 유효성 평가 가이드라인(민원인 안내서) (개정안) [Internet]. 2019 [cited 2020 Jan 18]. Available from: http://www.nifds.go.kr/brd/m_15/view.do?seq=12744.

4. FDA. Digital Health Software Precertification (Pre-Cert) Program [Internet]. 2019 [cited 2020 Jan 12]. Available from: https://www.fda.gov/medical-devices/digital-health/digital-health-software-precertification-pre-cert-program.

5. Park SH, Do K-H, Choi J-I, et al. Principles for evaluating the clinical implementation of novel digital healthcare devices. J Korean Med Assoc 2018;61:765-775.

6. Park SH. Regulatory Approval versus Clinical Validation of Artificial Intelligence Diagnostic Tools. Radiology 2018;288(3):910-911.

7. Parikh RB, Obermeyer Z, Navathe AS. Regulation of predictive analytics in medicine. Science 2019;363(6429):810-812.

8. 건강보험심사평가원. '혁신적 의료기술의 요양급여 여부 평가 가이드라인' 안내 [Internet]. 2019 [cited 2020 Jan 12]. Available from: http://www.hira.or.kr/bbsDummy.do?pgmid=HIRAA020002000100&brdScnBltNo=4&brdBltNo=7655&pageIndex=1.

9. Park SH, Han K. Methodologic Guide for Evaluating Clinical Performance and Effect of Artificial Intelligence Technology for Medical Diagnosis and Prediction. Radiology 2018;286:800-809.

10. Kelly CJ, Karthikesalingam A, Suleyman M, Corrado G, King D. Key challenges for delivering clinical impact with artificial intelligence. BMC Med 2019;17:195.

11. 장연화, 백경희. 왓슨의 진단 조력에 대한 현행법상 형사책임에 관한 소고. 형사법의 신동향 2017;316-346.

12. 대법원 2008. 4. 10., 선고 2007다75396 판결. Available from: http://www.law.go.kr/%ED%8C%90%EB%A1%80/(2007%EB%8B%A475396)

13. 대법원 1998. 2. 27., 선고 97다38442 판결. Available from: http://www.law.go.kr/precInfoP.do?mode=0&evtNo=97%EB%8B%A438442

14. Price WN 2nd, Gerke S, Cohen IG. Potential Liability for Physicians Using Artificial Intelligence. JAMA 2019 Oct 4. doi: 10.1001/jama.2019.15064. [Epub ahead of print]

15. Floridi L, Sanders JW. On the Morality of Artificial Agents. Minds and machines 2004;14(3):349-379.

Last but not least: Moving forward

박성호 MD, PhD

임태환 MD, PhD, FAHA

이 책을 여기까지 읽은 독자라면, 이 책을 읽기 전과 비교하여 이제 인공지능 기술 및 인공지능 기술의 의료적용에 대하여 보다 깊게 이해를 하게 되었을 것이다. 마지막으로, 이 장에서는 가까운 미래를 내다보며 의료인공지능과 관련하여 몇 가지 생각해 볼 점들을 제시하고 이를 위해 좋은 참고가 되는 문헌을 소개하며 책을 마무리하고자 한다.

인공지능 기술의 의료적용은, 최근 수 년간 관련 전문 분야 내부뿐 아니라 일반 언론/사회에 걸쳐 많은 화제거리가 되었다. 인터넷을 검색하면, "환자의 진료정보를 분석하여 자동으로 진단을 내리는 인공지능 소프트웨어가 의료계를 당장이라도 장악한다"는 식의 과장되거나 부정확하고 피상적인 이야기들을 쉽게 발견할 수 있다. 이와는 달리 2020년 2월 현재 실제 임상진료에 널리 이용되고 있는 인공지능 기기는 거의 찾아보기 어렵다. 바꾸어 말하면, 현재까지 개발된 의료용 인공지능 소프트웨어 기기들이 아직 실제 의료현장에서 잘 소비되지 않고 있다는 이야기이다. 왜 그럴까?

정확하게 이 질문에 대해서 매우 포괄적이고 깊이 있는 설명을 하는 최근의 종설 논문을 하나 소개한다.

Kelly CJ, Karthikesalingam A, Suleyman M, Corrado G, King D. Key challenges for delivering clinical impact with artificial intelligence. BMC Med. 2019 Oct29;17(1):195

이 논문이 눈에 띄는 또 하나의 이유는 저자가 Google이라는 점이다. 이 논문은 현재 인공지능 기술을 의료에 적용하기 어려운 이유로 다음과 같은 여러 가지 구체적 사항들에 대해 설명하고 있다.

- 인공지능 시스템의 유용성을 확인하기 위한 전향적 임상연구의 부족
- 전문가 동료심사peer review를 거친 검증자료의 부족
- 환자 진료 결과에 궁극적으로 도움이 되는지를 밝히는 무작위임상시험의 부족
- 진료현장의 실제적 성능/효과를 잘 반영하지 못하는 지표들
- 여러 유사/동일 기능 인공지능 알고리즘 간 성능을 직접 비교하기 어려움
- 인공지능의 과학/기술적 한계
- 환자, 진료환경, 시간에 따라 변화하는 의료자료
- 실제 중요한 정보가 아닌 우연한 교란변수에 의한 영향
- 인공지능 시스템의 결과를 일반화함에 있어 제약
- 인공지능 알고리즘의 편향(예, 특정 인종에 대한 차별)
- 적대적 공격이나 전산적 조작에 대한 취약성
- 인공지능 시스템 이식이 어려운 현재 의료 전산인프라
- 지속적으로 변화하는 인공지능을 평가/관리하기 위한 체계의 결여

- 인간-컴퓨터 상호작용에 대한 이해 부족
- 블랙박스black box가 아닌 설명 가능한 인공지능을 만들기 위한 기술 발전의 필요성

먼저, 인공지능을 포함한 information technology (IT)분야에서 세계 최고의 기술력을 가진 회사가 인공지능과 관련된 현실의 여러 한계점을 이야기하는 것 자체가 눈길을 끈다. 하지만, 좀 더 눈여겨 보아야 할 점은, 이러한 한계점들의 대부분은 IT 기술 보다는 의료적 측면과 관련이 있는 것들이며 인공지능 분야 산업계를 대표하는 저자들이 인공지능 기술이 의료에 제대로 적용되기 위하여 IT 기술뿐 아니라 의료적 측면에서 무엇이 필요한지에 대해서도 깊은 이해를 가지고 있음을 보여준다. 훌륭한 기술이 의료/의학을 발전시키는 방향으로 이용되기 위해서는 기술/공학과 의료/의학 간의 깊은 상호 이해와 협력이 매우 중요하다. 과학기술 및 공학 분야의 전문가들은 인공지능의 의학적 이용 측면에서의 강점과 주의점에 대해서, 그리고 보건의료 분야의 전문가들은 인공지능의 기술/공학적 측면에 대하여 좀 더 많은 이해를 하도록 노력하여야 할 것이다. 두 분야의 보다 긴밀한 상호 이해와 협력을 통해 앞에 열거된 어려움들을 하나하나 해결해 나갈 때 인공지능 기술을 이용한 의료/의학의 발전을 이룰 수 있을 것이다.

실제로 의료에 도움이 되는 인공지능 기술이 개발되어 진료에 도입되기 위해서는 1) 의료의 실제적 구체적 문제점을 파악, 2) 문제에 맞는 의료 빅데이터의 구축, 3) 높은 성능을 가진 인공지능 알고리즘의 개발, 4) 적절한 임상검증, 5) 실제 진료환경으로 도입을 위한 다방면의 검토 과정이 순차적으로 적절히 이루어져야 한다. 실제 진료환경으로 도입을 위한 여러 가지 검토에는, 기존의 진료업무흐름 및 전자의무기록electronic medical record (EMR)이나 picture archiving and communication system (PACS)와 같은 기존 병원전산체계와의 조화, 임상진료문화, 환자·의사 관계, 경제적 보상, 법·윤리적 측면 등 다양한 요소들에 대한 고려가 포함된다. 인공지능이란 말을 들으면 대부분의 사람들이 복잡한 컴퓨터 기술이나 수학/통계학을 먼저 떠올릴 수 있는데, 사실 이는 이러한 다섯 단계 중 세번째 단계에 해당되고 나머지 모든 단계들은 오히려 인공지능 기술보다는 의료 자체와 연관된 것들로 의료전문가의 주된 역할을 필요로 하는 부분이다.

의료전문가들은 인공지능 기술을 환자에게 적용함에 있어 단순히 이러한 기술을 사용만 하는 객체가 아닌 환자에 대한 궁극적 책임을 지는 주체이다. 따라서, 의료전문가들은 인공지능 시대에 의료의 주체로서 역할을 할 수 있도록 준비를 하여야 한다. 환자들이 가질 수 있는 인공지능 기술에 대한 궁금증과 불안감을 올바른 지식과 전문가적 판단을 통해 해소해 주어야 하며, 인공지능 기술이 환자진료에 도움을 주고 환자를 위한 기술이 되도록 만드는 책임을 가지고 있다. 인터넷을 비롯한 여러 매체들이 제공하는 의료인공지능 관련 이야기들을 비전문가들처럼 그대로 받아들이는 것이 아니라, 올바른 정보와 그렇지 않은 정보를 구분하고 환자들에게 올바른 정보를 제공하며 더 나아가 올바른 정보를 생성할 수 있는 능력

을 키워가야 하겠다.

Park SH, Do KH, Kim S, Park JH, Lim YS. What should medical students know about artificial intelligence in medicine? J Educ Eval Health Prof. 2019;16:18. doi: 10.3352/jeehp.2019.16.18. Epub 2019 Jul 3.

이 논문은, 독특하게 의학교육분야 전문학술지에 실린 인공지능 관련 논문으로, 의료분야의 예비전문가 또는 전문가들이 인공지능 시대에 의료의 주체로서 역할을 하기 위해 인공지능을 어떻게 이해하고 어떠한 준비를 해야 하는지를 간결하게 설명한다. 꼭, 한 번 본문을 찾아 읽어 보기를 권장한다.

이 책이, 인공지능 시대의 보건의료 전문가들이 보건의료의 발전을 위해 인공지능 기술을 올바르게 이해하고, 개발하고, 검증하며, 활용하는 주체로서 역할을 해 나가는데 도움이 되었기를 바란다.

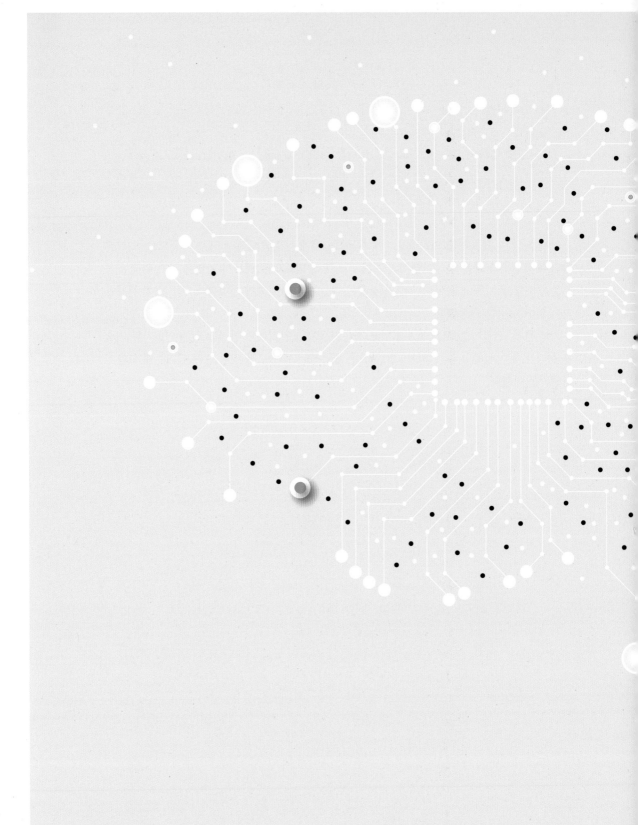

부록

부록 1

우리나라 식품의약품안전처의 허가를 받은 딥러닝deep learning 기반 의료용 인공지능 소프트웨어 목록

자료수집 방법

• 2019년 11월 20일 식품의약품안전처 주관 '디지털헬스 의료기기 규제혁신의 성과와 과제 컨퍼런스' 발표자료 내 목록에 근거함.

목록: 회사명(가나다 순), 허가일 순으로 정렬함

일련번호	회사명	제품명	허가일	제품개요
1	딥노이드	DEEP:SPINE-CF-01	2019-08-20	요추 단순촬영 영상에서 압박골절 의심부위를 검출하여 판독을 보조하는데 사용하는 소프트웨어
2	루닛	Lunit INSIGHT CXR Nodule	2018-08-14	흉부 단순촬영 영상에서 폐 결절 의심부위를 검출하여 판독을 보조하는데 사용하는 소프트웨어
3	루닛	Lunit INSIGHT MMG	2019-07-29	유방촬영술 영상에서 유방암 의심 부위를 검출하여 판독을 보조하는데 사용하는 소프트웨어
4	루닛	Lunit INSIGHT CXR MCA	2019-10-21	흉부 단순촬영 영상에서 병변을 검출하여 판독을 보조하기 위한 목적의 소프트웨어
5	뷰노	VUNO Med – BoneAge	2018-05-16	수부 단순촬영 영상을 이용한 골연령 판단을 지원하는 소프트웨어
6	뷰노	VUNO Med – Chest X-ray	2019-08-20	흉부 단순촬영 영상에서 병변을 검출하여 판독을 보조하기 위한 목적의 소프트웨어
7	삼성전자	Auto Lung Nodule Detection	2019-06-07	흉부 단순촬영 영상에서 폐 결절 의심부위를 검출하여 판독을 보조하는데 사용하는 소프트웨어
8	제이엘케이인스펙션	JBS-01K	2018-08-14	뇌 MRI와 심방세동 유무에 대한 자료를 바탕으로 뇌경색의 유형을 분류하는데 이용하는 소프트웨어
9	제이엘케이인스펙션	ATROSCAN	2019-08-05	뇌 MRI를 모의 치료, 모의 시술, 진단에 사용 가능하도록 분석해주는 소프트웨어
10	제이엘케이인스펙션	JLD-01A	2019-10-02	폐 영상 분석 소프트웨어
11	제이엘케이인스펙션	JFD-01A	2019-10-04	대장 내시경 영상 분석 소프트웨어
12	제이엘케이인스펙션	JFD-02A	2019-10-04	위 내시경 영상 분석 소프트웨어
13	클라리파이	ClariCT	2016-08-26	저선량 CT 영상의 잡음을 저감시켜 영상의 화질을 개선하는데 이용하는 소프트웨어

부록 2

미국 FDA의 허가를 받은 딥러닝deep learning 기반 의료용 인공지능 소프트웨어 목록

자료수집 방법

- American College of Radiology의 Data Science Institute가 작성한 FDA-Cleared AI Algorithms 목록(https://www.acrdsi.org/DSI-Services/FDA-Cleared-AI-Algorithms)에 근거함.
- 2020년 1월 15일 기준.

목록: 회사명(ABC 순), 허가일 순으로 정렬함

일련번호	회사명	제품명	허가일	제품개요
1	Aidoc Medical, Ltd	Aidoc BriefCase-ICH	2018-08-01	비조영증강 두부 CT에서 acute intracranial hemorrhage를 발견하여 영상 판독의 우선순위를 조정하는 기능
2	Aidoc Medical, Ltd	Aidoc Briefcase- ICH and PE triage	2019-04-15	비조영증강 두부 CT에서 acute intracranial hemorrhage, 조영증강 흉부 CT에서 pulmonary embolism을 발견하여 영상 판독의 우선순위를 조정하는 기능
3	Aidoc Medical, Ltd	Aidoc BriefCase- CSF	2019-05-31	경부 척추 CT에서 경추 골절을 찾아 판독의 우선순위를 조정하는 기능
4	Arterys, Inc.	Arterys Cardio DL	2017-01-05	심혈관 MRI의 분석과 정량화에 도움을 주는 post-processing 소프트웨어
5	Arterys, Inc.	Arterys Oncology DL	2018-01-25	다양한 영상 검사 및 여러 검사시기에 걸쳐 병변의 구획화, co-registration 또는 크기 측정을 보조하는 소프트웨어
6	Bay Labs, Inc.	EchoMD Automated Ejection Fraction Software	2018-06-14	심초음파 영상에서 자동으로 심박출율을 계산해주는 소프트웨어
7	ClearView Diagnostics, Inc.	ClearView cCAD	2016-12-28	유방 초음파 영상에서 병변의 모양과 방향적 특성을 분류하는데 도움을 주는 소프트웨어
8	CureMetrix, Inc.	cmTriage	2019-03-08	유방 단순촬영 영상에서 의심 병변이 있는 경우 영상 판독의 우선순위를 조정하는 기능
9	Densitas, Inc.	DM-Density	2018-02-23	유방 단순촬영 영상에서 유방의 밀도를 자동으로 계산해주는 소프트웨어
10	GE Medical Systems, LLC.	Critical Care Suite	2019-08-12	흉부 단순촬영 영상에서 기흉을 발견하여 영상 판독의 우선순위를 조정하는 기능
11	IB Lab GmbH	KOALA	2019-11-05	슬부 단순촬영 영상에서 퇴행성 관절염의 유무를 진단하는데 도움을 주는 소프트웨어

일련번호	회사명	제품명	허가일	제품개요
12	iCAD Inc.	PowerLook Tomo Detection V2 Software	2018-12-06	유방 tomosynthesis 영상에서 병변을 찾아내는 컴퓨터 보조진단 시스템
13	IDX, LLC	IDX-DR	2018-04-11	안저영상으로 당뇨망막병증을 선별검사 하는 소프트웨어
14	Imagen Technologies	OsteoDetect	2018-05-24	단순촬영 영상에서 팔의 radius의 원위부 골절을 진단하는데 도움을 주는 소프트웨어
15	Koios Medical, Inc.	Koios DS for Breast	2019-07-03	유방 초음파 영상에서 병변의 위험도를 판정하고 BI-RADS에 따라 분류하는데 도움을 주는 소프트웨어
16	MaxQ-AI Ltd.	Accipiolx	2018-10-26	비조영증강 두부 CT에서 acute intracranial hemorrhage를 발견하여 영상 판독의 우선순위를 조정하는 기능
17	Quantib B.V.	Quantib Brain	2018-03-09	Brain MRI 영상에서 뇌 부위별 자동 구획화 및 용적 측정, 뇌백질 병변의 정량적 분석에 도움을 주는 소프트웨어
18	Quantitative Insights, Inc	QuantX	2017-07-19	유방 MRI에서 병변의 발견과 특성화에 도움을 주는 컴퓨터 보조진단 시스템
19	Resonance Health Analysis Service Pty Ltd	FerriSmart Analysis System	2018-11-30	간 MRI 영상에서 철분 농도 정량화에 도움을 주는 소프트웨어
20	Siemens Medical Solutions USA, Inc.	AI-Rad Companion-Pulmonary	2019-07-26	흉부 CT에서 폐병변의 발견 및 폐엽 또는 폐병변의 구획화 보조
21	Siemens Medical Solutions USA, Inc.	AI-Rad Companion-Cardiovascular	2019-09-10	심혈관 CT에서 심장 및 대동맥의 구획화, calcium scoring 및 각종 해부학적 구조물의 크기 측정 보조
22	Subtle Medical, Inc.	SubtlePET	2018-11-30	PET 영상의 전송, 저장, 화질 개선에 이용되는 영상처리 소프트웨어
23	Subtle Medical, Inc.	SubtleMR	2019-09-16	뇌, 두경부, 척추, 슬관절 MRI에서 영상의 화질을 개선하는데 도움을 주는 소프트웨어
24	Viz.ai, Inc.	ContaCT	2018-02-13	뇌혈관 CT에서 큰 혈관의 폐색을 발견하여 영상 판독의 우선순위를 조정하는 기능
25	Zebra Medical Vision Ltd.	HealthCCS	2018-06-13	비조영증강 심장 CT에서 관상동맥의 calcium score의 자동 평가
26	Zebra Medical Vision Ltd.	HealthPNX	2019-05-06	흉부 단순촬영 영상에서 기흉을 발견하는데 도움을 주는 소프트웨어
27	Zebra Medical Vision Ltd.	HealthICH	2019-06-13	비조영증강 두부 CT에서 acute intracranial hemorrhage를 발견하여 영상 판독의 우선순위를 조정하는 기능
28	Zebra Medical Vision Ltd.	HealthCXR	2019-11-26	흉부 단순촬영 영상에서 흉막삼출pleural effusion을 발견하는데 도움을 주는 소프트웨어

부록 3
약어 모음

ACR	American College of Radiology
AdaGrad	adaptive gradient
Adam	adaptive momentum estimation
AI	artificial intelligence
AUC	area under the curve
AUROC	area under the receiver operating characteristic curve
BPTT	backpropagation through time
CADe	computer-aided detection
CADx	computer-aided diagnosis
CAM	class activation map
CDA	Clinical Document Architecture
CDM	Common Data Model
CDSS	clinical decision support system
CNN	convolutional neural network
CUDA	Compute Unified Device Architecture
CuDNN	Compute Unified Device Architecture deep neural network
DB	database
DCM	Detailed Clinical Model
DIMSE	DICOM Message Service Element
DNN	deep neural network
DTC	direct-to-consumer
EMR	electronic medical record
FDA	Food and Drug Administration
FHIR	Fast Healthcare Interoperability Resources
GAN	generative adversarial network
GAP	global average pooling
GPU	graphics processing unit
HIS	health information system
HL7	Health Level 7
ICD	International Classification of Diseases
IEC	International Electrotechnical Commission
IEEE	Institute of Electrical and Electronics Engineers
ILSVRC	ImageNet Large-Scale Visual Recognition Challenge
IOD	Information Object Definition
IoT	Internet of things

IRB	institutional review board
ISO	International Organization for Standardization
IT	information technology
ITU	International Telecommunication Union
KCD	Korean Standard Classification of Diseases
LIME	Local Interpretable Model-Agnostic Explanation
LIS	laboratory information system
LRN	local response normalization
LSGAN	Least Squares generative adversarial network
LSTM	long short-term memory
ML	machine learning
MLP	multi-layer perceptron
NEMA	National Electrical Manufacturers Association
OCS	order communication system
OHDSI	Observational Health Data Sciences and Informatics
OMOP	Observational Medical Outcomes Partnership
OSI	Open Systems Interconnection
PACS	picture archiving and communication system
PGHD	patient-generated health data
R-CNN	region-based convolutional neural network
ReLU	rectified linear unit
RNN	recurrent neural network
ROC	receiver operating characteristic
ROI	region of interest
SaMD	software as a medical device
SDOH	social determinants of health
SGD	stochastic gradient descent
SOP	Service-Object Pair
SVM	support vector machine
tanh	hyperbolic tangent
UID	Unique Identification
VAE	variational autoencoders
WGAN	Wasserstein generative adversarial network
YOLO	You Only Look Once